人类辅助生殖技术评审手册
（附视频）

主　编　杨爱军　牛焕付　李晓云　王雪楠

副主编　曹井贺　李明轩　张　琳　金真真
　　　　郭加丽　魏泽锋

编　者（按姓氏笔画排序）

马亚兰　王文华　王雪楠　王靖雯

牛学英　牛焕付　刘　庄　刘琳琳

孙宝刚　李明轩　李晓云　杨爱军

张　宁　张　琳　张庆庆　张晓慧

陈晓丽　金真真　郭加丽　曹井贺

谢　琳　魏泽锋

U0214211

科　学　出　版　社

北　京

内 容 简 介

本书主要内容共分四篇：规章制度篇、临床技术篇、实验室技术篇、护理技术篇，分别对人类辅助生殖技术的伦理及管理、疾病诊疗、并发症处理、操作流程等进行了详细介绍和阐述。同时将取卵术、减胎术、卵胞质内单精子注射术、胚胎活检术等重要操作进行了视频展示，以提供全面、详尽的评审及技术指导。

本书适合从事人类辅助生殖技术的专业人员、研究人员、管理人员参考。

图书在版编目（CIP）数据

人类辅助生殖技术评审手册/杨爱军等主编. -- 北京：科学出版社，2024. 11.
ISBN 978-7-03-079492-5

Ⅰ. R321-62

中国国家版本馆CIP数据核字第20247TT392号

责任编辑：王灵芳/责任校对：张　娟
责任印制：师艳茹/封面设计：涿州锦辉

科 学 出 版 社 出版
北京东黄城根北街 16 号
邮政编码：100717
http://www.sciencep.com

中煤（北京）印务有限公司印刷
科学出版社发行　各地新华书店经销
*

2024 年 11 月第 一 版　开本：787×1092　1/16
2024 年 11 月第一次印刷　印张：13 1/2
字数：382 000

定价：120.00 元
（如有印装质量问题，我社负责调换）

主编简介

杨爱军 教授，主任医师，硕士研究生导师，博士后科研工作站基地合作导师，济宁医学院附属医院生殖医学科主任，国家级及省级人类辅助生殖技术评审专家库专家，布莱根和妇女医院（Brigham and Women's Hospital，BWH）访问学者。从事妇产科与生殖医学科临床与科研工作30年，擅长不孕不育及辅助生殖技术治疗和月经失调、性发育异常、生殖免疫异常、生殖遗传疾病等的诊治。山东省医学会生殖专业委员会副主任委员，山东省预防医学会生殖健康委员会副主任委员，山东省医师协会妇产科医师分会常务委员，山东省医学会生殖医学伦理学会常务委员，山东免疫学会生殖免疫专业委员会副主任委员，《生殖医学杂志》编委，《生殖与避孕》特邀编委。参与完成国家及山东省自然科学基金项目7项，其他省市级科研项目5项，在国际及国家级核心期刊发表论文数30余篇，其中SCI收录10篇。

牛焕付 主任技师，济宁医学院附属医院生殖医学科副主任。从事临床检验及胚胎实验室工作34年，积累了丰富的临床检验经验及胚胎发育的专业知识。多次参加国家级生殖实验室、生殖男科、生殖内分泌等专业培训。擅长辅助生殖技术的精子优化、胚胎培养和移植、胚胎冷冻与复苏、人卵胞质内单精子注射等实验室技术以及生殖实验室质量控制。兼任山东省医学会生殖医学分会及实验室学组委员，山东省医学伦理学学会生殖医学分会常务委员，山东省妇幼保健协会生育保健分会常务委员，中国民族卫生协会卫生健康技术推广专家委员会常务委员。主编著作2部，获国家实用新型专利4项，发表学术论文10篇。

李晓云 主任护师，济宁医学院临床教师，生殖医学科护士长，山东省护理学会辅助生殖护理专委会副主任委员，山东省预防医学会生殖健康委员会常务委员。主要负责生殖中心护理管理并协助科主任行政管理工作。2003年9月作为护理负责人参与筹建生殖医学科，在北京大学第三医院培训获得卫生部辅助生殖技术培训合格证书，带领护理团队顺利通过国家级、省级辅助生殖技术评审专家的历次评审及校验，科室已获得全部辅助生殖技术开展资质。作为主要完成人之一，参与了鲁西南地区首例体外受精-胚胎移植、首例冻融胚胎移植等技术项目的成功实施，发表论文10余篇。

王雪楠 主任技师，硕士研究生导师，济宁医学院附属医院生殖医学科副主任，山东省人类辅助生殖技术评审专家库专家，山东省医学会检验学分会委员，山东省医学会医学伦理委员会理事，山东省医院协会伦理委员会委员，济宁医学院科研伦理委员会副主任委员。主要负责生殖中心科研团队及实验室建设工作。2003 年 9 月获得山东省临床检验中心 PCR 培训合格上岗证并组建了医院 PCR 实验室，2005 年通过了实验室认证；2007 年 5 月专职从事生殖实验室工作，11 月获得卫生部培训基地郑州大学第一附属医院人类辅助生殖技术实验室培训合格证书。熟练掌握生殖内分泌检测、精液分析、体外受精及胚胎移植、卵胞质内单精子注射、胚胎冷冻与复苏、激光辅助孵化、全外显子组测序等实验室技术。主持参与了鲁西南地区首例胚胎玻璃化冷冻与复苏、激光辅助孵化等技术项目。主持参与国家自然科学基金、山东省自然科学基金及山东省教育厅、山东省中医药管理局、济宁市科学技术局等科研项目 12 项，发表论文 30 余篇，其中 SCI 收录 8 篇，获国家实用新型及发明专利授权 5 项，参编著作 4 部。

序

人类辅助生殖技术（assisted reproductive technology，ART），作为现代医学的璀璨明珠，为那些在传统生育方式中遭遇困难的家庭提供了希望和可能。然而，机构如何准备技术准入的评审材料，资质获批准后又如何规范、高质量运行，以确保技术的安全性、有效性和伦理安全性，成为摆在我们面前的重要课题。该手册的编写，正是为了回应这一挑战。手册的编写思路清晰，包含了 ART 管理规章制度、疾病诊疗规范、技术操作常规及评审相关的申请书、数据报表、记录表单等，内容涵盖了人类辅助生殖技术的各个环节，从伦理、法律到技术操作、风险防控等，全面详尽。对临床和实验室重要的操作又增加了视频展示，创新实用，相信该手册会为 ART 技术评审的机构及从业、管理人员等提供有益的参考和帮助。

杨爱军教授团队，在这个领域中的某些方面，有独特的造诣，相信该书的出版，将受到辅助生殖领域有识之士的欢迎，成为推动此项技术规范开展的重要参考书籍，为辅助生殖技术的发展做出较大的贡献。

瑞柏（北京）医学研究院有限公司

（冯怀亮）

2024 年 5 月 1 日

前　言

在历史发展的长河中，人类辅助生殖技术（ART）作为医学科学的重要突破，为无数家庭带来了新生命的希望和欢笑。但此项技术不仅涉及医学知识，也涉及伦理、法律和社会等多个层面，所以在技术的快速发展中也面临一系列的问题和挑战。因此，此项技术的准入需要通过严格的评审及持续的校验监管，以确保技术的规范、健康、合规开展。本手册的编写，旨在帮助大家在 ART 评审及临床技术实施过程中有章可循、有据可依、少走弯路，内容包括人类辅助生殖技术规章制度、诊疗规范、技术操作常规、数据报表、记录表单等。全书由济宁医学院附属医院生殖医学科团队负责编写审校。

书中规章制度部分根据国家和地方相关政策法规，结合专家共识及编者所在单位（济宁医学院附属医院）实际制定。

诊疗规范以本院（济宁医学院附属医院）为例，对 ART 的诊疗原则、适用人群及禁忌证、诊疗流程、治疗方案、药物使用、风险管理、培训与质量控制等进行了详尽的描述。但由于不同国家和地区在 ART 技术方面的法规、政策和实践中存在差异，因此具体的 ART 技术诊疗指南也可能有所不同，以上内容仅供参考，具体评审要求还需要查阅相关国家或地区的官方指南或文献。

完善、全面的技术操作常规是生殖中心工作质量的保证。本手册参考了最新的相关技术专家共识及操作规范，结合我们实际操作经验和需求，为 ART 从业人员提供了规范、详细的技术方案和操作程序，统一了临床和实验室资料的整理、记录标准、卵泡测量、取卵、单精子显微注射、细胞活检等内容，重要技术流程以视频的形式进行了展示。

在编写过程中，我们参考了大量的文献和资料，借鉴了国内外人类辅助生殖技术高水平服务平台的经验和智慧，总结了本中心多年的临床工作体会和经验，也汲取了历次专家评审、指导的精华，确保了本手册的科学性、权威性和实操性。

我们希望这本手册能够为参加 ART 技术评审的机构和 ART 从业、管理人员提供有益的参考和帮助，为我国人类辅助生殖技术的发展贡献一份力量。同时，我们也期待与广大同行和专家进行深入的交流和探讨，共同推动人类辅助生殖技术的规范、健康发展。

最后，对指导和帮助过我们发展的全国人类辅助生殖技术专家及参与本手册编写和审校的同志表示衷心的感谢！不足之处，敬请指正！

编者

2024 年 5 月 1 日

目 录

第一部分 规章制度篇

第二部分 临床技术篇

第三部分　实验室技术篇

第四部分　护理技术篇

▶ 视频目录

视频 1：经阴道超声引导下取卵流程

视频 2：经阴道超声引导下多胎妊娠减胎术

视频 3：经阴道超声引导下卵泡监测

视频 4：ICSI 操作流程

视频 5：胚胎活检技术

第一部分　规章制度篇

第1章　人类辅助生殖技术管理总则

1. 必须严格遵守国家人口和计划生育法律法规。

2. 始终贯彻辅助生殖技术伦理原则，最大限度保护患者和后代利益。

3. 必须严格遵守知情同意、知情选择的自愿原则，实施助孕前与患者夫妇签署相关知情同意书。

4. 每位助孕患者有详细的病案记录，病历书写要按照国家《病历书写基本规范》的要求，规范、详细、完整。

5. 必须尊重患者隐私权，除司法机关出具公函或相关当事人具有充分理由同意查阅外，其他任何单位和个人一律谢绝查阅患者的病历档案；确因工作需要及其他特殊原因必须查阅档案时，则必须经科室总负责人批准，并隐去双方的社会身份资料。

6. 严格掌握各种助孕技术的适应证及禁忌证，严禁以多胎为目的使用助孕技术；多胎妊娠必须实施减胎术，避免不符指征性双胎，严禁三胎及以上妊娠。

7. 制定有效的病案归档、调阅和审批程序的管理制度，明确有专人负责病案管理。

8. 制定切实可行的随访制度，明确有专人负责，随访助孕后妊娠情况、妊娠期、分娩及产后母子情况，随访记录应按相关制度要求，及时归档并妥善保存。

9. 建立科室自查制度，定期对病案质量、技术数据等进行检查统计，以便及时发现问题并及时解决。

第一节　伦理原则

目的：为安全、有效、合理实施人类辅助生殖技术，保障个人、家庭以及后代的健康和利益，维护社会公益性，根据原卫生部《关于修订人类辅助生殖技术与人类精子库相关技术规范、基本标准和伦理原则的通知》（卫科教发〔2003〕176号）以及济宁医学院附属医院伦理委员会管理制度确定以下原则。

1. 利于患者的原则　综合考虑患者的病理、生理、心理及社会因素，告知患者目前可供选择的治疗手段、利弊及其所承担的风险，在患者充分知情同意的情况下提出有医学指征的、最有利于患者的治疗方案；禁止以多胎和商业化供卵为目的的促排卵；不育夫妇对实施人类辅助生殖技术过程中获得的配子、胚胎拥有其选择处理方式的权利，生殖医学科必须对此有详细的记录，并获得夫、妇或双方的书面知情同意，患者的配子和胚胎在未征得其知情同意情况下，不得进行任何处理，更不能进行买卖。

2. 知情同意的原则　人类辅助生殖技术必须在夫妇双方自愿同意并签署书面知情同意书后方可实施；医务人员对具有人类辅助生殖技术适应证的夫妇，须使其了解实施该技术的必要性、实施程序、可能承受的风险，以及为降低这些风险所采取的措施、本科室稳定的成功率、每周期大致的总费用及药物选择等与患者作出合理选择相关的实质性信息；接受人类辅助生殖技术的夫妇在任何时候都有权提出中止该技术的实施，并且不会影响对其今后的治疗；医务人员必须告知接受人类辅助生殖技术的夫妇及其已出生的孩子随访的必要性；医务人员有义务告知捐赠者对其进行健康检查的必要性，并获取书面知情同意书。

3. 保护后代的原则　医务人员有义务告知受者通过人类辅助生殖技术出生的后代与自然受孕分娩的后代享有同样的法律权利和义务，包括后代的继承权、受教育权、赡养父母的义务、父母离异时对孩子监护权的裁定等；医务人员有义务告知接受人类辅助生殖技术治疗的夫妇，他们通过对该技术出生的孩子（包括对有出生缺陷的孩子）负有伦理、道德和法律上的权利和义务；如果有证据表明实施人类辅助生殖技术将会对后代产生严重的生理、心理和社会损害，医务人员有义务停止该技术的实施；医务人员不得对近亲间及任何不符合伦理、道德原则的精子和卵母细胞实施人类辅助生殖技术；不得实施代孕技术；不得实施胚胎赠送助孕技术；在尚未解决人卵细胞质移植和人卵核移植技术安全性问题之前，不得实施以治疗不育为目的的人卵细胞质移植和人卵核移植技术；同一供者的精子最多只能使5名妇女受孕；医务人员不得实施以生育为目的的嵌合体胚胎技术。

4. 维护社会公益的原则　医务人员必须遵守相关法律法规及技术规范，如禁止为单身女性实施人类辅助生殖技术等；根据《中华人民共和国母婴保健法》，医务人员不得实施非医学需要的性别选择；医务人员不得实施生殖性克隆技术；医务人员不得将异种配子和胚胎用于人类辅助生殖技术；医务人员不得进行各种违反伦理、道德原则的配子和胚胎实验研究及临床工作。

5. 保密的原则　互盲原则：凡使用供精和赠卵实施的人类辅助生殖技术，供方与受方夫妇应保持互盲，供方与实施人类辅助生殖技术的医务人员应保持互盲、供方与后代保持互盲；机构和医务人员对使用人类辅助生殖技术的所有参与者

（如卵子捐赠者和受者）有实行匿名和保密的义务。匿名是藏匿供体的身份，保密是藏匿受体参与配子捐赠的事实以及对受者有关信息的保密；医务人员有义务告知捐赠者不可查询受者及其后代的一切信息，并签署书面知情同意书。

6. 严防商业化的原则　机构和医务人员对要求实施人类辅助生殖技术的夫妇要严格掌握适应证，不能受经济利益驱动而滥用人类辅助生殖技术；供精、赠卵只能以捐赠助人为目的，禁止买卖，但是可以给予捐赠者必要的误工、交通和医疗补偿。

7. 伦理监督的原则　为确保以上原则的实施，医院建立了生殖医学伦理委员会，并接受其指导和监督；人类生殖医学伦理委员会应由医学伦理学、心理学、社会学、法学、生殖医学、遗传学、护理学专家和群众代表等组成；人类生殖医学伦理委员会应依据上述原则对人类辅助生殖技术的全过程和有关研究进行监督，开展生殖医学伦理宣传教育，并对实施中遇到的伦理问题进行审查、咨询、论证和建议。

8. 其他相关原则　人类辅助生殖伦理学与生命伦理学、医学伦理学具有相通之处，是伦理学在辅助生殖技术中的具化，而且各个伦理原则之间相辅相成，相互包容。除严格遵守"人类辅助生殖技术和人类精子库伦理原则"中的七大伦理原则之外，人类辅助生殖技术中还涉及的伦理原则如下。

（1）尊重原则：在辅助生殖技术中，尊重原则是所有伦理原则中最重要的。尊重原则是指对能够自主的患者自主性的尊重，同时包括尊重配子和尊重胚胎。

（2）自主原则：是指在医疗活动中患者有独立、自愿的决定权，是维系医患之间的服务与被服务关系的核心。在医疗服务过程中要保证医务人员为患者提供适量、正确并且患者能够理解的诊疗服务信息；要保证患者的决定是经过深思熟虑并与其家属讨论过的；要保证患者自主性的选择和决定，不会与他人利益、社会利益发生严重的冲突。

（3）公正原则：首先，体现在对有同样医疗需求的患者给予同样的医疗服务，不能因为医疗以外的其他因素，如民族、性别、职业、信仰、党派、国籍和血缘等条件而亲此疏彼。其次，公正原则还体现在对有不同医疗需求的患者，给予不同的医疗对待。给予有不同需求的患者以平均的医疗资源、医疗服务，也是一种不公正。在稀有医疗资源分配中应以医疗需求为首要条件。公正除了对就医患者的公正外，还应考虑对子代、利益相关方乃至社会公益的公正。

（4）严禁技术滥用原则：辅助生殖技术属于限定使用技术，其中包含一些探索性使用技术，如人造配子技术、人卵胞质移植及核移植技术、线粒体移植技术等。探索性使用技术可以经过正规程序审批后进行探索性使用，但在未得到临床数据的支持和政策许可下，不得用于以生育为目的的临床治疗；以生育为目的禁止使用的技术，如克隆人的技术、配子混合使用技术、代孕技术、胚胎赠送等，是坚决禁止实施的。

（5）辅助检查的伦理原则：是指医务人员在医疗辅助检查活动中必须遵循的道德规范。辅助检查的道德规范包括：辅助检查要有疾病诊断指征的依据，有计划、有目的地选择，不能滥用；程序应该是先简单后复杂、先无创后有创、先费用少后费用高等。

（6）用药的伦理原则：是指医疗用药活动中必须遵守的道德规范。辅助生殖工作者在用药问题上应持谨慎态度、以科学和伦理为基础、按最优化原则慎重选择用药。用药伦理原则包括：禁止不合理用药、权衡药物副作用、兼顾患者实际等。

（7）严防医源性疾病原则：是指严防患者在诊治或预防疾病过程中由于诊疗措施不当、环境不良或错误操作等因素引发疾病的原则。

（8）不伤害原则：不孕症患者的治疗中，对剩余配子与胚胎的研究以及未来的临床应用研究中，如果出现利弊并存的矛盾，在权衡利弊时，应采取"两害相权取其轻"的原则，并尽可能采取措施予以避免。对研究者和临床应用者的计划和行为要作出科学的判断，如对人体有可能出现伤害的情况，应立即停止。

第二节　组成及职责

1. 目的　生殖医学伦理委员会以《人类辅助生殖技术和人类精子库伦理原则》为指导原则，监督、审查、指导医院生殖医学科各项医疗活动中的伦理、法律和社会心理等工作，以知情、自愿、有利于患者和社会的原则审视医疗活动，目的在于促使人类生殖技术造福人类的同时，最大限度地减少可能对社会和家庭所带来的不利影响，为患者提供安全、有效、合理的人类辅助生殖技术。生殖医学伦理委员会的工作直接对所在医疗机构负责。

2. 范围　本方案涉及生殖医学科各部门。

3. 内容

（1）组织结构

1）生殖医学伦理委员会由所属的法人医疗机构组织成立，并发文、登记、备案。

2）医疗机构的生殖医学伦理委员会设主任1名，主持伦理委员会工作；设副主任1～2名，协助主任工作；设秘书1名，承办日常工作。

3）生殖医学伦理委员会成员由医学伦理学、心理学、社会学、法学、生殖医学、产科、泌尿外科或男科、遗传学、护理学专家和群众代表等组成，人数不低于7名（11～15名，单数）。

4）如果工作需要补充人员，需经过医院批准。有特殊问题，可临时聘请有关人员参加工作。

5）生殖医学伦理委员会的工作直接对医院负责。

（2）委员要求

1）生殖医学伦理委员会委员（以下简称"委员"）由医院聘任。

2）委员具有参加生殖医学伦理委员会会议的权利和义务。享有表决权、选举权和被选举权，并享有对委员会的工作提出批评建议和监督的权利。

3）委员不得违反国家法规和技术部门根据国家法规制定的工作制度。

4）委员不得私自对外公布伦理检查的结果和在委员会内部有争议且未形成决议的问题，对外公布信息需经医院同意。

（3）生殖医学伦理委员会职责：认真学习贯彻《人类辅助生殖技术和人类精子库伦理原则》，理解精神实质，对辅助生殖技术相关的生殖医学临床研究、临床医学技术的实施进行咨询论证、监督管理，促使生殖医学技术安全、有效和健康地开展，维护家庭和社会的稳定。医院生殖医学伦理委员会的工作直接向所在医疗机构负责。

1）伦理审查：审查、确定医疗机构实施的各项辅助生殖技术和其他生殖医学相关技术是否符合伦理原则；规章制度和技术规范的制定是否科学合理；辅助生殖技术及相关的科研工作，如不以生殖为目的，但涉及人类配子、合子、胚胎和胚胎干细胞的科研是否可行等重要事件，采用召开生殖伦理会议的形式开展工作。

2）伦理督查：主要针对技术实施过程中发生的实际问题，如知情同意签署情况、患者隐私保护情况、生殖医学科人员的伦理培训情况、伦理委员会各项决议的贯彻执行情况、纠纷投诉的伦理问题等，采用现场伦理查房的形式开展工作。

（4）办公室职责

1）生殖医学伦理委员会办公室（以下简称"办公室"）为医院生殖医学伦理委员会日常办事机构，负责委员会的日常事务。

2）保管伦理委员会的各项工作档案和承办委员会的会务、伦理督查、审查等有关联络事务。

3）会议记录，委员会各项活动均应制作备忘录，所有原始资料应存档备查。

4）档案管理，明确专人负责档案的搜集、记录、整理和保管等。

5）办公室负责制作项目申报、项目审查、日常督查情况记录等表格，建立活动和会议记录本。

第三节　会议制度

1. 会议制度　生殖医学伦理委员会会议是研究问题、做出决策、履行职责的重要形式和必经程序。

（1）会议每年召开1～2次，会议应有2/3以上的委员出席。如有特殊情况可召集紧急会议，启动简易审查程序，但应有3人及以上委员出席。

（2）会议议程应提前通知各位委员。

（3）会议由主任委员主持，当主任委员因故不能出席时，可委托副主任委员主持。

（4）会议决议重要事项时，应实行多数表决制，以保证决策的严肃性并能充分体现大多数委员的意志。

（5）会议内容和结果应记录存档，重要问题应纪要。

2. 伦理提案　有效提案包括但不仅限于以下

内容：新技术、新项目的伦理审查请求；科研课题的伦理审查请求；实际工作中发生的有伦理争议的问题提案；患者投诉或反映的有关伦理问题等。

3. **伦理讨论**　提案人进行提案汇报、伦理答辩，伦理委员会委员依据人类辅助生殖技术管理规范及相关的法律法规对提案进行认真讨论、论证，记名投票表决，对审查的技术项目作出同意、不同意、修改后同意、暂停或者终止技术实施的批准决定，并说明理由。

4. **伦理决议**

（1）决议的形成须经过半数委员通过。

（2）如发现严重的违反伦理的问题时，委员可提出暂缓技术实施的要求。在 5 名或 5 名以上委员的要求下，形成临时技术终止决议，下达临时书面禁止决议，3 日内伦理委员会形成有关问题的决议。

（3）伦理决议入档保存。

5. **决议执行**

（1）伦理委员会决议报告提交医院，由医院责成相关部门执行相关决议。

（2）伦理委员会有监督医院通过行政手段执行伦理委员会决议的权利和义务。

（3）决议实施后，伦理委员会有责任跟踪决议实施效果和社会反响，并向医院以及技术实施部门提供反馈意见。

（4）在决议实施中，如果出现不良效应，或认为决议不当，可由实施者或伦理委员会委员重新提案，进行修改或废止。

6. **专业性生殖医学的学术问题咨询**　可与医院的学术委员会等召开联席会议进行专题讨论，或提请本会独立顾问、上级的相应机构协助解决。

7. **保密义务**　本会委员须经过伦理学培训，并签订保密协议，承担保密义务。

8. **回避义务**　伦理审查应独立、客观、公正。伦理委员会委员与审查提案存在利害关系的应当回避；伦理委员会对与提案有利害关系的委员应当要求其回避。涉及人类辅助生殖技术的临床研究项目伦理审查，按国家有关规定执行。

第四节　培训制度

1. **培训目的**　是为了使生殖医学伦理委员会所有成员能够称职地履行生殖医学技术伦理审查的职责。委员会新成员都必须接受相关法律法规、生殖医学伦理审查技术以及伦理委员会标准操作规程的培训。

2. **培训材料**　可以是但不限于以下内容。

（1）人类辅助生殖技术相关法律法规以及技术规范等（必须）。

（2）国内、外生殖伦理相关的法律法规。

（3）生殖医学伦理委员会工作制度、工作流程和审查程序。

3. **培训要求与目标**

（1）掌握有关生殖医学伦理委员会及伦理审查的有关规定。

（2）掌握人体生物医学研究项目科学审查和伦理审查的要点。

（3）了解国际、国内生殖伦理相关的新进展。

4. **工作人员的培训**

（1）工作人员在开始正式工作之前，须接受培训。

（2）培训的内容包括相关的法律、法规、委员会工作制度和标准操作规程。

（3）培训由指定的委员和秘书负责。每次培训须有明确的主题并做好登记和签名，所有资料统一归档保存。

第五节　秘书工作制度

生殖医学伦理委员会秘书在生殖医学伦理委员会主任的领导下工作。委员会秘书职责：

1. 协助主任委员开展工作。

2. 安排委员们和工作人员的培训。

3. 跟踪生殖医学相关最新的伦理进展，为委员们提供相关的最新文献。

4. 负责受理伦理审查申请材料，以书面方式告知申请受理，或告知申请材料需补充的缺项，以及审查日期。

5. 负责安排会议日程，包括会场设备、投票计票等事宜。

6. 负责生殖医学伦理委员会文件档案的管理。

第六节　文件的管理制度

生殖医学伦理委员会审查文件的管理制度:

1. 生殖医学伦理委员会应有独立的档案文件管理系统,建档存档的文件包括管理文件和项目审查文件。

2. 委员会管理文件包括(但不限于)的内容。

(1)委员会的委员任命文件,委员的履历与培训记录,以及委员签署的保密协议书等。

(2)委员会的工作制度和操作规程等。

(3)委员会应对文件的查阅和复印作出相关规定,以保证文件档案的安全和保密性。

第七节　紧急伦理审查制度

疫情暴发、患者失联等突发事件紧急伦理审查制度:

1. 在辅助生殖助孕治疗过程中如遇疫情暴发、患者失联、助孕夫妇一方或者双方不能来院,无法现场签署知情同意书等突发事件时,可提请紧急伦理审查。

2. 生殖紧急伦理审查要严格遵循人类辅助生殖技术伦理管理规范,可采用简易程序审查形式,即由伦理审查委员会主任委员指定 3 名或者以上的委员进行伦理审查,并出具审查意见。如涉及法律内容的审查委员必须包含法学代表。简易程序审查过程如出现审查委员之间意见不一致、审查委员提出需要会议审查等情形的,应调整为会议审查。

3. 如遇无法现场会议审查的情况,如疫情暴发,则举行线上会议审查,并留存详细资料。

4. 紧急伦理审查需要在 72 小时内进行并出具审查意见,同时不降低伦理审查的要求和质量。

第一节 病案、档案管理工作

1. 目的 生殖医学科档案管理的规范化。

2. 范围 本制度涉及的档案为生殖医学科的全部档案（含病历档案）相关的档案。

3. 内容

（1）档案归档制度

1）按照《中华人民共和国档案法》《山东省档案条例》和《医药卫生档案管理暂行办法》规定，科室工作活动中形成的具有保存价值的文件材料，由科室档案室指导、监督、协助科室各小组进行整理归档，任何人不得无故拒绝归档。

2）各小组、各岗位工作人员要将本职工作产生的、应归档的不同载体的文件材料或实物，及时收集完整，交本小组兼职档案员，兼职档案员按归档范围及时进行收集整理，做到文件印件与定稿齐全；请示与批复齐全；正文与附件齐全；会议文件齐全；图纸与文字说明齐全；照片、声像与底片和文字说明齐全；电子文件与相应纸质文件齐全；账簿与凭证齐全。

3）凡是应归档的文件材料，要求字迹工整、清晰，不得用铅笔、圆珠笔、纯蓝墨水、彩笔书写或签发文件。对不符合归档整理要求的，将退回原小组重新整理，以确保质量。

4）上年度文书档案的归档时间，应于每年6月30日前全部完成，科技档案应于项目完成后2个月内归档，照片、声像、实物档案即时移交，并按要求办理交接手续。

5）科室档案室根据以上规定随时检查、验收整理归档材料，发现违规现象，按相应规定对小组负责人和相关责任人进行处罚。

6）科室综合档案室对本科形成的全部档案（含病历档案）实行集中统一管理。对国家规定的应整理归档的材料，各小组必须按时向科室档案室移交，任何小组和个人，不得借口拖延，不得据为己有。

7）实行小组整理制度。各小组负责人负责本小组档案工作督导，兼职小组档案人员负责本小组应归档材料的收集、保管、整理、归档和移交工作。

①科室档案室根据"立卷归档制度"，每年定期接收各立卷小组应归档的档案，并办理交接手续。

②入库案卷由左向右、自上而下依次排列，卷宗调出后应放入代卷卡，归还后及时放回原处。

③科室档案室应建立科学的管理制度，便于对档案的利用，档案工作人员必须严格执行查阅、借阅利用制度，认真履行登记、签字、注销手续。

④档案保管工作要视情况进行不定期检查，每6个月进行一次全面检查，发现短缺及时查找。对借出后未按期归还的档案要催促利用者交回，或办理续借手续。

⑤本制度执行情况，将与年终总结、检查同时进行。

（2）档案保管制度

1）档案保管要贯彻"以防为主，防治结合"的原则，要有适宜保存档案的库房、档案柜和切实可行的档案"九防"（防水、防火、防盗、防虫、防高温、防潮、防强光、防尘、防鼠）措施，并经常检查是否有效。

2）保持档案库房清洁卫生，按时记录库房内温度、湿度，要争取控制温度在 14 ～ 24℃，相对湿度在 45% ～ 65%，随时注意通风换气，定期进行消毒灭菌。库房内严禁吸烟和放置易燃、易爆等危险物品以及对档案保护不利的其他物品，做到专室专用。

3）库房内应使用防爆白炽灯作为人工照明光源，不宜使用荧光灯，以减少紫外线对档案的损害。

4）提高警惕，增强安全保密意识，出入库房注意关门落锁，钥匙不得乱放，下班前要将门窗、照明及其他设备电源全部关闭，启动防火防盗报警系统，确保档案和库房安全。

5）入库档案资料要排列整齐有序，存放要以档案大类为单位，按照年度与编号标准排列，便于查找利用，调用归还的档案、资料要及时、准确返回原架位。

6）要爱护档案、资料，在搬运、装橱、排架、整理、利用档案时，要尽量避免人为和机械磨损，及时发现可能损害档案的因素，并积极采取整改措施，杜绝事故发生。

7）对库藏档案要进行定期检查、核对，做到账物相符。对字迹退变、破损的档案，应及时进行修补和复制。

8）要建立全宗卷（内容主要有立卷说明、全宗介绍、分类方案、数字统计、检查记录、交接凭证等），以便于对全宗内档案的管理。

（3）档案保密制度

1）档案工作人员要认真执行《中华人民共和国保密法》，严格遵守《保密守则》，切实保证档案的安全管理。

2）凡查阅有密级的档案，应按划密规定掌握使用，认真办理审批、查阅、复制手续，严格控制保密范围。

3）根据保密项目的实际情况，做好密级案卷的解密、降密、增密和升密工作，提出审理意见，报分管院领导审批。

4）档案工作人员对案卷内容不准随意谈论或摘录、外传，不准以通信或任何方式泄露档案机密，避免不安全因素的产生。

5）档案工作人员不得任意将案卷带出档案库房（室）。

6）工作中形成的带有字迹的废纸，不得随意乱丢，应集中存放、销毁。

7）到期应销毁的案卷、资料，按程序报经领导批准，由2人以上监督销毁。

（4）档案查借阅制度

1）科室管理的各类档案资料，主要供本科室查阅利用。外单位人员查阅本科室一般性档案，需持其单位介绍信，经分管院领导批准，科室档案总负责人同意，办理登记手续，方可查询。

2）科室各小组查阅利用本小组业务范围内的档案，医疗、医技、护理人员和其他个人查阅利用本人参加的科研课题档案，可直接到科室档案室查阅或借阅。

3）查阅科务会等阅读范围较窄的档案资料，须经主任批准方可查阅。凡涉及科室核心机密档案，须经分管院长批准，仅供室内查阅，不得外借。

4）科室各小组及个人查阅他人科研课题档案时，一般项目经本课题负责人同意，科技保密项目或未公开的科研成果和专利，须经分管院长批准，科研处处长签字后，仅供室内查阅，不得外借。

5）档案原则上不外借，查阅者只准在本档案室查阅。如确需借出者，须经科室总负责人同意，并办理借阅登记手续后方可借出。借出的重要档案当日归还，其他档案一般不超过10个工作日归还，如需继续使用，应到科室档案室办理续借手续。

6）在查阅时，只准阅读自己需要的部分，不准随意翻阅其他部分档案内容，阅后要当面交代清楚。借阅的档案资料应妥善保管，归还时必须完好无损，如发现问题，要追究责任。

7）查阅档案的小组和个人，不得在档案上作任何标记、涂改、折叠、拆卷、撕页，不得擅自复印或摘抄，如确需复制摘录或全文抄录者，须经科室档案室允许（密件不准复制），并办理登记手续。制发的档案证明，要经档案工作人员仔细核对无误后，加盖科室档案室公章。

8）查阅者必须爱护档案，并对档案的安全性和保密性负有责任，不得任意转借或扩大阅读范围，特别是机密、绝密档案，一旦失密、泄密或遗失，要按《档案法》有关规定追究责任，严肃处理。

9）对丢失、损毁、篡改档案者，视情节轻重分别给予批评教育，情节严重者，按《档案法》规定，给予行政处分，直至追究法律责任。

10）凡查阅利用者，应及时填写《档案利用效果登记表》，以便总结经验，做好档案利用统计工作和管理工作。

（5）档案统计制度

1）科室档案室要把档案统计工作纳入本科室工作细则之中，对档案的收进（移交）、移出、销毁和案卷利用数量等情况，及时准确地进行统计。

2）档案统计工作要严格执行《中华人民共和国统计法》，对于各种登记、统计表册，要以高度负责的态度认真进行填写，做到数据真实准确，并按照上级档案部门的要求，及时报送本科室档案工作基本情况统计表。

3）建立收进（移交）、移出登记簿，查（借）阅档案资料登记簿、利用效果登记簿、档案基本情况统计表等。

4）要定期进行档案统计分析，通过定量分析，反映工作发展的速度和状况，以便总结经验教训，不断提高档案管理工作水平。

5）档案库房管理制度。

6）档案一经入库，则由档案专职人员负责管理，非本科室工作人员未经许可，不得随意进入库房。查阅利用档案者，只能在阅览室等待查阅或借阅。

7）库房内严禁吸烟和放置易燃、易爆等危险物品，不得存放与档案无关的物品，做到专室专用。

8）库房内档案柜排列要整齐一致，横竖成行，库房内档案柜应按要求编号。

9）做好"九防"（防水、防火、防盗、防虫、防高温、防潮、防强光、防尘、防鼠）工作，定期消毒灭菌，保持档案库房清洁卫生。

10）提高警惕，增强安全保密意识，出入库房注意关门落锁，档案柜钥匙不得乱放，下班前要注意关闭门窗及电源开关，启动防火防盗报警系统，确保档案和库房安全。

11）按时记录库房内温湿度，随时注意通风换气，库房内温度要争取控制在 14 ~ 24℃，相对湿度在 45%~ 65%。

12）爱护保养好库房内各种设备仪器，经常检查各种设备仪器的运行使用情况，出现故障，及时报告和检修，消除一切隐患。

（6）科研档案管理制度

1）科研部门应严格执行"四同步"（下达计划任务与提出科研文件材料的归档要求同步，检查计划进度与检查科研文件材料的形成情况同步，验收、鉴定科研成果与验收、鉴定科技档案材料同步，上报登记和评审奖励科技成果以及科技人员提职考核与档案部门出具专题归档情况证明材料同步）制度，按照《科学技术档案工作条例》

和有关的科研工作管理规定完整地保存和科学地管理科研档案。

2）科研档案的收集，严格按照科研档案归档范围，达到系统、完整、准确的要求。

3）科研档案的整理，必须遵循科研档案的自然形成规律，保持科研材料之间的密切联系，便于科研档案的保管和利用。

4）科研档案应在项目完成后 2 个月内交医院科研处预归档，并要做到材料收集齐全，排列整齐，签字、印章符合要求。

5）严格执行各项规章制度，确保科研档案的安全、有效地统计和利用。

4. 相关文件　《中华人民共和国档案法》《山东省档案条例》和《医药卫生档案管理暂行办法》。

第二节　病案、档案管理总则

1. 目的　根据原卫生部《关于修订人类辅助生殖技术与人类精子库相关技术规范、基本标准和伦理原则的通知》（卫科教发〔2003〕176 号）文件附件 1 的规定：人类辅助生殖技术的各种病历及其相关记录，须按国家卫生计生委和国家中医药管理局国卫医发〔2013〕31 号"关于印发《医疗机构病历管理规定》的通知"要求，予以严格管理，结合上述要求，为加强病历管理，保证病历资料客观、真实、完整。维护病历的完整与安全，保护患者隐私，防止病历信息泄露。防止病历资料遗失或损坏。依据医院病案管理规定，生殖医学科制订本科室病案管理制度。

2. 范围　本规定涉及的病历资料是生殖医学科辅助生殖技术病历。

3. 定义　病案归档、复印、封存、借阅、信息保密、库房保管的相关规定。

4. 内容

（1）病案管理室在医院负责人的领导下，在医院病案质量管理委员会指导下工作。

（2）病案管理人员必须严格履行岗位职责，依据有关法律、法规办理公务。

（3）及时完成病案的收集、整理、装订、编目、质控、交接、入库、保存、借阅、供应、回收等日常工作。

（4）依法收集医疗信息，进行数据统计、分析，准确、及时提供各类信息和统计报表。

（5）为临床和实验室提供医疗、教学、科研所需的病案及必需的统计数据；为科室及医院管理提供决策的依据；为医务人员、患者和社会有关机构提供满意的服务。

（6）负责各种医疗记录、表格的审定，避免重复印制和不规范的表格进入病案。

（7）维护病案管理信息网络，开展病案管理的科研工作。

（8）有计划地对病案管理人员进行专业培训，提高人员素质和专业水平。按有关规定对所属人员进行考核。

（9）人类辅助生殖技术治疗患者应有完整的病案。

（10）建立专用病案室，负责病案的收集、整理和保管工作。

（11）凡治疗周期结束后3～5天的病案都应回收到病案室，病案室应定期回收并注意检查病历各栏是否完整，依序整理，装订成册，并按号排列后上架存档。

（12）生殖医学科病案保存时限依据国家卫生计生委和国家中医药管理局发国卫医发〔2013〕31号"关于印发《医疗机构病历管理规定（2013年版）》的通知"要求进行保存，生殖医学科的病历资料档案是极其重要的法律文件需要永久保存。

（13）病案只限于生殖医学科临床、教学、科研人员调阅，归档后的病案要办理借阅手续，阅后按期归还。对借用的病案，应妥善保管和爱护，严禁任何人涂改、伪造、隐匿、销毁、抢夺、窃取病历资料。除涉及对患者实施医疗活动的医务人员及医疗服务质量监控人员外，其他任何机构和个人不得擅自查阅患者的病历。

（14）只允许患者夫妇及其代理人、保险机构、公安和司法机关持有效证件复印病历的有关资料。

（15）复印病历有关资料必须在病历归档后到病案室办理。

（16）复印或者复制病历资料时，应当有病案室工作人员和申请者在场，复印或者复制的病历资料经申请人核对无误后，需加盖病案室证明印章方视为有效。

（17）病案室受理复印病历资料完毕后，可以按照省物价部门规定向申请者收取工本费，并出具发票。

（18）严禁医务人员违反规章制度私自帮助患者复印或者复制病历的有关资料。

5. 相关文件　国家卫健委和国家中医药管理局卫医〔2013〕31号"关于印发《医疗机构病历管理规定》的通知"

《医疗机构病历管理规定（2013年版）》（原国家卫生计生委）。

《山东省病历书写与管理基本规范2020年版》。

《关于修订人类辅助生殖技术与人类精子库相关技术规范、基本标准和伦理原则的通知》（卫科教发〔2003〕176号）文件。

第三节　病案、档案管理细则

1. 目的　根据原卫生部《关于修订人类辅助生殖技术与人类精子库相关技术规范、基本标准和伦理原则的通知》（卫科教发〔2003〕176号）文件附件1的规定：人类辅助生殖技术的各种病历及其相关记录，须按原国家卫生计生委和国家中医药管理局国卫医发〔2013〕31号"关于印发《医疗机构病历管理规定》的通知"要求，予以严格管理，结合上述要求，为加强病历管理，保证病历资料客观、真实、完整。维护病历的完整与安全，保护患者隐私，防止病历信息泄露，防止病历资料遗失或损坏。依据医院病案管理规定，生殖医学科制订本科室病案管理制度。

2. 范围　本规定涉及的病历资料是生殖医学科辅助生殖技术病历。

3. 定义　病案归档、复印、封存、借阅、信息保密、库房保管的相关规定。

4. 内容

（1）病案管理制度

1）生殖医学科设立专门的病案室，负责保存辅助生殖技术患者病案，由科室负责人领导，医院病案科指导下工作，由登记室护士兼职及病历班护士负责病案管理。病案管理人员必须严格履行岗位职责，依据有关法律、法规办理公务。

2）辅助生殖技术病历是指医务人员在医疗活动过程中形成的文字、符号、图表、影像、切片等资料的总和。

3）辅助生殖患者应有完整的病案。在患者治疗期间，其病历由生殖科登记室、医师办公室、手术室负责运行及保管。在患者进入治疗周期前应完成化验单的检验及收集、患者信息建档及病历书写。病历实行山东省卫计委分配的统一编号进行编号管理，凡治疗周期结束后 3～5 天的病案都应回收到病案室，2 周内由专职人员完成病历的整理、质控、排序、装订及归档。病案室应定期回收并注意检查病历各栏是否完整，并按号排列后上架存档。

4）病案室对质控完毕的病案进行逐一核对并登记归档，及时完成病案的收集、整理、装订、编目、质控、交接、入库、保存、借阅、供应、回收等日常工作。每年对归档的病历大查对一次，每年底封存前一年度的病历。

5）依法收集医疗信息，进行数据统计、分析，准确、及时提供各类信息和统计报表。负责各种医疗记录、表格的审定，避免重复印制和不规范的表格进入病案。

6）患者进行连续周期治疗时，已归档病案由登记室护士调取并登记在《借阅登记本》上，用毕及时归档。

7）病案只限于生殖医学科临床、教学、科研人员调阅，归档后的病案，要办理借阅手续，阅后按期归还。对借用的病案应妥善保管和爱护，严禁任何人涂改、伪造、隐匿、销毁、抢夺、窃取病历资料。除涉及对患者实施医疗活动的医务人员及医疗服务质量监控人员外，其他任何机构和个人不得擅自查阅患者的病历。

8）病案室符合保存条件，做到防潮、防虫、防尘。

9）有计划地对病案管理人员进行专业培训，提高人员素质和专业水平。按有关规定对所属人员进行考核。

10）维护病案管理信息网络，开展病案管理的科研工作。为临床和实验室提供医疗、教学、科研所需的病案及必需的统计数据；为科室及医院管理提供决策的依据；为医务人员、患者和社会有关机构提供满意的服务。

11）科室及其他相关人员因科研、晋升及其他原因需查阅、借阅归档病历时，病案管理人员应严格登记，不允许带出病案室。应严格遵守国家卫生计生委和国家中医药管理局发生国卫医发〔2013〕31 号《医疗机构病历管理规定（2013 年版）》，不得向任何个人或单位泄露患者治疗信息，不得涂改、损坏、拆散病历。因晋升、医疗鉴定等长期借阅病历者，需科室主任签字同意后方可借出，用毕及时归还。

12）病历因医疗活动或复印、复制等需要带离病区时，应当指定专门人员负责携带和保管。

13）生殖医学科每年末发放上一年度的病历至医院病案科，要有存放清单，存放位置明确，编号清楚，如需借阅，由生殖医学科护士长签字并电话通知病案科人员后派专人调取，并由生殖科病案室人员做好病历去向登记，用后及时返还，其他人一律无权限调取病案科病历。

14）病案室应当受理下列人员和机构持有效证件复印或者复制病历资料的申请：患者本人或其代理人，保险机构，公安、司法、人力资源和社会保障及负责医疗事故技术鉴定的部门。

15）由专职人员负责受理复印或者复制病历资料的申请。受理申请时，应当要求申请人按照下列要求提供有关证明材料：申请人为患者本人的，应当提供其有效身份证明；申请人为患者代理人的，应当提供患者及其代理人的有效身份证明，以及代理人与患者代理关系的法定证明材料和授权委托书。

16）公安、司法、人力资源和社会保障、保险以及负责医疗事故技术鉴定的部门因办理案件、依法实施专业技术鉴定、医疗保险审核或仲裁、商业保险审核等需要，提出审核、查阅或者复制病历资料要求的，经办人员提供以下证明材料后，医疗机构可以根据需要提供患者病历复印：该行政机关、司法机关、保险或者负责医疗事故技术鉴定部门出具的调取病历的法定证明；经办人本人有效身份证明；经办人本人有效工作证明（需与该行政机关、司法机关、保险或者负责医疗事故技术鉴定部门一致）；保险机构因商业保险审核等需要，提出审核、查阅或者复制病历资料要求的，还应提供保险合同复印件、患者本人或者其代理人同意的法定证明材料。

17）复印病历有关资料必须在病历归档后到病案室办理。

18）按照《病历书写基本规范》和《中医病历书写基本规范》要求，病历尚未完成，申请人要求复制病历时，可以对已完成病历先行复制，在医务人员按照规定完成病历后，再对新完成部分进行复制。

19）医疗机构可以为申请人复制门（急）诊病历和辅助生殖技术病历中的病历首页、女方男方病史记录、手术同意书、麻醉同意书、麻醉记录、手术记录、患者护理记录、输血治疗知情同意书、特殊检查（特殊治疗）同意书、病理报告、检验报告等辅助检查报告单、医学影像检查资料等病历资料。

20）复印或者复制病历资料时，应当有病案室工作人员和申请者在场，复印或者复制的病历资料经申请人核对无误后，需加盖病案室证明印章方视为有效。

21）病案室受理复印病历资料完毕后，可以按照省物价部门规定向申请者收取工本费，并出具发票。

22）严禁医务人员违反规章制度私自帮助患者复印或者复制病历的有关资料。

23）依法需要封存病历时，应当在医疗机构或者其委托代理人、患者或者其代理人在场的情况下，共同对病历进行确认，签封病历复制件。医疗机构申请封存病历时，医疗机构应当告知患者或者其代理人共同实施病历封存；但患者或者其代理人拒绝或者放弃实施病历封存的，医疗机构可以在公证机构公证的情况下，对病历进行确认，由公证机构签封病历复制件。医疗机构负责封存病历复制件的保管。封存后病历的原件可以继续记录和使用。按照《病历书写基本规范》和《中医病历书写基本规范》要求，病历尚未完成，需要封存病历时，可以对已完成病历先行封存，当医师按照规定完成病历后，再对新完成部分进行封存。开启封存病历应当在签封各方在场的情况下实施。

（2）医疗登记、统计制度

1）各种医疗登记，分别由相关工作人员完成，登记填写要完整、准确，字迹清楚，并妥善保管。临床各组应填写好医师的门诊数量、质量登记。

2）医疗质量统计，对实施辅助生殖技术的相关数据要进行统计处理，汇总报表，统计数据包括：辅助生殖技术的周期方案情况，用药天数、用药剂量、卵巢过度刺激综合征的发生率、获卵率、成熟卵细胞率、受精率、卵裂率、胚胎移植数及种植率、临床妊娠率、流产率、异位妊娠率、多胎妊娠率、冻融胚胎复苏率及种植率、手术并发症，以及科室工作数量、质量等，由病案统计室完成。

3）病案统计室根据患者数量每月或每季度上报科室主任，每6个月或一年上报医院领导、院生殖医学伦理委员会并按要求上报省卫生厅。

4）科室应根据统计指标，定期分析医疗效率和医疗质量，从中总结经验，发现问题，改进工作。

5）科室负责人要督促检查医疗统计工作，按期完成各项统计报表，审阅后，报国家卫生健康委相关行政部门。

（3）病案统计

1）在科室主任领导下工作，由病案室工作人员兼任。

2）统计室负责收集、登记、核实和积累科室各项活动的原始资料数据，并负责汇总、填报，做到原始资料来源落实，有据可查。

3）有价值的卡片、记录等资料，要归档长期保存。

4）认真、反复核对统计中的每个数字，保证统计数据的准确性。

5）认真填写各种统计报表，做到填写完整、准确、及时、字迹清楚。

6）运用各种统计方法对统计指标进行的分析，写出各种统计分析报告。

7）根据规定按时上报各种统计报表。

8）提供科室管理需要和各项科研所需的各种统计资料。

9）督促各小组做好医疗登记、统计工作。

10）做好统计资料的保密工作。

（4）病历的保存和销毁：辅助生殖技术病历根据《医疗机构病历管理规定 2013 版》规定保存，一般病历保存 30 年。具有科学研究价值的病历及供精、供卵辅助生殖病历，需永久保存。对于需要销毁的病历由病案科提出申请报医务处，由分管院长及院长签字同意后方可销毁，并在伦理委员会成员、医务处、生殖科人员在场情况下用碎纸机销毁，并送往造纸厂化浆。

5. 相关文件　《关于修订人类辅助生殖技术

与人类精子库相关技术规范、基本标准和伦理原则的通知》（卫科教发〔2003〕176 号）文件。

《医疗机构病历管理规定》（国卫医发〔2013〕31 号）。

《山东省病历书写与管理基本规范 2020 年版》《山东省中医病例书写与管理基本规范 2021 年版》。

第四节　病案、档案管理人员职责

1. 在科室主任领导下进行工作。

2. 定期检查病历书写情况，提出改进意见，提高病历书写质量。

3. 负责病案的收集、整理、装订、分类、编目、机录、质控、交接、入库、保存、借阅、回收等工作。

4. 查找再次治疗以及复诊患者的病案号，提供病案，同时办理借阅病案手续。

5. 提供临床经验总结、教学、科研等所需病案并负责收回。

6. 做好病案室的管理工作，保持室内清洁、整齐、通风、干燥，防止病案霉烂、虫蛀和火灾。

7. 严格执行科室制定的有关病案管理相关制度。

第五节　病案、档案库房管理

1. 库房是极其重要的保存纸质病案的地点，必须专人管理，外人不得擅入，人离落锁。

2. 认真保管病案资料，未经允许不得携带档案外出，不得将档案外借，严防遗失。

3. 做好病案库房的防火、防盗、防潮、防强光、防鼠、防虫、防尘、防污染、防高温"九防"工作。

4. 病案库房周围要杜绝火源，档案库房内严禁吸烟，要建立严密的防火制度。

5. 病案库房窗子要配备挂帘，防止阳光直射库内；同时库房照明设施应以实用白炽灯为宜，避免日光灯中紫外线对档案纸张的破坏。

6. 库房内病案定期检查，发现问题及时汇报，及时解决。

7. 保持库房内卫生及桌面整洁，每日打扫。

8. 经常检查库房内电源线及其他安全设施，及时排除各种隐患。

第六节　病案、档案病历书写规范

1. 门诊病历

（1）患者基本一般资料填写齐全（姓名、性别、年龄、工作单位或住址、药物过敏史等）。

（2）初诊病历记录包括就诊时间、科别、主诉、现病史、月经史及婚育史、既往史，必要时增加遗传病及家族病史，阳性体征、必要的阴性体征和以往辅助检查结果，诊断及治疗意见和医师签名等。

（3）复诊病历记录包括就诊时间、科别、主诉、病史、必要的体格检查和辅助检查结果、诊断、治疗处理意见和医师签名等。

（4）主诉指患者就诊时的主要症状及持续时间。要求重点突出，简明扼要，能导出第一诊断，原则上不用诊断名词。不孕症的主诉要求可以体现第一诊断即原发性不孕症或继发性不孕症。

（5）现病史必须与主诉相符，指本次疾病（不孕）的发生、演变与诊疗等方面的详细情况。诊疗过程中重点突出，层次分明，概念明确，应用术语准确。有鉴别诊断资料。不孕症的现病史要求体现第二诊断，即不孕症的病因诊断。

（6）记录重要的或本病（不孕）相关的既往病史，如阑尾炎史、结核病史、盆腔手术史、传染病史及重要的药物过敏史。必要时记录与不孕相关的遗传病或家族史、个人史。

（7）记录辅助检查结果及各项治疗措施，其措施与处方内容相符；如需出示休息或诊断证明应记录于案上；需向患者交代的重要事项也应记录。创伤性的检查和治疗应让患者知情并签名。

（8）明确诊断的要写诊断全名称，不明确诊断的写待查；在待查下面写出可能性较大的诊断；临床诊断的书写要符合国际疾病分类的基本原则和要求，要求写全名称。

（9）医师签名能被辨认。

2. 辅助生殖技术病历书写规定

（1）病历书写应规范实用医学术语，文字工整、字迹清晰、表述准确、标点正确。书写过程中出现错字时，应当用双线画在错字上，保留原记录清楚、可辨，并注明修改时间，修改人签名。不得掩盖或去除原来的字迹。用蓝黑墨水、碳素墨水书写；需复写的病历资料可用蓝或黑色油水的圆珠笔。病历书写一律用中文医学术语书写，用法定度量衡单位，数字用规范阿拉伯数字书写日期和时间，采用 24h 制记录时间记录到年、月、日，特殊情况到时、分。

（2）《辅助生殖技术病历》即患者进入辅助生殖技术治疗的大病历。

（3）每例接受辅助生殖技术治疗的患者均须在进入治疗周期前建立《辅助生殖技术病历》，如实、及时填写病历相关内容，内容必须真实，重点突出，条理清晰，格式规范。

（4）体格检查及辅助检查由医师助理检查是否全面并帮助填写，住院医师负责检查，上级医师最终审核、负责。

（5）病历班住院医师负责书写病历及夫妇双方首次病程记录，用药方案监测记录，内容逐项填写完整，严格把握 ART 指征，其中首次病程记录中的第二诊断既是病因诊断，又应体现助孕指征。上级医师最终审核、负责。

（6）各种《知情同意书》向患者解释明白并让患者签字，住院医师检查，最终由主诊医师审核并签字。

（7）病程记录：简单病程记录。例如：卵巢反应不良、为预防卵巢过度刺激综合征而放弃移植者，可由住院医师和患者谈话并书写签字；复杂病程记录住院医师必须向上级医师请教后完成，最终由上级医师审核通过。

（8）自然周期监测表电子病历必须与纸质病历一致，取消周期监测者需写明取消原因，主诊医师签字。

（9）术前讨论由各个诊室的住院医师和上级医师完成，特殊情况提请全科讨论。

（10）随访记录，由负责护士随访，有结局后随访护士负责打印、签字，归入病历。

（11）上级医师修改及补充各种记录，字迹规范并应签名。

（12）医师签全名规范能辨认，不许代签。

（13）每次取卵、移植均需核对夫妇双方指纹、身份及身份证、结婚证原件，留取复印件备存。

（14）一年内再次因同样原因行原方案治疗周期则无须再次书写大病历，只需填写用药方案记录。改变方案要另写大病历，如人工授精改为体外授精，体外受精改为卵胞质内单精子注射，卵胞质内单精子注射改为供精人工授精等要重新书写大病历。同一取卵周期一年内冷冻胚胎移植需书写相应监测记录。一年后已生育的剩余冷冻胚胎移植的需再次书写大病历。

3. 临床女科病历书写规定

（1）主诉：主诉指患者就诊时的主要症状及持续时间。要求重点突出，简明扼要，能导出第一诊断，原则上不用诊断名词。不孕症的主诉要求可以体现第一诊断即原发性不孕症或继发性不孕症，以及不孕年限。一般描述同居或结婚年限＋以往妊娠情况＋不孕时间。常见的主诉模板包括"同居后、婚后、产后、取环后、人工流产后、药物流产清宫术后、输卵管妊娠切除术后、胚胎停育/清宫术后"未避孕未孕 × 年，如婚前同居 2 年，结婚 2 年，人工流产术后 3 年，未避孕未孕 2 年。

（2）现病史：现病史必须与主诉相符，指本次疾病（不孕）的发生、演变与诊疗等方面的详细情况。诊疗过程中重点突出，层次分明，概念明确，应用术语准确。有鉴别诊断资料。不孕症的现病史要求体现第二诊断，即不孕症的病因诊断、病因的鉴别诊断、治疗过程及效果。

1）主要写与现在的丈夫或伴侣的不孕不育病史，前次婚姻或婚前与他人的生育情况。现病史按时间顺序书写，一律采用"××××年××月"的形式，现病史中出现的数字，一律用阿拉伯数字。现病史应酌情记录丈夫的精液检查情况。

2）具体描述内容如下

①于××××年××月婚前同居，于××××年××月结婚，结婚后月经情况，是否规律，周期，经期，经量，痛经及程度。

②性生活情况：是否两地分居，性生活是否正常（从性生活频率、持续时间、有无射精、有无性生活困难或性功能障碍等方面判断），是否避孕、避孕方法、避孕持续时间。

③婚后生育情况：妊娠史、流产史、分娩史，尤其注意既往有无缺陷儿出生史。对继发性不孕应了解以往流产史或分娩的经过，术中出血情况、术后有无感染及恢复情况等。

④引起不育原因的常规检查情况，含排卵监测情况、子宫输卵管造影和（或）宫/腹腔镜检查、内分泌检查等。

⑤如有异常，要记录治疗情况及治疗结局。

⑥既往外院因何辅助助孕，包括促排卵所用药物及排卵情况使用周期，采用 ART 方式及结局。

⑦初次助孕如无女方 ART 指征，可写上因男方因素要求行助孕治疗，如因男方弱精子症来院要求行助孕治疗。

⑧患者发病近 3 个月的一般情况描述，如精神、饮食、睡眠等。

例如，患者前次婚姻：2008 年结婚，夫妇同居，性生活正常，未采取避孕措施，至今未孕。平素月经规律，无痛经，经量正常，白带无异常。2010 年 5 月行子宫输卵管造影提示子宫形态正常，双侧输卵管通而不畅。术后 ×× 治疗。2010 年 8 ～ 10 月，监测排卵 3 个周期，均有排卵，未孕。2010 年 11 月促排卵治疗 1 次，双侧排卵，同房未孕。2011 年 4 ～ 6 月外院行促排卵人工授精 3 周期，未孕，要求行体外受精助孕。近来无长期低热、咳嗽、下腹疼痛、腰酸坠胀，无尿频、尿急、尿痛等，饮食正常，睡眠可。

（3）既往史：了解有无性传播疾病史、生殖器炎症和结核病尤其腹腔结核等以排除可能引起的盆腔粘连、输卵管阻塞等；肝脏疾病和肾脏疾病等可引起激素代谢异常影响卵巢功能；是否有其他内分泌或代谢性疾病（甲状腺、垂体、肾上腺、糖尿病）、精神刺激、体重改变等致生殖内分泌异常；可能影响生殖器功能的盆腔、生殖器手术史；可能影响生殖功能的精神药物、胃病药物、降压药物、免疫抑制剂和抗肿瘤药物等应用史。记录重要的或与本病（不孕）相关的既往病史如阑尾炎病史、结核病史、盆腔手术史，传染病史及重要的药物过敏史。

（4）个人史：了解患者职业、不良环境接触史、冶游史、烟酒嗜好、吸毒史等。

（5）家族史：重点了解有无家族遗传性疾病、肿瘤等病史，以及有无和不孕不育有关的相似病史。

（6）月经史：询问并填写初潮年龄，月经是否规律，月经周期的天数，经期天数，末次月经的日期，经量和痛经情况。

（7）婚育史：包括婚前与他人或初婚婚育情况。询问并选择是否近亲结婚或再婚，仔细填写既往的妊娠情况，"妊娠"栏是孕、产、流和异位

妊娠的总体填写，"流产""分娩"栏需打钩；"异位妊娠""流产""分娩""育有子女"4 栏要详细填写每一个空格，现有子女名数需填写个数，打印病历前要预览注意足月产、现有子女数是否和病史相符合。

（8）体格检查：包括全身相关体格检查及专科检查，重点描述相关诊断的阳性体征。

（9）辅助检查：按照国家卫生健康委要求进行的辅助检查及相关疾病的辅助检查。

（10）诊断：一般包含三层诊断。①临床诊断（如原发性不孕、继发性不孕）；②病因诊断 [如双侧输卵管阻塞、子宫内膜异位症，不含男科诊断（如男方弱精子症）]；③病理诊断（子宫内膜复杂增生、子宫内膜息肉等）。

4. 临床男科病历书写规范

（1）主诉：同居或结婚年限 + 不育时间或临床症状或异常情况出现时间。

（2）现病史：结婚后性生活情况。是否两地分居，是否避孕及避孕方法。诊疗情况（主要包括男方精液情况，内分泌情况，治疗措施和年限及治疗效果），如有异常须详细描述生育情况。

（3）体格检查：一般情况，第二性征，外生殖器发育情况，双侧睾丸体积、质地，附睾、输精管、精索静脉情况。

（4）既往史："腮腺炎""结核""睾丸炎""外生殖器炎""前列腺炎""隐睾"及外生殖器手术史、棉籽油使用史。

（5）诊断：临床诊断（原发性不育、继发性不育）；病因诊断（少精症）；病理诊断（精索静脉曲张）。

5. 人类辅助生殖病历夫妇病历摘要

（1）病历特点：描述夫妇双方的病历特点，体现出助孕指征，常见书写内容为：患者 ××，×× 岁，婚后未避孕未孕 ×× 年；患者行子宫输卵管造影的结果及诊治经过；月经情况；卵巢储备状况：促卵泡生成素、抗苗勒管激素、双侧卵巢窦卵泡计数；男方精液情况；合并症及特殊情况说明。

（2）男女双方初步诊断。

（3）诊疗计划：拟行助孕方案；助孕指征；禁忌证；卵巢储备状况；拟行用药方案；辅助检查异常结果；针对性治疗。

（4）各种《知情同意书》需填写完整。

6. ART 病历书写及内容

（1）自然周期监测：详细记录自然周期的 B 超监测情况，周期第 ×× 天，卵泡情况，子宫内膜情况，有无处理，均应及时、如实填写，多次做 B 超者，每次均需记录，主诊医师签名，禁止空项。

（2）排卵监测记录：病历号、第 ×× 周期、拟行方式、用药方案、降调药物及剂量、起始日期等均需填写，请勿空项；每次就诊的 B 超结果和血激素结果均需记录，当日医嘱需记录在医嘱栏。

（3）启动过程中，有卵巢低反应、错误用药等特殊情况，门诊病历系统应及时与患者沟通记录，并且由住院医师书写在病程记录中。

（4）取消周期监测者需勾选写明取消原因。

（5）术前讨论由住院医师、手术医师和上级医师完成，特殊情况提请全科讨论。术前讨论包括：用药天数和用药总量，扳机日的激素水平，双侧卵巢 ≥ 16mm 的卵泡数，男方精液情况，拟取精方式等。还包括手术的风险评估，评估取精、取卵的难易程度、风险评估等。

（6）取卵日：由手术室医师如实填写取卵手术记录，包括取卵的开始和结束时间、生命体征、激素水平、是否麻醉、双腔针或单腔针，每个卵泡的获卵和冲洗情况、双侧卵巢获卵个数、术中用药、术后是否黄体支持及用药等情况。取卵困难或取卵过程中有特殊情况，手术医师需记录病程，必要时患者签字确认。

（7）取卵高风险者，取卵日及取卵后第 2 天复诊，行 B 超检查，根据患者主观症状和检查结果，与患者沟通，并详细记录入病程中，对不适合新鲜周期移植的患者，及时告知，签字确认。

（8）移植日：由手术医师填写移植手术经过，包括移植时间，记录 B 超结果，记录移植的胚胎个数，按主诊医师的医嘱填写移植后用药。

（9）实验室记录由实验室人员认真、如实填写，实验室应完成病历系统中所有项目，不得空项。

（10）实验室记录应于移植胚胎或囊胚培养结束当天送出实验室，负责手术室的医师助理在实验室记录送出后，由当日手术医师签字后，归入病历。将冻胚的具体个数和胚胎情况如实填写到冻胚协议书和胚胎情况知情书上。

（11）病历运行结束，由临床负责人最终质控，主任签字后，病历上架。

7. ART 病历随访书写

（1）移植后的病历由责任护士随访、追踪、记录，有结局后随访护士负责打印、签字，归入病历，并在辅助生殖病历首页记录周期结局和周期妊娠结局随访。

（2）第一阶段：胚胎移植或人工授精第 12 天（包括移植日）测血，确定是否妊娠。3 天后复查翻倍情况。数值及翻倍不理想者，根据患者情况确定复诊时间，随访追踪结局。

（3）第二阶段：妊娠者，胚胎移植或人工授精后 28 天，行阴道超声检查，确定是否临床妊娠、是否宫内妊娠、多胎妊娠，排除异位妊娠等；胚胎移植或人工授精后 35 天，再次行阴道超声检查，确定妊娠是否持续，有无漏诊的三胎或单卵双胎现象，并根据患者情况给予相应的处理。

（4）第三阶段：继续妊娠者，于妊娠 11 ～ 13 周，经 B 超室 NT 筛查后了解胎儿发育情况、有无妊娠并发症及合并症等，并给予妊娠期指导，建议产科建卡，产前遗传疾病筛查，定期产检。第四阶段：继续妊娠者，于预产期后 4 周内，了解患者分娩及新生儿情况。

8. ART 病历封存

（1）病历书写结束，患者顺利生产后，病案室人员进行病历装订、封存，用特定的牛皮纸袋封装，转交归入医院病案室保存。

（2）无特殊情况，封存病历一律不得私人拆封。

9. 注意事项

（1）以上内容均应在建病历日由住院医师书写完成。

（2）病历每页均需写患者姓名、病历号、页号等内容，不得空项。

（3）主诊医师在病历医师签名处亲笔签名。

（4）有合并症者需主诊医师审核。

10. 建 ART 病历制度

（1）患者夫妇有实施辅助生殖技术（以下称 ART）适应证，无禁忌证，查验化验单齐全，夫妇双方证件审验复印合格，护士通知病历组医师书写病历并签署相关知情同意书；宫腔内人工授精患者于月经的第 3 ～ 5 天建病历，试管婴儿患者周期启动用药前建病历。

（2）改变方案要另写大病历，如人工授精改为体外受精要重新书写大病历；一年内再次因同样原因行原 ART 方案，治疗周期内则无须再次书写大病历，仅书写再次助孕病历，无须书写病程记录；如男方取精困难者及不能手淫取精者均需提示患者提前冻精保存；因各种原因取消取卵周期时，书写病历的医师需要注明取消原因。

（3）建病历日当班护理人员将病历首页填写完整，若有相关项目缺如，应及时交接班并向患者索取；并嘱夫妇双方在取卵、移植、冻胚移植、人工授精日再次携带双方身份证、结婚证以备再次核对；子宫输卵管造影摄片或报告、异位妊娠及其他手术记录单要全部收回，正常精液常规报告至少要有两次（包含至少 1 次近 6 个月内手工精液分析报告单），异常精液常规报告至少要有 3 次（包含至少 1 次近 6 个月内手工精液分析报告单）；建病历日当班护士排列序号并登记在总登记本上，手术方式待术后及时填写；建病历日夫妻双方乙肝五项指标等感染性指标异常，应在病历袋上及手术通知单上标记注明。

11. ART 病历质控小组工作方案

（1）医院生殖医学科病历质控小组总负责人，由临床组负责人担任，主要负责病历的评定、奖罚。总负责人根据评分表进行打分，对评分 < 90 分及存在重度缺陷未及时自查和反馈的情况应责成及时自查讨论。

（2）病历书写组分别为临床组、护理组和实验组。临床组又分为女科、男科，每组均有各自的负责人，对自己组的病历任务实行责任到人，严格落实自查、整改的计划，经治医师填写每位患者周期小结。如治疗方案不合适、方案有重大变动时未及时告知、未获卵获胚、多周期助孕不成功、实验室遇到的操作问题、护理上化验单核对重大异常等均应该积极交班反馈。

（3）各组应分工明确、团结互助，以全面、细致地自查、整改病历，在规定的时间内保质保量地完成病历自查、修正任务。

12. ART 病历质量检查奖惩规定

（1）病历质控小组负责每月对全科病历质量进行检查，根据《医院生殖医学科辅助生殖病历质量判定标准》，评分 90 分以上为甲级病历，75 ～ 90 分为乙级病历，75 分以下或有重度缺陷者为丙级病历。

（2）病历量化考核 ≥ 90 分为合格病历，< 90 分为不合格病历。

（3）病历首页，内容填写有无错误或遗漏（要特别注意最后诊断、治疗结果、并发症及主治医师签名等）。

（4）周期小结书写是否符合要求。

（5）病历是否整洁，书写质量及书写格式是否符合规定。

（6）化验单是否齐全、有效。

（7）医疗护理工作是否存在问题，有哪些经验教训。

（8）讨论会以组为单位进行，由临床负责人主持，胚胎实验室主任、护士长和经治医师参加，记录在"病案质控"上，作为档案保存并作为奖罚依据。

（9）病历质控小组对于不合格（75 ～ 90 分）的乙级病历，一经发现立即予以整改，并给予经济处罚。处罚额度为每份不合格病历扣罚当事人及其负责人，按扣分值 1 分为 10 元计算，如扣分 15 分即 150 元，其中负责人为 1 分 2 元计算，如扣分 15 分即 30 元。75 分以下或有重度缺陷者为丙级病历直接停岗培训 1 周。

（10）病历质控小组每月检查结果将在《医疗质量检查记录》中通报。

（11）对不合格病历实行登记制度，年终科室汇总，登记结果作为科室考核个人的奖惩依据。

13. 相关参考文件　《山东省病历书写与管理基本规范（2020 版）》《医疗机构病历管理规定》（国卫医发〔2013〕31 号）。

第一节　组织架构

1. 总则　合理的组织机构，完善的管理体系，充足的人力资源是质量保证的基础，明确相应人员的职、责、权，健全生殖医学科的组织和管理，确保科室各项工作科学、稳定、有序、高效运行。

2. 科室管理　科室负责人由医院任命，全权负责科室的日常管理和业务工作。

3. 服务范围　科室承诺开展的工作都将严格遵照操作规程进行操作，向服务对象提供临床诊疗及检测项目，将最大限度满足患者和临床需求。

4. 组织机构　生殖医学科团队在医院的领导下，主要负责辅助生殖技术相关的临床诊疗服务，接受国家卫健委和地方卫生健康委员会等相关部门的管理和技术支持。

5. 机构组成

（1）管理组：由生殖科室主任、副主任、护士长及各部门负责人组成。

（2）临床组：由生殖女科、男科临床医师、遗传咨询医师组成。

（3）胚胎实验组：由胚胎检验工作人员组成。

（4）生殖遗传实验组：生殖遗传实验室又分子遗传实验室及细胞遗传实验室组成。

（5）生殖临床实验组：由包括生殖内分泌、男科精液相关检查的实验室人员组成。

（6）护理组：由护士、导医、助医组成，负责导诊、分诊、建档、随访及手术室护理工作。

6. 机构职责和权限

（1）管理组：负责生殖医学科的日常事务管理。

1）接受各级部门的领导，定期向卫生行政部门汇报工作情况，传达有关信息。

2）负责科室资料的收集、汇总、分析、上报及辅助生殖资料的保存与管理等工作。

3）负责对机构各部门的督查、质控和人员培训，及时总结分析，制订质量持续改进措施。

4）确保在不同专业组间的工作人员能够有效地沟通和进行工作。

5）定期组织会诊和病例讨论。

6）负责组织、申请、实施、监督相关科研工作。

（2）临床组

1）按辅助生殖诊疗常规开展工作。

2）负责不孕症咨询工作，开设遗传咨询门诊。

3）遵循辅助生殖知情选择的原则，为高风险患者选择合适的诊断技术，作出进一步的诊断和处理。

4）开展遗传咨询门诊，为有需求的人群提供特殊的咨询服务。

5）加强相关学科的业务联系与沟通，对已确诊的各类疑难病例提出处理意见，必要时建议科室会诊讨论决定处理意见。

（3）实验组

1）按精液分析、捡卵、受精、胚胎冷冻、复苏、移植等各项技术常规开展工作。

2）各种标本的采样、检测与实验室质量控制。

3）负责送检单与知情同意书的复核。

4）负责筛查样本的保存。筛查原始数据和标本需保存 2 年以上，以备复查。

5）筛查结果报告的签发，以书面形式送交被筛查者。

6）细胞遗传学、胚胎植入前遗传学筛查并签发报告单。

7. 内部沟通

（1）确保不同专业组和各职能部门间工作人

员对辅助生殖过程及其有效性进行沟通。

（2）以定期会议、病例讨论、分析通报、学术交流与个别交谈等方式进行沟通。

第二节　岗位分工

1. 目的　为了明确各岗位的工作职责，更好地管理工作人员，制定本文件。

2. 范围　适用于生殖医学科的所有工作人员。

3. 内容

（1）临床医师岗位分工及工作原则：在科室主任带领下，根据本专业学科医疗授权权限，在上级医师的指导下协助进行专科疾病患者的治疗和处理，完成所要求达到的知识更新、教学和科研工作。分为门诊组、病历组、手术组、B超组、男科组五组。

1）门诊组

①根据授权医疗权限，每天准时接诊患者，进行疾病的初步诊断、治疗及处理，完成医疗组的工作任务。

②负责完成重要的专科记录，及时签署或完成辅助生殖病历、重要的专科操作记录、重要的病程记录等。

③承担院内会诊工作，处理本专业常见病例或技术问题，按照要求承担夜班急诊值班工作，完成其他临时性工作任务。

④当疾病的复杂性超过自己能力范围时，及时向上级医师汇报，对特殊、疑难助孕患者，每天交班讨论确定。

⑤参加科室组织的业务讲座，承担本科生的教学实习、见习培训工作。

⑥结合本职岗位提出患者质量与安全改进建议。

2）病历组

①负责 ART 助孕治疗病历书写、病例讨论、病历完善及相关的知情同意书的签署、周期小结等。

②记录复核当日内分泌检测、B超监测的结果，由专家适时调整药物治疗剂量。

③对监测和治疗过程中出现的异常情况进行详细的病程记录并沟通。

3）手术组

①负责助孕取卵手术、宫腔镜检查及其治疗、内膜诊刮、卵巢囊肿穿刺术等手术及其知情同意

书的签署，24 小时内完成手术记录和登记。

②手术室的工作依据《辅助生殖技术操作手册》相应要求进行，操作腹部 B 超协助完成胚胎移植。

③术前注意核实医嘱，对医嘱有疑 / 异议时应及时与下达医嘱的医师沟通，达成一致意见，术后及时完成各项手术记录的填写及打印，并签字。

④术前、术中、术后遇到的困难、疑难问题，及时向上级医师请示。

⑤试管组副主任医师及主任医师主要负责移植术和多胎减胎术。

4）B 超组

①所有门诊及助孕患者的 B 超、妇科检查，认真填写录入检查结果，有特殊情况的患者要与门诊医师及时沟通。

②工作日下午 B 超副班医师负责处理患者子宫输卵管造影检查。

③督查B超室内环境是否清洁、物品是否齐全、机器及其探头表面是否完好可用、是否清洁消毒。

5）男科组

①负责男科患者的检查、男科 B 超、病历书写、治疗及睾丸活检、附睾穿刺等小手术，并完成相关记录。

②负责男性不育患者的规范检查、正确诊断和治疗。

③负责附睾、睾丸穿刺取精或活检术等手术。

④掌握 ART 男科的适应证，及时完成进入周期患者《辅助生殖病历》男方部分的书写，根据患者具体情况书写必要的病程记录。

⑤对男科实验室精液检查和相关的精子功能测定的结果进行临床监管反馈。

⑥负责向进入周期男科患者交代助孕前注意事项。

（2）总负责人职责

1）负责科室的医疗、教学、科研、行政管理工作。

2）审议科室的工作计划，组织实施，督促检查。

3）组织科室人员学习国内外医学先进经验、方法，开展新技术，结合国内外发展动向，制订科研方向及科研计划，落实科研成果的转化。

4）督促科室人员认真执行各项规章制度和技

术操作常规，预防并及时处理差错、事故。

5）指导科室人员的业务学习，妥善安排进修、实习人员的培训工作，组织并担任临床教学任务。

（3）各个项目临床负责人职责

1）临床负责人在总负责人领导下，全面负责各个项目的管理及临床组医疗、教学工作，同时应履行相应技术职务的岗位职责。

2）规范医疗行为，督促临床组人员认真执行各级医师职责及技术操作常规。

3）合理安排科室人员、实习医师、规培医师、研究生、进修医师的轮转、值班及其他院外活动，保证完成临床工作。

4）定期组织病例讨论，以不断提高医疗质量，杜绝医疗差错事故，减少医疗纠纷。一旦有纠纷时，及时做好纠纷接待工作并及时汇报给上一级领导。

5）定期根据临床报表做出临床工作分析，总结经验与不足，以保证持续改进临床工作质量与提高效率。

6）制订医师年度培养计划，有计划地开展基本功训练，召开业务讲座，参加相关会议，了解有关专业进展情况。

7）每月质控，季度质控和年度质控督促负责医师及时完成，并进行总结汇报。

（4）住院医师、研究生、进修医师职责

1）具有良好的服务意识和服务态度，能正确对待患者的合理要求。

2）在相应诊室责任医师的指导下完成日常临床工作。

3）接诊初诊患者，完成门诊病历初步书写。

4）接诊复诊患者，整理各项辅助检查结果，便于主诊医师工作。

5）按主诊医师制订的用药方案与诊疗计划，书写对患者的诊疗意见、开具处方及辅助检查申请单，根据医嘱完成留取生殖道分泌物，操作应轻柔、仔细、记录及签字应清晰。

6）及时完成进周期患者《辅助生殖病历》的书写，根据责任医师意见书写必要的病程记录。

7）掌握患者情况变化，发现问题应主动向上级汇报。

8）按临床排班完成相关诊疗和手术操作，并完成相关临床工作，完成上级医师交代的其他工作。

9）努力学习专业知识及基本技能，不断提高服务质量和医疗质量，严防差错事故。

（5）教学管理秘书工作职责

1）负责研究生、住院医师规范化培训生（以下简称"规培生"）及本科生全面培养，制订培养计划，组织并监督其培养情况，定期组织考核。

2）制订研究生、规培生、本科生的临床技能培训计划，合理安排临床医师负责指导，安排科内讲座，定期组织考核，全面了解其临床业务水平，保证研究生学习结束时能够掌握基本的生殖医学诊疗常规及临床操作技能。

3）制订研究生、规培生、本科生做课题做实验的培训计划，按时安排课题开题、中期筛选，督促实验进程，审核毕业论文，安排科内答辩。

4）对研究生、规培生、本科生的工作排班，严格考勤，并按时上报。

5）临床工作专业培训：①初诊患者，门诊病历初步书写；②进周期患者 ART 电子病历的书写，根据责任医师意见书写必要的病程记录；③按责任医师制定的用药方案与诊疗计划，书写对患者的诊疗意见、开具处方及辅助检查申请单。

（6）科研管理秘书工作职责

1）制订本科室的科研计划，结合国内外的生殖医学发展动向，制订可操作的科研计划。

2）合理安排科室工作人员参加各项科研课题，负责落实科研成果的转化。

3）对正在进行的科研课题进行登记，并督促进程，定期安排科内汇报、讨论。

4）对拟进行的科研课题及时安排科内汇报，讨论可行性和前期准备情况。

5）有科研课题相关的会议及时通知，组织大家参加。

（7）实验室

1）胚胎实验室技术人员工作职责

①在生殖医学科实验室负责人的领导下，直接负责实验室的技术操作及环境卫生工作，并负责部分科研及辅助教学等工作。

②严格遵守各项法律法规及规章制度，熟悉辅助生殖技术常规，能独立熟练地完成相应岗位的技能操作（如洗精、体外受精、卵胞质内单精子注射、胚胎、冷冻及辅助孵化），认真及时地完成实验室病历记录，要求书写规范，字迹

清晰。

③定时观察受精及胚胎发育情况，根据受精及胚胎发育情况，协助临床医师制订或更改患者的治疗方案（如是否改行受精方式、是否需要冷冻等）。

④每天检查实验室各种仪器设备的运转情况，遇到运转不正常情况应及时上报给实验室总负责人。

⑤负责将耗材的使用情况及时上报给实验室总负责人。

⑥直接指导进修医师和研究生，了解并掌握基本的生殖医学实验室操作常规。

⑦不断学习国内外生殖医学的最新实验室新技术，积极参与新技术、新疗法的研究与改进，努力提高自己的实验室技术水平。

⑧加强自身思想道德修养，增强工作责任心，按时高效地完成技术操作，提高胚胎培养的成功率。

⑨负责实验室的日常环境卫生工作。

2）胚胎实验室岗位分工：实行 ABCD 岗分工，其中授权技师可完成 ABCD 岗，技师可完成 D 岗。

①A 岗：捡卵，体外受精 - 胚胎移植。

②B 岗：受精观察，胚胎评分，胚胎复苏，胚胎冷冻。

③C 岗：精液优化处理，卵胞质内单精子注射（intracytoplasmic sperm injection，ICSI）。

④D 岗：核对，提前 30 分钟开启热台、恒温试管架，检测并记录室温、湿度、培养箱 CO_2 浓度、培养箱温度，检查冰箱、液氮罐、气瓶等运行情况。

3）胚胎实验室技术操作授权与再授权：授权标准：

①精子冷冻复苏技术：a. 取得检验技师及以上职称；b. 在国家卫生健康委培训基地培训并取得培训合格证书；c. 作为第一助手完成处理 5 例，在上级技师指导下完成 5 例，复苏率＞70%。

②胚胎冷冻与复苏技术：a. 取得检验技师及以上职称；b. 在国家卫生健康委培训基地培训并取得培训合格证书；c. 作为第一助手完成处理 10 例，在上级技师指导下完成 20 例胚胎冷冻与复苏，冻胚复苏率＞95%。

③激光辅助孵化技术：a. 取得检验技师及以上职称；b. 在国家卫生健康委培训基地培训并取得培训合格证书；c. 作为第一助手完成处理 10 例，

在上级技师指导下完成 20 例。

④ICSI 技术：a. 取得临床主管技师及以上职称；b. 在国家卫生健康委培训基地培训并取得培训合格证书；c. 作为第一助手完成处理 20 例，在上级技师指导下完成 20 例，受精率＞70%。

⑤胚胎评分：a. 取得检验技师及以上职称；b. 在卫健委培训基地培训并取得培训合格证书；c. 作为第一助手完成处理 10 例，在上级技师指导下完成 20 例，评分差异率＜5%。

⑥拆蛋：a. 取得检验技师及以上职称；b. 在卫健委培训基地培训并取得培训合格证书；c. 作为第一助手完成处理 10 例，在上级技师指导下完成 20 例，损失率＜5%。

⑦授精：a. 取得检验技师及以上职称；b. 在卫健委培训基地培训并取得培训合格证书；c. 作为第一助手完成处理 10 例，在上级技师指导下完成 20 例，受精率＞65%，异常受精率＜10%。

⑧精液处理：a. 取得检验技师及以上职称；b. 在卫健委培训基地培训并取得培训合格证书；c. 作为第一助手完成处理 10 例，在上级技师指导下完成 20 例，前向运动精子回收率＞70%。

⑨捡卵：a. 取得检验技师及以上职称；b. 在卫健委培训基地培训并取得培训合格证书；c. 作为第一助手完成处理 10 例，在上级技师指导下完成 20 例，漏捡率＜5%。

⑩移植：a. 取得主管技师及以上职称，在本实验室工作 2 年以上时间；b. 在国家卫生健康委培训基地培训并取得培训合格证书；c. 作为第一助手完成处理 10 例，在上级技师指导下完成 20 例。

4）生殖实验室：①精液检测岗；②标本接收岗；③血清检测岗；④遗传检测岗。

5）生殖实验室负责人工作职责

①在生殖医学科总负责人的直接领导下，负责指导实验室、教学、科研以及进修人员的培训等工作。

②督促实验室技术人员熟悉与生殖医学、男科学等相关的法律法规及各项规章制度，负责制订严格的实验室使用及维护守则。

③负责实验室仪器设备的正常运转，定期保养、检修仪器设备，遇到问题及时解决。

④定期清点实验室耗材的使用情况，并报总负责人制订采购计划。

⑤熟练掌握生殖医学、男科学相关的实验室技术，督促实验室技术人员熟练掌握这些操作技术，并定期进行考核，评价不同技术人员的业务水准，安排从事对应的实验室技术工作。

⑥负责进修医师及研究生的培养工作，制订培养计划，组织并监督其培养情况，定期组织考核，了解进修医师及研究生的掌握程度。

⑦不断学习国内外生殖医学、男科学的实验室新技术、新方法，在经中心总负责人的同意后，指导并合理借鉴这些新技术方法，合理安排实验室技术人员参与开展新工作，不断提高实验室水平，提高助孕技术的成功率。

⑧加强与临床医师、检验室以及护理部门的密切联系，保证实验室工作正常有序地开展。

⑨加强技术人员的思想道德修养，增强工作责任心，按时高效地完成技术操作，提高胚胎培养的成功率。

⑩完成生殖实验室质量的控制工作，定期评估实验室工作情况，若有异常，及时分析，查找原因，及时解决。

（8）护士

1）门诊班护士

①负责开诊前的准备工作，识别患者就诊目的，合理安排就诊，包括：初诊、复诊、手术、检验等患者，急诊患者、取卵患者、移植患者优先进入诊室，巡视发现就诊患者异常情况，及时汇报。

②勤巡诊室，维持就诊秩序，保持良好的就诊环境，做好宣传工作，接待简单现场咨询，负责接听电话咨询并将特殊情况如实记录，及时汇报给相关人员、科室主任及护士长。

③负责患者评估。

④负责巡视诊室是否整洁、工作计算机是否开启及关闭，督促导医下班前整理补充各诊室用品，更换检查床单，配备诊室用物（阴道窥器、化验单、处方、治疗巾、检查手套、棉签、玻片、试管等），监督督促保洁员工作。

⑤根据科室标准的教育计划，对患者进行健康教育及预约教育，讲解非助孕患者医嘱，核对用药处方，交代注意事项及下次就诊时间。

⑥负责生化妊娠、临床妊娠患者的随访及记录工作，异常情况随时汇报。

⑦负责检查门诊抢救车、轮椅备用状态。

2）治疗班护士

①按照治疗室工作制度执行岗位职责。

②负责各种注射，指导患者用药，告知注意事项，保管好在科室注射患者的药品，及时请领、兑换备用药品。

③严格执行查对制度，每次注射药物前查对患者姓名、身份证号、药品名称、药物浓度、有效期、使用方法、剂量等。

④及时补充治疗室用物，保持治疗室清洁无尘，用物放置有序，无过期物品，负责统计门诊部分一次性耗材的使用请领。

⑤负责门诊二楼各房间紫外线消毒并有记录签名，每周一、四大消毒，每月空气培养并记录。

⑥负责抢救车的管理，负责库房物品、危化品橱的管理及消耗登记、请领。

⑦负责病房整理。

3）登记班护士

①负责为辅助生殖技术患者、自然流产患者、多胎减胎患者建立病历档案。

②负责预约各种手术，及时下达手术通知单。

③负责运行病案的管理：负责病案的编号、排序、收集、登记、存档、借阅、保管、质控及整理归架等工作。

④负责科内日常事务：保持工作区域整洁、清洁，督促保洁员工作。

⑤负责核对助孕患者夫妻双方身份证、结婚证、生育承诺书的完整性及有效性，核对化验单是否齐全，合并医院所有检验化验单，审核证件骑缝处签字盖章后建病历，填写首页后交给病历组医师。

⑥向预约手术的患者交代药物应用、术前术后注意事项、健康宣教。

⑦填写交接班报告。

⑧负责上午的治疗室管理、病房管理。

4）手术班护士

①术前熟悉病情，配合医师手术工作及术后患者观察记录工作，保证手术安全。

②根据手术需要做好各种药品及物品的准备工作，保证供应及性能良好。

③了解患者思想状况，查对证件，做好患者身份识别，做好解释工作，避免一切不良刺激，检查患者的发卡、活动义齿及贵重物品是否取下，

协助患者更衣。

④了解手术方案，比术者提前 15～20 分钟洗手，准备患者体位，与术者密切配合，严格执行无菌技术操作。

⑤负责整理消毒间和器械间的卫生，手术器械清点，每日检查常规器械包是否齐全，及时补充；贵重器械妥善存放及交接；及时报修器械，填写各项仪器设备使用记录及手术登记。

⑥负责手术相关用物的整理、到货登记，一次性材料的使用销毁。

⑦负责库房管理及物品请领，负责备用药品的请领兑换。

⑧按要求更换手术室、患者休息室、取精室被服。

⑨负责抢救车、备用药品的管理。

⑩负责清理手术衣，补充各房间擦手纸、洗手液。

5）病历班护士

①负责病案的整理、质控、归档。

②负责各种登记本的管理、归档，收集使用完毕的登记本，发放新登记本。

③负责病案转运交接至病案科，负责调取归入病案科的病案。

④负责病案的复印、调取。

⑤负责观察室的管理。

⑥负责协助手术班应急手术。

6）随访班护士

①负责中期、晚期妊娠患者的随访登记。

②负责多胎减胎术后患者的随访登记。

③负责病案室的管理，负责病历复印及调取。

④负责病房管理。

⑤负责协助手术班应急手术。

7）护士长职责

①在生殖医学科总负责人领导下，负责科室护理行政工作，督促检查护理人员和卫生员的工作。

②配合科室主任组织全科人员主动为患者服务，改善服务态度，提高服务质量，努力做好辅助生育宣传工作。

③制订护理工作计划，负责护理人员分工排班，定期检查规章制度，操作常规及工作质量，提高业务技术水平。

④具体负责科室内的院内感染工作，严格院

内感染规章制度的执行，监督检查全科人员无菌概念和无菌操作，严防院内感染的发生。

⑤具体负责科室内所有物品的申领、购进、保管和使用情况。

⑥督促每天各诊室开诊前的准备及下班前的整理工作。

⑦组织护理人员的业务学习，开展护理科研。

（9）导医

1）分诊 1 班导医

①在门诊护士的指导下完成工作职责。

②安排患者就诊顺序，为患者测量体温、血压、体重等，识别就诊需求，按照流程分诊，保护患者隐私，正确分诊。

③负责诊室内及其公共区域清洁卫生，督促保洁员工作，维持良好的就医环境。

④负责中央空调、风机、饮水机、电视、诊室内计算机的开关。

⑤负责接听电话，及时转达及记录特殊情况。

⑥交接清点手术器械包，确保完整，准备输卵管造影用物。

2）分诊 2 班导医

①负责分诊。

②负责补充各诊室、B 超室物品。

③负责送达手术通知单。

④负责送下午消毒包。

⑤负责交办的其他工作。

3）专家诊室助医

①负责专家诊室分诊，保持一医一患。

②负责工作前的准备及下班前的整理补充，检查床罩按要求更换，保持诊室清洁。

③协助门诊全天候接诊初诊患者并书写病历、开具初诊化验单、负责患者的咨询、开具复诊部分化验单。

④对准备行 ART 助孕的患者，在其进入超促排卵治疗周期前，详细交代病情及相关准备事宜；详细解答助孕夫妇的问题、开具助孕前化验单并预约化验来院时间。

4）B 超班导医

①按顺序安排患者监测，维持监测室秩序，协助 B 超医师做好各种准备工作。

②如实记录 B 超结果。

③配备 B 超室用物（避孕套、耦合剂、阴道窥器、

化验单、处方、治疗巾等），更换检查床床单、一次性物品做到一人一换。

④工作开始前负责开机及物品准备，工作后进行超声机器的维护、表面擦拭、记录工作使用情况。

5）信息管理员工作职责

①严格遵守各项法律法规，严格执行安全保密制度并对所提供的信息负责。

②负责本部门的信息采集、整理和编写工作，积极宣传报道本部门教学、科研、活动开展、团队建设、日常管理等信息。

③负责本部门二级网页、微信公共平台建设，内容更新、删除。

④负责电子病历系统的维护、升级及培训。

⑤对网上转载的信息要经本部门主管领导审核，留存转载网址，必须保证政策性、安全性、保密性。

⑥对已发布的信息要自行备案，保留电子文档及相关原图片，以备查找。

⑦及时收集、整理、保存部门资源（图片、视频、不孕症介绍及治疗相关的资料），以及与活动相关的相片、视频文件，丰富本部门资源库。

⑧负责每天浏览本部门网页，及时将与本部门有关的重要信息反馈给部门负责人。

⑨积极参加培训学习，不断更新知识，提高自身能力和水平。

⑩热爱信息管理工作，能及时主动向医院反映对信息管理工作的建议和意见。

4. 相关文件　原卫生部《关于修订人类辅助生殖技术与人类精子库相关技术规范、基本标准和伦理原则的通知》（卫科教发〔2003〕176号）文件。

第三节　供精人工授精岗位分工

1. 目的　根据原卫生部《关于修订人类辅助生殖技术与人类精子库相关技术规范、基本标准和伦理原则的通知》（卫科教发〔2003〕176号）文件附件1的规定：生殖医学科各专业岗位的负责人、各级医师、实验室技术人员、护理人员需要有明确的分工和责任，分工责任制是工作流程得以顺利进行的基础。

2. 范围　本规定涉及生殖医学科门诊、实验室、手术室等。

3. 内容

（1）供精人工授精临床专职负责人职责

1）在总负责人的行政领导下，全面负责供精人工授精组的医疗、科研和教学管理工作。

2）负责审批并签署向国家卫生健康委批准的人类精子库提出的供精冷冻精液《用精申请表》。

3）负责制订人工授精的各种技术操作常规、管理制度和业务发展规划，根据工作中发现的问题及时制订出相应的整改措施和制度。

4）审查监督技术的实施，督促本组人员认真执行各项技术操作常规，预防和及时处理差错事故，研究解决工作中的疑难问题，制订处理方案。

5）监督技术实施中的伦理原则及各项制度的落实情况。

6）负责定期，质控病历，检查制度执行情况，并书写自查报告进行总结上报至科室总负责人。

7）掌握相关领域的发展动向及管理规定，组织学习、运用国内外医学先进经验、方法，开展新技术，及时总结经验。

（2）供精人工授精实验室负责人职责

1）在项目负责人的指导下完成实验室各项工作。

2）制订实验室的工作计划，组织实施，督促检查，及时总结汇报。

3）定期对实验室的工作情况、规章制度执行情况、服务质量及数据资料管理情况进行自查并向供精人工授精项目负责人汇报。

4）督促实验室工作人员做好实验室质量控制，督促做好各种仪器设备的维护维修，定期保养，校正及管理，并及时上报。

5）分析实验室出现的异常情况，并及时上报。

6）协助完成相关的科研和教学工作。

（3）供精人工授精临床医师职责

1）在供精人工授精项目负责人领导下，做好本职工作。

2）熟练掌握基本理论和基本操作，包括促排卵及监测、探查宫腔、诊刮、阴道穿刺、人工授精术等基本技术操作。

3）严格掌握供精人工授精的适应证，排除禁忌证，负责安排患者完成需要接受的常规检查，完成病历书写，签署各项知情同意书，确定患者是否进入供精人工授精治疗周期并制订相应的治疗方案，负责治疗周期的观察及处理，决定实施时间及黄体支持方案。

4）积极预防和治疗各种并发症，遇有疑难问题及时解决并上报给专职负责人，及时提请讨论。

5）监督精子管理员对精液标本的管理与使用。

6）负责每月、每季度、每年的供精人工授精组临床质控数据汇总，定期汇报给项目负责人，并配合自查。

7）不断学习国内外先进技术，及时总结工作经验，不断提高工作质量。

（4）供精人工授精实验室技术人员职责

1）认真执行各项操作规程和技术操作规范，认真完成各项实验室工作，严防差错事故。

2）负责接收精子库发给的供精冷冻精液及相关文件：《供精发送、领取登记表》《冷冻精子合格证》等，与监督员（护士长）和精子管理员共同核实后存入实验室冷冻精液库，按血型分类保存，并记录存放位置。负责签字后的《登记表》与《合格证》专门保管。

3）负责使用和保管供精冷冻精液，每月定期清点实验室中供精冷冻精液库存，填写《供精人工授精冷冻精液库存月报表》，交精子管理员并保留复印件。

4）根据临床医嘱及《供精人工授精附表》的要求按时、准确为患者准备供精冷冻精液，遵医嘱复苏该编号的供精冷冻精液标本，做相应处理。同时填写《供精人工授精实验室记录》并及时录入电子病历；将处理后的供精冷冻精液标记好后交临床组为患者实施精子注射；患者该周期治疗结束后将《供精实验室记录》打印出纸质版，签字后连同《合格证》一起放入病历中。

5）做好每天的实验室质控及不同批次的培养液的质控，并进行自查及数据统计，遇到问题及时向实验室负责人汇报。

6）负责实验室内仪器的日常维护。

（5）供精人工授精护士职责

1）热情主动为患者服务，进行患者初筛评估与再评估，做好宣教工作，管理及督促导医工作。

2）按医嘱做好术前准备，提前一天备齐手术用物，并检查仪器功能，术日提前到岗，再次检查手术用物及仪器功能。

3）协助建档，负责审核患者全套化验单的完整性和有效性、检验证件的有效性、确认患者身份和证件是否相符、采集患者夫妻双方指纹，扫描双方证件，留取现场照片。

4）与医师密切配合，完成诊室及手术室各项常规工作，正确执行医嘱及各项护理操作规程，发现问题及时汇报，提出防范护理差错事故的措施。

5）尊重患者的知情权，负责讲解各类知情同意书及下达的医嘱，正确执行医嘱。负责对患者术前及术后的宣教，确保每位患者对自己今后的就诊流程及目的都有相应的了解。

6）严格执行消毒隔离制度，防止交叉感染。保持手术间、器械间及无菌橱内的环境整洁、干燥。按时监测手术室的空气、物体表面以及工作人员手部微生物菌培养，做好手术室的消毒隔离工作。查对常规备用器械、物品、无菌包是否齐全，有无过期。负责每日手术器械使用后的清点、检查和清洗打包工作，及时送供应室消毒后备用。每日检查无菌敷料橱内敷料是否合格，每次手术后要彻底清扫手术间内卫生，并进行消毒处理。

7）术前、术中、术后严格核查患者身份和精液标本编号，避免出现错误。重要操作双人核对，术后整理病历交给医师完善手术操作记录。

8）负责分管设备的保管、保养、维修及登记工作。负责固定资产的统计、清点及报废工作，做到账物相符。

9）准确统计各岗位工作量及各项工作数据，及时上报给医务处并留底备查。

10）认真执行核对制度、交接班制度，严防差错事故。

11）按照各岗位工作要求完成工作，及时协调医疗应急事件，积极参与抢救。

12）做好进修护士、实习护士的培训及带教检查工作，定期检查带教计划的落实情况，组织开展学术讲座，完成教学任务。

（6）精子管理员职责

1）在项目负责人的领导下，做好本职工作。

2）建立供精标本使用登记本和计算机管理系统。

3）精液标本到货后，与实验室人员在监督

（护士长）的监督下共同对到达的精液标本进行清点，逐一核对供精标本的编号、数量、血型等，保留运输单凭证，并在供精使用登记本上登记签字。同时将这些信息录入计算机管理系统。

4）每次在使用精子前，根据患者需要血型的精液标本的书面申请，在计算机管理系统中再次确认该份精液为可用，并在精液发放申请书上签字。向患者夫妇讲解并签署供精精液体貌卡知情同意书，书面通知实验室专管人员所选精液标本的编号、使用者姓名、血型。将精液去向记录在供精精液使用登记本上。

5）负责定期将供精标本使用情况、随访和结局，包括子代的情况及有无性传播疾病等反馈给精子库，通知患者在手术后6个月复查人类免疫缺陷病毒及梅毒螺旋体抗体。

6）负责定期与实验室人员对库存标本进行清点（护士长参与），核实供精精液使用登记本和使用记录，核对、协商后，决定下阶段需购买的各种血型的供精标本数量，交由供精人工授精项目负责人审批。

（7）病案管理责任人职责

1）按进入周期先后顺序登记患者，记录患者出生年月日、详细地址、联系方式等随访信息，建立相应技术档案，并及时落实联系方式及地址，确保联系方式及地址的可靠性。

2）建立病案患者一般资料信息，查看患者夫妇身份证、户口簿、结婚证原件并保留复印件。

3）病案管理人员应定期回收病历，并检查病历的完整性，及时整理装订成册，并按号排列后上架存档。

4）遵守病案管理制度，保存病案资料有序、齐全、永久。

5）管理病案认真、负责，严格保护患者隐私。

6）按规定为医师借阅病历办理借阅手续，及时回收病历。检查病历有无改动、破损等，出现问题及时上报项目总负责人并同时记录存档。

7）负责复印病历，并在申请人在场的情况下在《医疗机构病历管理规定》所规定的复印范围内按需复印，复印后申请人核对无误加盖医疗机构证明印记。

8）收取治疗收据，并做好统计，每月上报给项目负责人。

9）协助医师做好生殖医学知识的宣传。

第四节　工作人员培训制度

1. 目的　三基培训：生殖医学基础理论、基本知识、基本技能的培训是中心长期的重要管理制度。

2. 范围　本制度涉及生殖医学科所有在职、规培、进修人员。

3. 内容

（1）生殖医学科全员培训制度及内容

1）每周一下午进行特殊病例讨论，详细记录。

2）根据科室人员的不同业务水平，每2～3周举办一次课题讲座，内容为生殖医学的基础理论、基本知识、最新的综述文献和诊断治疗进展等。临床及实验室人员必须每人准备一个课件，全科每年不得少于14次。详细登记，并将课件材料打印成册，入档保存。

3）临床、实验室、护理每周自行安排业务小讲座一次，题目根据需要而定，详细登记，底稿入档保存。

4）全科每季度进行生殖相关法规、制度的考核问答，考卷入档保存。

5）主要技术人员每年至少有一次外出学习机会，负责人每年必须外出学习一次，及时汇报学习内容，材料入档保存。

（2）生殖医学科临床医师培训细则

1）生殖医学科临床门诊小组分组：根据目前专业发展分为试管组，普通不孕组及人工授精组，自然流产与妊娠丢失组、生殖内分泌与性发育异常组，初诊病历书写及临床患者分组、转诊组；辅助岗位有病历组、超声组及门诊小手术组；手术组分为腔镜手术及辅助生殖手术组。

2）工作要求：各组人员无条件服从科室领导和工作安排，遵纪守法，遵守医院各项工作制度、诊疗指南、技术规范、岗位职责，团结同事，忠诚于医院与科室，不泄露科室、患者和同事个人隐私，注重个人修养，德能勤绩廉同步发展，重视医疗质量与安全，如有违背上述原则，科务会讨论后上交医院。如不能遵守上述原则请尽早离开科室。

3）培训制度指定的指导原则：至少要符合或

者高于原卫生部（卫科教发〔2003〕176 号）文件的各项要求。

①专职临床医师必须是具备医学学士学位并已获得中级以上技术职称或具备生殖医学硕士学位的妇产科或泌尿男科专业的执业医师。

②临床负责人须由从事生殖专业具有高级技术职称的妇产科执业医师担任。

③临床医师必须具备以下方面的知识和工作能力：掌握女性生殖内分泌学临床专业知识，特别是促排卵药物的使用和月经周期的激素调控。掌握妇科超声技术，并具备卵泡超声监测及 B 超介导下阴道穿刺取卵的技术能力，具备开腹手术的能力。具备处理人类辅助生殖技术各种并发症的能力。

④生殖医学科临床女科医师要求具备妇产科主治医师以上职称，有妇产科开腹经验，且掌握生殖内分泌知识及具备超声能力，经培养基地培训获得辅助生殖专业技术合格证书后方能够从事辅助生殖相关工作。

4）入科条件：具备住院医师规培证、执业医师证、医师资格证的硕士及以上学历人员，调入的妇产科主治医师以上职称的人员原则上应符合上述基本条件。

5）培训人员时间要求

①住院医师培训：新入院医师必须按照医院住院医师规范化培训要求进行轮转及培训，培训时间为 3 年，并且取得住院医师规培证书后方可从事生殖医学科工作，培训具体要求见医院相关规定。

②生殖科专科培训：符合生殖科入科条件的新入科硕士毕业 4 年内必须考取获得主治医师资格，且医院聘任主治医师后，同时在病历岗位及质控岗位工作满 1 年，熟练掌握生殖科内分泌及相关门诊小手术，超声岗位至少满 3 年，结合平时各方面表现及专业素养，经本人提出，科室考核小组考核，科务会讨论通过后，方可安排外出进修辅助生殖专项培训，作为辅助生殖后备储存力量。其他未通过考核的人员结合其专业兴趣，进行相应专业方向的进修学习，并安排到科室其他临床小组进行工作。3 年以上的经上述培训考核，并且进修取得辅助生殖技术培训合格证的主治医师为高年资主治医师，可以进行取卵手术的培训，根

据培训及考核结果再行淘汰，取卵手术合格 2 年后，晋升副主任医师后方能够进行门诊专家训练考核，决定是否从事专职辅助生殖技术。

6）生殖科全员基本培训内容：在生殖科轮转期间，需根据科室工作需要轮转生殖科基本岗位，如初诊门诊及建助孕病历岗位、超声岗位及输卵管造影岗位、科研岗及临床质控岗，并按要求完成科室主任安排的其他工作。

①病历书写岗位要求如下：培训时间原则上 1 年，入科第一年完成。在上级医师指导下书写初诊及辅助生殖技术病历各 50 份，并由带教医师批改通过后，方可独立书写辅助生殖技术病历。

②超声及输卵管造影岗位：病历岗完成后方可进行。培训时间原则上至少 3 年。在上级医师指导下完成超声检查 3 个月，方可独立操作普通 B 超，普通 B 超至少满 1 年且无差错及投诉，经科室考核小组考核，科务会通过，上级超声医师带教满 1 个月，方可从事试管超声工作，并且不断接受上级医师的考核，试管超声工作满 2 年，且具备科室规定的条件，方可申请取卵资质。

输卵管造影岗位为必须轮转的基础岗位，要求在上级医师指导下完成子宫输卵管造影 20 例，并由带教医师考核通过后，方可按照科室排班独立进行上述操作。

③科研岗及临床质控岗：病历岗位及超声排班期间，为收集数据，掌握科研和临床质控，根据科室排班随时进行。

④其他二级以下门诊手术岗位：在上级医师指导下完成探宫术、宫腔灌洗、刮宫术、经阴道囊肿穿刺术等各类门诊小手术各 20 例，并由科室考核小组考核及科务会讨论通过后，方可授权独立进行上述操作。

⑤腔镜手术：由高年资主治医师且经过考核小组及科务会考核后授权进行。需要在上级医师指导下进行不同种类名称各 20 例的腔镜手术。

⑥取卵手术岗：具备第 5）项中的条件要求，且在上级医师指导下完成经阴道超声引导下穿刺取卵术 3 个月，至少 250 例；并由试管临床考核小组考核通过且经科务会讨论同意授权后，方可独立进行上述操作。

⑦专家门诊岗：取得副主任医师资格，掌握上述①～⑥的操作授权后方可申请，经院科两级考核

后方可授权进行相应门诊权限的诊疗活动，其中试管方案专家组需要试管专家组单独授权考核。

7）进行培训医师应如实记录病历书写及手术操作完成情况，并需有带教医师签字。

8）考核

①参加培训医师在每项培训期满时（应扣除病事假时间），应提前 10 天向科室提出考核申请，由科室考核小组对培训医师进行考核，考核小组成员包括科室主任、至少 2 名副主任医师、实验室主任、护士长、带教医师（如果带教医师为副主任医师，还应包括至少 1 名主治医师）及住院总医师。

②考核内容

a. 医德、医风考核（20 分）：包括德能勤绩廉，工作态度，与医护及实验室人员工作配合能力，与患者沟通能力、科室大局、考勤情况、工作业绩、医疗卫生行风建设"九不准"等廉政建设等。若考核当年有差错或者患者投诉，且经核实确为非技术有差错投诉，投诉每发生一次扣 5 分。

b. 理论知识考核（20 分）：包括妇产科专业理论知识及生殖医学专业理论知识，无故不参加科室业务学习，每次扣 2 分。

c. 病历书写考核（20 分）：随机抽查所书写辅助生殖技术病历 10 份，由考核小组成员根据病历书写规范打分后取平均值。本年度每出现 1 次乙级病历扣 10 分，出现丙级病历视为本年度病历书写考核不合格。

d. 临床操作技能考核（40 分）：包括处理患者能力、临床技术操作考核。由参加培训医师提出可以参加考核的项目，由考核小组成员根据技术操作规范打分，并针对相关技术进行提问，本年度出现医疗差错，未造成不良后果者，每次扣 5 分。

以上考核成绩之和为当年年度考核成绩，80 分为考核合格，90 分及以上为考核优秀。本年度出现责任事故或者因医疗差错造成严重不良后果者，本年度考核视为不合格。年度考核不合格者需延期 3 ~ 6 个月方可再次提出考核申请。

（3）生殖实验室培训细则

1）生殖医学科生殖实验室岗位分组：根据目前专业发展分为血液组、精液分析组，其他体液分析组，辅助岗为辅助其他小组仪器等的日常维护。

2）工作要求：各组人员无条件服从科室领导和工作安排，遵纪守法，遵守医院各项工作制度、

诊疗指南、技术规范、岗位职责，团结同事，忠诚于医院与科室，不泄露科室、患者和同事个人隐私，注重个人修养，德能勤绩廉同步发展，重视医疗质量与安全，如有违背上述原则，科务会讨论后上交医院。如不能遵守上述原则请尽早离开科室。

3）培训制度制定的指导原则：根据原卫生部卫科教发〔2003〕176 号文，实验室技术人员要求如下。

①胚胎实验室：a. 胚胎培养实验室技术人员必须具备医学或生物学专业学士以上学位或大专毕业并具备中级技术职称；b. 实验室负责人须由医学或生物学专业高级技术人员担任，具备细胞生物学胚胎学、遗传学等相关学科的理论和细胞培养技能，熟练掌握人类辅助生殖技术的实验室技能，具有实验室管理能力；c. 至少 1 人具有按世界卫生组织精液分析标准程序处理精液的技能；d. 至少 1 人在卫健委指定的机构接受过精子、胚胎冷冻及复苏技术培训；e. 开展卵胞质内单精子注射技术的机构，至少 1 人在卫健委指定机构接受本技术培训，并具备熟练的显微操作技能及胚胎移植实验室技能。

②生殖实验室技术人员：上同 a、b、c。同时，要求生殖实验室人员熟练掌握生殖内分泌基础理论知识，以及实验室的质量控制。

因此生殖实验室医师要求具备初级以上职称，有临床实验室经验，且掌握生殖内分泌专业知识，经培养基地培训获得辅助生殖专业技术合格证书后方能从事辅助生殖相关工作。

4）生殖医学科生殖实验室培训制度要结合医院分级授权制度及科室现状，为保证患者安全，维护科室医疗质量，生殖医学科生殖实验室培训制度如下。

①入科条件：硕士及以上学历，有一定临床实验室经验，有一定的科研基础。

②培训人员时间要求

a. 住院医师培训：新入院医师必须按照医院住院医师规范化培训要求进行轮转及培训，培训时间为 3 年，并且取得住院医师规培证书方可从事生殖医学科工作，培训具体要求见医院相关规定。

b. 生殖科专科培训：符合生殖科入科条件的新入科硕士毕业 3 年内必须考取获得主管技师资格，

且医院聘任主管技师后，同时在相应岗位及质控满 1 年，熟练掌握生殖科内分泌专业知识，经本人提出，科室考核小组考核，科务会讨论通过后，方可安排外出进修辅助生殖专项培训，作为辅助生殖后备储存力量。其他未通过考核的人员结合其专业兴趣，进行相应专业方向的进修学习，并安排到科室其他小组进行工作。3 年以上的经上述培训考核，并且进修取得辅助生殖技术培训合格证的实验室人员为高年资技师，可申请兴趣岗位的调动。

5）生殖科全员基本培训内容：在轮转期间，根据科室工作需要轮转生殖科基本岗位，如辅助岗、体液分析岗，并按要求完成科室主任安排的其他工作。

①辅助岗：协助精液岗、血液岗完成相关质控、试剂添加等工作，工作满 1 年，根据表现可以转至体液分析岗。

②体液分析岗：完成当日所有白带常规、尿液分析等，同时兼任发放岗等工作。工作满 1 年，根据表现，可以转任精液分析岗或血液分析岗或其他相关岗位。

③科研岗及实验室质控岗：根据科研进展情况，收集实验室标本，理顺科研思路和掌握实验室质控标准，根据科室排班随时进行。

6）接受培训医师应如实记录各种实验操作及其流程，并需有带教老师签字。

7）考核

①参加培训医师在每项培训满时（应扣除病事假时间），应提前 10 天向科室提出考核申请，由科室考核小组对培训医师进行考核，考核小组成员包括科室主任、至少 2 名副主任医师、实验室主任、护士长、带教医师（如果带教医师为副主任医师，还应包括至少 1 名主任医师）及住院总医师。

②考核内容

a. 医德、医风考核（20 分）：包括德能勤绩廉、工作态度、与医护及实验室人员工作配合能力、与患者沟通能力、科室大局、考勤情况、工作业绩、医疗卫生行风建设"九不准"等廉政建设等。若考核当年有差错或者患者投诉，且经核实确为有理投诉，每发生一次扣 5 分。

b. 理论知识考核（20 分）：包括妇产科专业理论知识及生殖医学专业理论知识，无故不参加科

室业务学习，每次扣 2 分。

c. 质量控制（20 分）：对其操作的精液及血液进行质控分析包含室间质控，根据其参加质控项目进行差别扣分，每项 5 ~ 10 分不等。

d. 实验室操作技能考核（40 分）：实验室技术操作考核。由参加培训医师提出可以参加考核的项目，由考核小组成员根据技术操作规范打分，并要针对相关技术进行提问；本年度出现医疗差错，未造成不良后果者，每次扣 5 分。

以上考核成绩之和为当年年度考核成绩，80 分为考核合格，90 分及以上为考核优秀。若本年度出现责任事故或者因医疗差错造成严重不良后果者，本年度考核视为不合格。年度考核不合格者需延期 3 ~ 6 个月方可再次提出考核申请。

（4）胚胎实验室培训细则

1）生殖医学科生殖实验室岗位分组：根据目前专业发展实行 ABCD 岗分工，其中授权技师可完成 ABCD 岗，技师可完成 D 岗。A 岗：捡卵，ICSI，胚胎移植。B 岗：受精观察，胚胎评分，胚胎复苏，胚胎冷冻。C 岗：精液优化处理，IVF 授精。D 岗：核对，提前 30 分钟开启热台、恒温试管架，检测并记录室温、湿度、培养箱 CO_2 浓度、培养箱温度，检查冰箱、液氮罐、气瓶等运行情况。

2）工作要求：各组人员无条件服从科室领导和工作安排，遵纪守法，遵守医院各项工作制度、诊疗指南、技术规范、岗位职责，团结同事，忠诚于医院与科室，不泄露科室、患者和同事个人隐私，注重个人修养，德能勤绩廉同步发展，重视医疗质量与安全，如有违背上述原则，科务会讨论后上交医院。如不能遵守上述原则请尽早离开科室。

3）培训制度制定的指导原则：根据原卫生部卫科教发〔2003〕176 号文件制定。要求如下。

①胚胎实验室：a. 胚胎培养实验室技术人员必须具备医学或生物学专业学士以上学位或大专毕业并具备中级技术职称；b. 实验室负责人须由医学或生物学专业高级技术人员担任，具备细胞生物学胚胎学、遗传学等相关学科的理论和细胞培养技能，熟练掌握人类辅助生殖技术的实验室技能，具有实验室管理能力；c. 至少 1 人具有按世界卫生组织精液分析标准程序处理精液的技能；d. 至少 1 人在卫健委指定的机构接受过精子、胚

胎冷冻及复苏技术培训；e. 开展卵胞质内单精子注射技术的机构，至少1人在卫健委指定机构接受本技术培训，并具备熟练的显微操作技能及胚胎移植实验室技能。

②生殖胚胎实验室：技术人员要求学士以上学位或大专毕业并具备中级技术职称，掌握生殖实验室及胚胎实验室专业技能知识，经培养基地培训获得辅助生殖专业技术合格证书后方能够从事辅助生殖相关工作。结合医院分级授权制度及科室现状，为保证患者安全，维护科室医疗质量，生殖医学科生殖实验室培训制度如下。

A. 入科条件：至少要符合或者高于原卫生部卫科教发〔2003〕176号文件的各项要求，学士及以上学历，有胚胎实验室相关专业学习经历，有临床及生殖实验室经验，有一定的科研基础。

B. IVF实验室工作是一项特殊的实验室工作，与普通实验室工作相比，和临床的关系更加紧密，对临床的治疗结局具有普通实验室检查所不及的重要性，而且不同的IVF实验室，不同的操作者又因操作习惯等不同具有特殊性和个性，但所有IVF实验室的工作目标是非常明确和统一的，就是为临床提供高质量的优质胚胎，所以我们必须在个性和特殊性存在的情况下，最终通过一系列的管理和质量控制达到一个共同的目标，对人员的要求也远远高于普通实验室。为保证我中心的IVF实验室工作质量，我们对新入人员制订如下的培训和考核计划：

a. 新入人员在医院各项基础理论和操作考核合格后方可到科室工作。

b. 根据新入人员的学习和具体IVF工作经历确定1年的培训计划。

c. 凡未独立从事过IVF实验室工作的人员，首先均需在生殖实验室学习3个月，能够依据世界卫生组织精液分析标准程序熟练进行精液分析操作后方可转入胚胎实验室。

d. 凡独立从事过IVF实验室工作的人员，需首先在生殖中心普通实验室学习2个月，能够依据世界卫生组织精液分析标准程序熟练进行精液分析操作后方可转入胚胎实验室。

e. 生殖实验室培训结束，考核合格后，转入人工授精精液处理实验室。首先由实验室副主任技师及以上职称人员对其进行精液处理的操作考

核，考核内容应包括从接诊患者、标本留存至全部操作结束的所有操作，尤其是技术性要点必须人人考核，考核合格后方可独立进行的精液处理。

f. 人工授精实验室独立工作3个月后方可转入IVF实验室，首先由IVF实验室副主任技师及以上职称人员对其进行模拟捡卵、胚胎冷冻、胚胎复苏、精子制动。

g. 胚胎实验室操作主要包括捡卵、精液处理、精子冷冻和复苏、卵子转移、授精、胚胎冷冻、胚胎复苏、胚胎移植。所有操作均需在显微镜下持玻璃细管进行，均要求操作者有一定的胚胎学相关理论知识和非常熟练的实验室胚胎操作经验。所有新入人员在独立从事以上操作前必须经卫生计生委人类辅助生殖技术培训基地培训合格（以证书为准），由实验室至少2位副主任技师同时考核合格后方可进行独立操作，考核标准由至少2名副主任技师制订。进入IVF实验室后，按照实验室A、B、C班的岗位职责，根据实验室安排做好本职工作。

h. 每阶段培训结束需由实验室负责人进行考核，考核合格后方可进入下一段培训，否则继续学习直至考核合格方可进入下一阶段学习。试卷科室统一存档。

i. 培训期间均要按时参加医院及科室的各项三基及新技术业务学习活动，严格遵守各项制度和流程，杜绝差错事故的发生，否则严肃处理。

j. 其他培训：科研岗及实验室质控岗，根据科研进展情况，收集实验室标本，理顺科研思路和掌握实验室质控，根据科室排班随时进行。

（5）考核

1）参加培训医师在每项培训满时（应扣除病事假时间），应提前10天向科室提出考核申请，由科室考核小组对培训医师进行考核，考核小组成员包括科室主任、至少2名副主任医师、实验室主任、护士长、带教技师（如果带教医师为副主任技师，还应包括至少1名主任技师）。

2）考核内容

①医德、医风考核（20分）：包括德能勤绩廉、工作态度、与医护及其他实验室人员工作配合能力、与患者沟通能力、科室大局，考勤情况，工作业绩，九不准等廉政建设等。若考核当年有差错或者患者投诉，且经核实确为有差错投诉，

每发生一次扣 5 分。

②理论知识考核（20 分）：包括妇产科专业理论知识及生殖医学专业理论知识，无故不参加科室业务学习，每次扣 2 分。

③质量控制（20 分）：对其操作的技术进行质控分析包含操作人员间及科室标准质控；根据其参加质控项目进行差别扣分，每项 5～10 分不等。

④实验室操作技能考核（40 分）：实验室技术操作考核。由参加培训医师提出可以参加考核的项目，由考核小组成员根据技术操作规范打分，并要针对相关技术进行提问；本年度出现医疗差错，未造成不良后果者，每次扣 5 分。

以上考核成绩之和为当年年度考核成绩，80 分为考核合格，90 分及以上为考核优秀。若本年度出现责任事故或者因医疗差错造成严重不良后果者，本年度考核视为不合格。年度考核不合格者需延期 3～6 个月方可再次提出考核申请。

第五节　工作人员行为准则

1. 必须严格遵守国家人口和计划生育法律法规。

2. 必须严格遵守知情同意、知情选择的自愿原则。

3. 必须严格遵守七项伦理原则，尊重患者的隐私权。

4. 禁止无医学指征的性别选择。

5. 禁止实施以治疗不育为目的的人卵胞质移植及核移植技术。

6. 在同一治疗周期中，配子、合子和胚胎必须来自同一男性和同一女性。

7. 禁止在患者不知情和不自愿的情况下，将配子、合子、胚胎转送他人或进行科学研究。

8. 禁止实施胚胎赠送。

9. 禁止实施代孕技术。

10. 禁止实施近亲间的精子和卵子结合。

11. 禁止以生殖为目的对人类配子、合子、胚胎实施基因操作。

12. 禁止克隆人。

13. 禁止人类与异种配子的杂交；禁止人类体内移植异种配子、合子和胚胎；禁止人类配子、合子和胚胎行异种体内移植。

14. 禁止给不符合国家人口和计划生育法规和条例规定的夫妇和单身妇女实施人类辅助生殖技术。

15. 禁止开展人类嵌合体胚胎实验研究，不得实施以生育为目的，而行嵌合体胚胎技术的临床应用。

第5章 人类辅助生殖技术相关专科制度

第一节 常规随访制度

1. 目的 按照原卫生部《关于修订人类辅助生殖技术与人类精子库相关技术规范、基本标准和伦理原则的通知》（卫科教发〔2003〕176号）文件的规定，机构要对实施辅助生殖技术的患者进行定期随访，以了解辅助生殖技术的结局和安全性、指导患者用药及处理不良情况等，随访结果记录在病案中保存。

2. 范围 需要随访的患者为术后及多胎减胎术后的患者夫妇。

3. 内容

（1）在为患者建立辅助生殖技术病历时，要详细询问和填写患者的真实姓名、地址、单位、手机号码及固定电话号码，并核查患者的有效身份证件；随访必须取得患者支持、理解，术前签署《随访知情同意书》。

（2）科室随访员主要通过电话形式与患者保持联系，必要时通过电子邮件及书信方式联系，随访内容及时记录在相应病案、登记本等处，如有特殊情况或患者情况未随访到，需要再次随访者，应在随访本上注明并及时交班，便于追踪，以防遗漏。

（3）认真填写随访记录，应完整、准确、字迹清楚、妥善保管。

（4）及时收集、整理、汇总随访记录，按时统计妊娠率、新生儿出生率。

（5）汇总患者信息及要求，及时反馈给临床，以提高工作质量。

（6）随访时间及内容见表1-5-1。

1）生化妊娠：人工授精/胚胎移植术后第14～16天，追踪血激素检测结果。

2）临床妊娠：人工授精/胚胎移植术后28天确定胎儿数、胎心搏动及胚胎着床部位，及早发现异位妊娠、宫内合并异位妊娠和多胎妊娠，3胎或3胎以上者必须接受多胎减胎术。建议术后35天左右再次行B超检查，进一步确定胚胎着床位置及胎儿数。按照医嘱定期随访并指导保胎用药，直至妊娠3个月。妊娠12周后患者到产科进行妊娠期检查。

3）中期妊娠：妊娠20～24周，追踪患者产科检查情况，记录B超监测胎儿发育情况；嘱按产科要求定期检查，必要时进行羊水穿刺。

4）分娩及新生儿出生：预产期后1周对母亲分娩情况进行随访，追踪分娩方式、孕周、有无早产、产伤、新生儿体重、性别、有无出生缺陷等情况。必要时追踪新生儿生长情况，包括智力、

表1-5-1 随访时间及内容

随访项目	随访时间	随访内容	随访率
人工授精/胚胎移植后	第14～16天	生化妊娠结果	100%
	第28～35天	临床妊娠结果	100%
中期妊娠	第4～6个月	胎儿发育及产前诊断情况	100%
新生儿随访	出生后30天内	母亲及新生儿出生情况	100%

体重、生长等发育情况，必要时指导对新生儿进行染色体及疾病筛查。

5）随访期间如有异常情况应及时增加追踪次数并对各追踪资料予以详细记录，指导或建议受访者接受相应的医疗措施。

6）根据随访结果按照卫健委要求统计临床妊娠率、流产率、异位妊娠率、多胎率、活产率、畸形率、出生婴儿性别比例等数据。

7）患者接受辅助生殖技术治疗后遇到特殊情况主动报告或咨询，应及时详细记录和进行医疗指导，必要时增加追踪次数。生殖医学科由专人对实施辅助生殖技术的患者进行登记，及时随访，分别对移植后 14 天、30 天、60 天及出生时的母婴情况进行随访，必要时随访产前诊断结果。

8）及时汇总患者要求及信息，反馈给临床，以提高临床工作质量。

第二节　接触配子、合子、胚胎的实验室试剂、材料

1. 目的　按照原卫生部《关于修订人类辅助生殖技术与人类精子库相关技术规范、基本标准和伦理原则的通知》（卫科教发〔2003〕176 号）文件的规定，科室对接触配子、合子、胚胎的实验室试剂、材料质控。

2. 范围　接触配子、合子、胚胎的实验室试剂、材料，包括新批号、新试剂耗材。

3. 内容

（1）与配子或胚胎接触的实验材料必须无毒、无尘、无菌，并符合相应的质量标准。

（2）实验材料必须来源于正规的、专用的生产厂家，记录生产厂家、批号、有效期、到货日期、数量。

（3）所有商品培养试剂都须具备产品代号、生产日期、胚胎毒性试验结果、渗透压、pH、有效日期等资料。

（4）新批号的耗材及试剂使用前必须经过人精子存活试验或鼠胚培养实验检测，检测合格后方可用于配子及胚胎的操作过程。

（5）一次性医疗用品的储存区应保持整洁、干燥，严格防止污染。

（6）进入实验室的耗材及试剂的外包装去除后方可进入培养室。

（7）所有材料使用前必须检查包装是否完好无损及是否在有效期内，不得使用过期用品及包装破损用品。

（8）原装培养液等液体试剂开封后，使用期不得超过 7 天。

（9）对不合格的实验材料禁用并作记录，同时通报给供应商及厂商查明原因。

4. 相关文件　原卫生部《关于修订人类辅助生殖技术与人类精子库相关技术规范、基本标准和伦理原则的通知》（卫科教发〔2003〕176 号）文件。

第三节　特殊药品管理制度

1. 目的　按照原卫生部《关于修订人类辅助生殖技术与人类精子库相关技术规范、基本标准和伦理原则的通知》（卫科教发〔2003〕176 号）文件的规定，机构要制定特殊药品管理制度，以保证实施辅助生殖技术患者用药的安全性。

2. 范围　本制度涉及的药品为生殖医学科相关药品。

3. 定义　生殖医学科储存及使用的药品相关规定。

4. 内容　特殊药品是指麻醉药品、精神药品、医疗用毒性药品、放射性药品，其管理及使用必须按《药品管理法》及其实施细则严格执行。本科在辅助生殖治疗中，仅使用麻醉药品，另外还涉及使用的药品有抢救药品和促排卵药。其管理制度如下。

（1）麻醉药品：根据医院《特殊药品管理制度》规定，生殖医学科未存放麻醉药品，如需使用，由麻醉科医师开具并使用及保管。患者不得自行接触、取用麻醉药品。

（2）抢救药品

1）抢救药品按照医院要求统一配备，并设有抢救药品放置示意图。

2）抢救药品放在专用抢救车内。

3）按照医院《抢救车管理制度》规定专人负责，每班交接，每周由护士长及指定人员各检查 1 次，每月开启封条检查 1 次，及时请领及更换近

效期药品物品，做到账物相符。

4）急救药品保持一定基数，做到四固定（定品种、定数量、定位放置、定人管理），保证随时取用，用后及时补充。

（3）促排卵药品

1）使用前严格掌握适应证。

2）用药前签署知情同意书。

3）用药过程中及时监测，发现异常问题及时采取相应的对策。

4）护士负责解释药品储存、使用方法。

5）科室可暂存患者药品，需要按照存放要求妥善保存，每日交接。

6）药品管理人员要维护冰箱的正常运行，不可随意放置药品；如患者取药回去，应向患者说明药品的保存条件；要注意药品保存的安全，防止被盗、防止受潮和高温。

7）使用时核对患者姓名、药品名称、数量、使用剂量和使用效期。

8）定期清点，检查药品，防止积压、变质，发现有沉淀、污染、变色、过期、瓶签与瓶内药品不符，标志模糊或涂改等，不得使用。

9）根据国家药品管理法规和本院药品管理制度规定，生殖医学科的特殊用药统一由医院药剂科进行购买、保管和管理。不得私自向患者发放未经药剂科办理相关手续的任何药品。严禁使用没有国家批准号的药品。

第四节　仪器、设备管理制度

1. 目的　生殖医学科设备采购和使用的规范化和有据可依。

2. 范围　本制度涉及的仪器设备为生殖医学科相关仪器设备。

3. 内容

（1）仪器采购：科室添置仪器应按医院程序填写采购申请表，报医院审批和统一采购。

（2）仪器使用

1）购置的仪器必须掌握仪器的性能和使用方法，在调试阶段要建立起正常运转数据和操作规程。

2）各种仪器说明书作为技术资料存档，并制定操作规程。

3）万元以上仪器要建立使用登记本，使用者要严格按照操作规程操作并记录使用情况。

4）如因人为操作失误造成仪器损坏者，按仪器损坏程度及操作失误性质讨论后予以处理。

5）仪器操作人员必须经过实践培训，考核合格后方可进行仪器设备操作。

（3）仪器保养

1）仪器每次使用完毕后，使用者要保持仪器设备的整洁。

2）每台仪器均有专人管理，定期检查仪器设备的运转情况并进行保养。

3）按规定对每种仪器设备进行定期校正并做记录。

4）科室设专人负责设备的管理，医学装备处专职人员每月进行一次巡回检查，定期进行仪器设备的维修和检验。

（4）仪器维修

1）仪器设备出现故障时应及时告知负责人，确定故障情况并上报科室主任，立即通知维修人员进行维修。

2）建立仪器设备维修记录，登记故障出现的时间、原因、维修及配件更新情况。

第五节　试剂、材料管理制度

1. 科室内物资由护士长全面负责管理，各实验室各类物品由实验室负责人负责，材料的领取、保管、报损、使用，均应建立账目，分类保管，定期检查，做到账物相符。

2. 管理人员负责每月核对各种物品、药品、试剂、器械等，清点登记，分类存放，定时清查，科室保留固定使用基数，建立账目。一次性消耗用品（如取卵针、取精杯等）有计划预订，并记录使用情况，避免物品过期。

3. 对购置的一次性医用材料的生产厂家，必须检查是否具有医药部门和省级以上卫生行政部门的卫生许可证、生产许可证、产品合格证，并索取相关的合格证件（医院招标办负责）。

4. 所购买和领取的一次性实验用品和医疗用品必须登记并记录生产厂家、生产日期、有效期和批号、数量。

5. 实验室各类试剂及实验室用品由实验室负

责人根据实际情况有计划预订，并记录使用情况，避免过期造成浪费。过期试剂和用品禁用。胚胎实验室材料必须无毒、无尘、无菌，并符合相应的质量标准。

6. 根据不同物品的保存条件做好各种物品、材料的保存，防止变质、生锈、发霉、虫蛀等发生。所有试剂严格按照该试剂所要求的存放和使用条件存放及使用，必须在有效期内使用，超过有效期使用期限者一概废弃不用。存放材料的库房必须清洁、干燥，防止霉菌生长。常温或存冰箱，专用物品架距地面 20cm、距天花板 50cm、距墙壁 5cm。

7. 用品设专人保管，无菌用品必须与非无菌用品分开保管。材料保管员应将材料按不同种类、不同型号分别放置，如实记录出入库的时间、品名、数量、型号、保质期等。

8. 在使用过程中，如果发生热原反应、感染或有关医疗事件，必须按规定登记发生时间、种类、患者临床表现及结局，记录所涉及的一次性器具生产厂家、生产日期、批号、供货单位、日期等，并及时上报。

9. 临床使用后的材料，立即毁形，并及时报有关部门进行无害化处理，严禁重复使用和回流市场。

10. 管理人员调动时，必须做好交接手续，与交接者共同清点并签字。

11. 物品、材料借出必须有登记手续，经手人必须签名；重要物品、材料须经中心主任同意后方可外借；抢救物品一般不外借。

第六节　患者安全目标管理制度

1. 目的　保障患者安全。

2. 范围　本制度涉及生殖医学科所有在职、规培、进修人员。

3. 内容

（1）通过严格执行查对制度，来提高医务人员对患者身份识别的准确性，确保所执行的诊疗活动过程准确无误，保障每一位患者的安全。

措施

①建立生殖医学科患者身份识别制度

a. 生殖医学科患者身份识别使用核对身份证、结婚证、生育证原件进行核对。

b. 在建病历日、取卵日、取精时、移植日均需进行患者身份识别。

c. 在治疗室严格执行三查七对制度。

d. 在手术室，执行手术安全核查制度。

e. 在实验室执行双人核对操作制度。

f. 任何注入患者体内精子、胚胎的操作前需同时使用两种以上的核对方法。

②实施者亲自与患者夫妇沟通：在实施任何介入或有创诊疗活动前，实施者应亲自与患者（或家属）沟通，作为最后确认的手段，以确保对正确的患者实施正确的操作。

③关键流程的患者识别措施

a. 建病历日使用身份证、结婚证、生育证原件进行核对夫妇双方身份真伪，进行人脸核验及登录"山东省微警务 APP"进行身份比对并留取核验照片复印件。

b. 取卵日使用身份证原件核对夫妇双方身份并进行人脸核验，如有疑问，继续询问身份证号码及其他信息，观察是否回答流畅，确保患者身份真实。

c. 进入手术室，由手术医师、实验室技师、器械护士、巡回护士、麻醉师共同核对患者指纹、姓名、性别、年龄、诊断、手术部位、麻醉方法及用药。

d. 实验室所有操作实施核验系统核验及双人核对并有签名。

e. 每次核对信息，均须包括患者自己报出姓名。

f. 精液标本注入患者体内前，由患者确认标本瓶所标示姓名，并签字为证。

g. 胚胎注入患者体内前，由手术医师、实验室技师、护士、患者本人共同再次核对标本姓名，确保无误。

h. 为杜绝代孕、供精等情况发生，在建病历、取卵、取精、移植、人工授精日均签字并核对签字及证件一致性。

i. 门诊手术由手术者确认患者身份、手术名称、审阅术前检查情况。

④建立使用"腕带"作为识别标示的制度：进入手术室的患者在确认身份后使用腕带进入手术休息室等待手术。

（2）提高用药安全：确保每一位患者的用药

安全，减少不良反应。

1）治疗室药柜内的药品须有存放、使用登记、每日交接；抢救车内药品、无菌物品、二类精神药品存放及交接符合医院管理规定。

2）有误用风险的药品管理规范：高浓度电解质制剂（包括氯化钾、磷化钾及超过 0.9% 的氯化钠等）、肌肉松弛剂与细胞毒化等高危药品，必须单独存放，禁止与其他药品混合存放，且有醒目标志；临床医护人员对药名、剂型、外观等相似或相近的药品具有识别技能。

3）诊区、手术区药柜的注射药、内服药与外用药严格分开放置。

4）所有处方或用药医嘱在转抄和执行时都应有严格核对程序，且有签字证明。

5）在开具与执行注射剂的医嘱（或处方）时要注意药物配伍禁忌。

6）注意输液配伍的安全管理，确认药物有无配伍禁忌，控制静脉输注流速、预防输液反应。

7）执行药物使用后不良反应的观察制度和程序，医师、护士知晓并能执行这些观察制度和程序，且有文字证明。

8）药师应为医护人员、患者提供合理用药的方法及用药不良反应的咨询服务指导。

（3）建立与完善在特殊情况下医务人员之间的有效沟通：做到正确执行医嘱时医务人员之间的有效沟通，做到正确执行医嘱是保证医疗质量的重要措施，只有在危重患者紧急抢救的特殊情况下方可使用口头或电话的临时医嘱与数据报告，要用实际行动来确保每一位患者能够获得最安全的医疗服务的权利。

1）应保证在通常的诊疗活动中医务人员之间的有效沟通，做到正确执行医嘱，不得使用口头或电话通知的医嘱或检验数据。

2）只有在对危重症患者紧急抢救的特殊情况下，对医师下达的临时口头医嘱，护士应向医师重述，在执行时实施双重检查（尤其是在超常规用药情况下），事后应准确记录。

3）在接获口头或电话通知的患者"危急值"或其他重要的检验（包括医技科室其他检查）结果时，接获者必须规范、完整地记录检验结果和报告者的姓名与电话，进行复述确认后方可提供给医师使用。

（4）建立临床实验室"危急值"报告制度：是落实以患者为中心服务理念的体现，尤其是针对危重患者的服务质量。

1）科室执行医院《临床实验室危急值报告制度》。

2）接听电话人员须做好危急值记录，包括报告人、报告时间、危急值详细内容等，复述确认后方能回报科室，并记录收到人。

3）科室收到危急值报告后，须立即组织讨论诊疗护理措施。

4）"危急值"项目包括甲状腺功能、雌激素水平、孕激素水平、血钙、血钾、血糖、血气分析、白细胞计数、血小板计数、凝血酶原时间、活化部分凝血活酶时间等。

5）对属"危急值"报告的项目实行严格的质量控制，尤其是分析前质量控制措施，如应有标本采集、储存、运送、交接、处理的规定，并认真落实。

（5）严格防止手术患者、手术部位及术式发生错误：安全的手术才能拯救生命。严格防止手术患者、部位及术式错误的发生，是保证外科患者安全与医疗质量必须的重要前提。

1）手术在手术医嘱下达之时，表明该患者的手术前讨论与各项准备工作已经全部完成。

2）建立与实施手术前确认制度与"三步曲"程序，设立确认记录文件。

第一步：按照制度与规范，主动邀请患者参与认定手术内容，避免错误的患者、错误的部位、错误的手术。

第二步：所需必要的文件资料与物品（如病历、影像资料、术中特殊用药等）均已备妥。

第三步：在手术、麻醉开始实施前时刻，实施"暂停"程序，由手术者、麻醉师、手术 / 巡回护士、实验室技师在执行最后确认程序后，方可开始实施手术、麻醉。

（6）严格执行手部卫生，符合医院感染控制的基本要求：用实际行动来减少医院感染的风险，确保每一位患者能够获得最清洁、最安全的医疗服务的权利。

1）手部卫生：科室执行六步洗手法洗手，手术室使用无菌毛巾擦手，门诊区使用擦手纸，按要求使用快速手消毒剂。

2）操作：医护人员在任何临床操作过程中都应严格遵循无菌操作规范，确保临床操作的安全性。

3）器材：使用合格的无菌医疗器械（器具、耗材）。

4）环境：对有创操作的环境消毒，遵循医院感染控制的基本要求。

5）手术后的废弃物：遵循医院感染控制的基本要求。

（7）防范与减少患者发生跌倒事件：对防范与减少患者跌倒事件的要有具体措施，是保障患者在诊疗过程中安全、减少意外损伤的重要举措。

1）执行跌倒报告与伤情认定制度和程序。

2）在诊区、手术区、洗手间等易跌倒区域放置明显提醒标识。

3）遇有特殊患者须有专人陪同，并提供方便措施。

4）麻醉手术患者清醒后由护士护送至休息室，并拉上床栏，预防跌倒与坠床。

（8）防范与减少患者发生压疮：通过防范与减少患者压疮的具体措施的落实，防范与减少护理并发症。

1）执行医院压疮风险评估与报告制度和程序。

2）认真实施有效的压疮防范制度与措施。

3）具体措施：每日检查手术床平整无异物，手术中防止器械车压迫患者足踝，约束带松紧适宜，保持臀垫干燥，避免患者长时间保持一个卧位。

（9）鼓励主动报告医疗安全（不良）事件：积极倡导、鼓励医护人员主动报告不良事件，通过学习"错误"，提高对"错误"的识别能力和"免疫"能力，通过医院在质量管理与持续改进活动工作的过程，提升保障患者安全的能力。

1）积极参加《医疗安全（不良）事件报告系统》的培训学习，熟知不良事件报告流程。

2）支持倡导医护人员主动报告不良事件，未发生不良后果的不良事件报告后给予奖励。

3）每月报告各岗位有可能危及患者安全的不良事件隐患并提出改进措施，给予奖励。

4）从医院管理体系、运行机制与规章制度上进行有针对性的持续改进，每年至少有 2 个典型案例进行医疗安全改进分析及具体实施方案。

（10）鼓励患者参与医疗安全：医疗安全是医患双方共同的责任，充分体现患者的权利及"以患者为中心"的服务理念。

1）针对患者的疾病诊疗信息，为患者（家属）提供相关的健康知识的教育，协助患方对诊疗方案的理解与选择。

2）主动邀请患者参与医疗安全管理，尤其是患者在接受手术（或有创性操作）前和药物治疗时。

3）教育患者在就诊时应提供真实病情、真实信息，并告知其对诊疗服务质量与安全的重要性。

4）本院接待患者投诉的主管部门为医务处，可采取电话投诉、现场投诉方式。

第七节　患者隐私保护制度

人类辅助生殖技术是治疗不孕症的一种特殊的医疗技术手段，其管理涉及技术、伦理、保密等内容，为安全、有效、合理地实施人类辅助生殖技术，保障个人、家庭以及后代的健康和权益，维护社会公益和集体利益，根据原卫生部《关于修订人类辅助生殖技术与人类精子库相关技术规范、基本标准和伦理原则的通知》（卫科教发〔2003〕176 号）文件规定，结合我科实际情况，特制定以下患者隐私保护制度。

1. 本科室所指保密材料特指涉及人类辅助生殖技术评审、校验的材料，内容为重要原始资料、相关文件、科室档案资料及患者病历信息，上述保密材料均存入档案室，按年度分类保存，科室档案员负责管理。

2. 科室工作人员必须遵守《中华人民共和国执业医师法》规定的保密原则，尊重在本科室接受辅助生殖技术治疗的所有患者的隐私权，并为之严格保密。

3. 科室工作人员对接受人类辅助生殖技术的所有患者的个人资料、不孕病史有保密的义务，对患者的病情严格保密，不在公共场合谈论病情，不得泄露患者隐私，对所有患者实行一对一单独就诊。

4. 采用捐赠卵子实施的辅助生殖技术，捐赠者与受方夫妇、出生的后代必须保持互盲，参与实验室操作的本中心医务人员须对捐赠者和受者的有关信息保密。

5. 使用供精实施的人类辅助生殖技术，供方与受方双方应保持互盲、供方与实施人类辅助生殖技术的医务人员应保持互盲、供方与后代保持互盲，机构和医务人员对使用人类辅助生殖技术的所有参与者（如卵子捐赠者和受者）有实行匿名和保密的义务。匿名是藏匿供体的身份；保密是藏匿受体参与配子捐赠的事实及对受者有关信息的保密；医务人员有义务告知捐赠者不可查询受者及其后代的一切信息，并签署书面知情同意书。

6. 对接受治疗的患者的病情及治疗情况进行总结及专业报告（如发表专业论文、病历及个案报告）时，必须隐去患者双方的姓名、身份资料及详细地址。

7. 对医疗、科研成果进行新闻报道时必须征得患者双方的同意，隐去患者双方的姓名、身份资料及详细地址。拍摄相关照片、摄像及电影镜头时不得显露患者的隐私部位或面部，如无法避免时，应对这些部位进行技术处理；在未取得当事人同意时，不得对外公开其所有资料。

8. 除司法机关出具公函、相关当事人具有充分理由、获得相关当事人同意签字外，其他任何非本科室工作人员（单位和个人一律谢绝）不得查阅患者存于本科室的身份资料、详细地址、诊治经过、治疗结果、随访记录及检查结果。

9. 因工作需要及其他特殊原因必须查阅病案时必须经科室总负责人签字、主管领导批准后在病案室查阅，不得带出病案室。

10. 工作人员严格遵守保密制度，在工作调换和调动时对所掌握的一切资料如实交接，任何人不得将资料占为己有，离职后对所了解的信息不得泄露，否则将追究其法律、经济和刑事责任。

11. 发现工作人员违反上述保密制度，应及时举报或提醒当事人主动向部门负责人员说明，接受警告，积极采取补救措施，避免造成严重后果；如违反保密制度，造成严重后果者，当事人自负一切法律责任，其上级主管负责人也应负相应的责任，接受批评、警告、经济惩罚，甚至刑事责任的处理。

12. 实施供精助孕的患者，供精人工授精专职医师负责沟通，在患者夫妇充分知情的情况下，签署《接受供精人工授精知情同意书》；精子从精子库购买后放在专用的液氮罐中，并应用专门液氮双人指纹锁，须在有保密责任人监督下三人开锁保管；患者前期检查结束后，对符合供精助孕条件的夫妇建立病历，将捐精者的编号填到病历中，患者夫妇核对并签名确认后，病历由专人保存在档案室，除中心主任或司法机关根据程序调阅病历外，其他任何人不得调阅该病历；随访时将根据精子库规定将接受供精夫妇出生子女的出生年月日、性别、评分、健康状况登记在同一登记本中并存入专用档案柜中，同时将信息发送至人类精子库备案。

第八节　信息安全管理制度（包括电子病历等）

1. 目的　根据《中华人民共和国网络安全法》《中华人民共和国数据安全法》《中华人民共和国个人信息保护法》等相关法律法规及《信息安全技术网络安全等级保护基本要求（GB/T 22239—2019）》《信息安全技术个人信息安全规范（GB/T 35273—2020）》等相关国家标准，为规范医院网络信息系统管理，保障医患信息安全，全面提高医院数据安全保障能力，制定本制度。

2. 基本原则　按照"谁主管谁负责、谁运维谁负责、谁使用谁负责"的原则，建立健全网络与信息安全责任体系。

3. 定义

（1）计算机网络系统：包括医院信息管理系统网络（内网、外网）、软件系统、计算机及硬件设备等。

（2）网络安全：是指通过采取必要措施，防范对网络的攻击、侵入、干扰、破坏和非法使用以及意外事故，使网络处于稳定可靠运行的状态，以及保障网络数据的完整性、保密性、可用性的能力。

（3）数据：是指任何以电子或者其他方式对信息的记录。数据处理：包括数据的收集、存储、使用、加工、传输、提供、公开等。

（4）数据安全：是指通过采取必要措施，确保数据处于有效保护和合法利用的状态，以及具备保障持续安全状态的能力。

（5）个人信息：是以电子或者其他方式记录的与已识别或者可识别的自然人有关的各种信息，

不包括匿名化处理后的信息。个人信息的处理包括个人信息的收集、存储、使用、加工、传输、提供、删除等。

（6）信息资产：是指任何对医院具有价值的信息的存在形式或者载体，包括计算机硬件、通信设施、IT 环境、数据库、软件、文档资料、信息服务和人员等。

4. 内容

（1）主管部门：信息中心作为医院计算机系统及网络资源的设计、建设、管理与维护部门，负责对医院网络信息与数据运行情况进行监督、管理和控制，并对医院网络上的信息系统及信息资源进行检查和备案。数据中心统筹医院数据资源共享和规范应用，承担医院数据汇聚、存储、治理、利用、共享等工作。

（2）计算机安全管理

1）计算机及硬件的采购、使用、入网、报废等必须经过信息中心审核同意。

2）未经信息中心允许，任何人不得私自更改计算机配置，严禁蓄意破坏计算机软硬件。

3）计算机设备的故障原因由信息中心负责进行分析和鉴定，非信息中心工程师不得自行拆装、修理或增减计算机硬件设备。

4）计算机的使用必须由其合法授权者使用，未经授权不得使用。

5）不得私自删除或安装任何软件，不得自行修改软件配置参数等信息（尤其是计算机名称、IP 地址、浏览器等）；如因工作需要进行调整的，须向主管部门申请批准，由信息中心负责调整。

6）每台计算机都必须安装防病毒软件。当出现计算机病毒传染迹象时，应立即上报信息中心处理，不得带"毒"继续运行，以防病毒蔓延，殃及网络上其他计算机；信息中心杀毒过程中需要隔离被感染的系统和网络时，各用户应予以积极配合；严禁擅自删除或关闭杀毒防范软件，请确保防病毒软件的正常运行和病毒代码更新工作及时、正常进行，如发现防病毒软件无法更新最新病毒库，及时联系信息中心。

7）所有移动数据存储介质（包括软盘、ZIP 磁盘、移动 U 盘、移动硬盘、光盘等）在使用前，必须对其进行一次完整的计算机病毒查杀，不允许带毒使用。

（3）网络使用人员行为规范

1）软件上线前：需要由相关业务部门进行应用测试并签署意见，提交信息中心信息系统评估论证通过后方可上线。

2）不得在计算机系统上安装非系统自带的占用大量系统资源的程序，以免降低计算机系统的运行速度和用户的工作效率。

3）未经允许，不得私自添加、删除与医院网络有关的软件。

4）确保医院计算机网络系统的网络（内网）与互联网完全物理隔离，所有员工未经允许不得在内、外网之间进行数据传输及拷贝。

5）计算机网络系统网络（内网）为医院基本运行网络，非经允许不得擅自接入，不得使用或挂接光驱、软驱、U 盘、移动硬盘等任何外部存储介质。

6）所有员工未经允许不得将医院计算机、智能终端、医疗设备等接入非医院网络，例如移动公司 WLAN 等。

7）禁止私接互联网出入口和无线接入点。

8）所有的计算机在无人使用时，应该处于密码保护状态或者用户账号注销状态；公用计算机必须设定屏幕保护程序，并设置屏保密码，屏保启动时间不大于 3 分钟。

9）任何人不得使用任何手段窃听或盗取医院网络上的数据、数据流等电子信息。

10）使用网络应当遵守宪法法律，遵守公共秩序，尊重社会公德，不得危害网络安全，不得利用网络从事危害国家安全、荣誉和利益，煽动颠覆国家政权、推翻社会主义制度，煽动分裂国家、破坏国家统一，宣扬恐怖主义、极端主义，宣扬民族仇恨、民族歧视，传播暴力、淫秽色情信息，编造、传播虚假信息扰乱经济秩序和社会秩序，以及侵害他人名誉、隐私、知识产权和其他合法权益等活动。

11）严禁故意制作、传播计算机病毒等破坏性程序。

（4）网络硬件的管理

1）网络应用管理

①需要开放医院内部共享资源使用的，各用户主管部门向信息中心提出相应申请；任何人不得随意访问未经授权的网络资源，不得随意进入

他人的主机及其共享文件夹。

②所有员工未经信息中心许可，不得改动医院网络设备的物理位置（包括电源和连线）；不得以任何形式中止和干扰网络的正常运行（如破坏网络设备、设施及通信线路，切断电源供应，阻断电缆，电磁干扰等行为）。由于事故原因造成的网络连接中断，应根据其情节轻重予以处罚或赔偿。因生产原因必须停电的，应提前通知信息中心。

③医院计算机网络系统（内网、外网）、其他通过医院网络布线系统的网络，任何计算机设备、智能终端、医疗设备等非经允许不得擅自接入。

④医院网络布线系统是医院信息化的重要基础设施，未经允许不得改动、拆除、新建。不得擅自挪动、转移、增加、安装、拆卸网络设施及设备。特殊情况应提前通知网络管理人员，在得到允许后方可实施。未经允许，不得擅自修改计算机中与网络有关的设置，不得对医院网络功能进行删除、修改或者增加。

2）网络接入服务管理

①科室提出新网络连接申请，包括信息管理系统网络（内网、外网）以及其他通过医院综合布线系统的网络，必须注明工作性质，并由主管部门负责人确认在工作范围之内，报院领导审批后交信息中心办理相关手续。妥善保管安置在本部门的网络设备。

②获得因特网访问权限的员工必须在工作时间、工作范围之内利用因特网服务，不得擅自允许非本院员工使用互联网网络资源。

③为保证使用者更有效地利用网络服务，医院信息中心会定期对相关日志进行检查分析，将有违规现象的访问记录发送到医院相关管理部门，严重的将根据本制度或医院其他规定作出具体处罚。

（5）网络和数据安全

1）各科室应当遵守《中华人民共和国网络安全法》《中华人民共和国数据安全法》《中华人民共和国密码法》等法律法规，确保网络安全和数据安全。各科室应制订信息系统故障应急预案，定期开展应急演练。信息中心、数据中心加强数据的存储与备份管理，认真落实网络安全等级保护制度，采取有效安全保护措施，切实保障数据安全。

2）科室负责人是数据安全与个人信息保护工作第一责任人，同时按照"谁收集，谁负责""谁使用，谁负责""谁发布，谁负责"的原则责任到人，保障数据安全。

3）不得非法收集、使用、加工、传输他人个人信息，不得非法买卖、提供或者公开他人个人信息，不得从事危害国家安全、公共利益的个人信息处理活动。

4）数据安全保障遵循分级保护的原则。基于数据重要性、敏感性确定数据级别，根据数据级别明确保障措施。

①公开数据：是指可以主动公开的数据。科室对公开发布的数据和信息准确性、合规性负责。

②内部数据：是指可在特定范围内共享的数据，包括院内各部门间共享和与政府部门间共享。各科室不得擅自留存、使用、泄露或者向他人提供信息系统数据，不得擅自将数据用于商业用途，不得擅自向境外提供数据。

③敏感数据：是指一旦遭泄露或篡改，可能对国家安全、社会秩序、医院利益、个人人身与财产安全等造成损害的数据，包括个人敏感信息（如身份证信息、个人生物识别信息）及业务敏感数据（如医疗、人事、财务、科研数据等）。医院对敏感数据实施重点保护，信息系统建设过程中涉及的敏感个人信息等，按照要求进行脱敏处理和加密保护，以维护数据安全。

④需要信息中心、数据中心提供数据查询时，申请科室填写《数据维护工作记录单》，通过OA系统进行网上流程审批。对涉及重要数据或敏感数据的申请应由纪检监察审批备案。

5）科室主任、护士长应签署医院发布的《医院信息安全承诺书》，并负责监督和管理科室网络信息与数据安全工作。科室上报一名网络安全联络员，负责落实医院信息系统及网络安全具体措施，承担医院信息系统建设沟通及网络安全知识的传播与讲授。

6）所有院内涉及工作业务的互联网群组必须向信息中心登记备案，登记群组的性质类别、成员规模、管理者等信息。未设定管理者的群组，则默认创建者为管理者，所有互联网群组建立者、管理者应当履行群组管理责任，即"谁建群谁负责""谁管理谁负责"，依据法律法规、医院相关规定，规范群组网络行为和信息发布，不得传播法律法规和国家有关规定禁止的信息内容,构建文明有序的网络群体空间。

7）信息中心综合运用流量监控、态势感知、漏洞扫描、入侵检测、日志审计等技术手段,强化对医院信息系统运行情况和各类数据安全的实时监测和风险预警,及时发现和处置风险隐患。

8）保密与病毒防护

①所有员工应遵守医院与计算机使用相关的管理规定,接受医院信息中心对其计算机做的网络安全设置和操作。

②禁止任何人员将工作资料、文档、数据、配置参数等信息擅自以任何形式提供给其他外部人员或随意向外传播,任何个人应高度重视保护医院的秘密,不得泄露医院的各类保密信息,对于需要在网上发布的信息必须保证有审批和授权,违者必究。

③不制作、不复制、不传播、不违规查阅涉及患者隐私的相关信息,以及公共卫生、医疗服务、药品供应、计划生育和综合管理等业务领域信息。

④通过网络对外宣传的信息（包括介绍、文章）必须经过科室审查同意后方可发布。

⑤谨慎使用计算机系统的文件夹共享功能,如果因文件夹共享功能导致数据丢失、数据泄密、非法入侵（包括病毒和黑客行为）等结果,当事人承担所有后果。

⑥接入互联网的计算机必须与医院内网计算机完全物理隔离,涉密计算机不得接入互联网,接入互联网的计算机不得处理涉密信息,不得处理工作秘密。

⑦涉及网络安全、数据安全的重要信息、密码、资料、文档等必须妥善存放。外来工作人员确实需要调阅文档、资料或者查询相关数据的,应由相关负责人代为查阅,并只能向其提供与其当前工作内容相关的数据或资料。

⑧严格执行数据安全保密制度,对所提供的信息负责。未经主管领导批准,不得对外提供网络信息、数据和资料,更不能私自修改数据。

⑨任何人不得将含有医院信息的计算机或各种存储介质交给无关人员。更不得利用医院数据信息获取不正当利益。

⑩核心业务信息系统（HIS、电子病历等）数据采用定期自动备份的方式。

核心服务器均采用双机模式运行,保证在一台发生故障时应用正常进行,系统不停机。所有敏感的数据或者机密数据必须通过一定的方式加密处理,并通过一定的物理安全措施进行备份保密存储。重视数据备份,各计算机用户须及时对自己的数据进行备份。重要数据建议存放在非操作系统盘上,最好每周对重要数据进行一次硬盘备份。各软件系统的使用人员不得私自连接或打开数据库直接对数据进行操作。加强数据处理的风险监测,发现数据安全缺陷、漏洞等风险时,应当立即采取补救措施;发生数据安全事件时,应当立即采取处置措施,启动应急预案并向有关主管部门报告。

9）信息系统用户账户、密码管理及权限分配

①医院为计算机的使用者开设计算机网络系统登录账号,系统使用人员应对自己的账号密码负责,账号密码应定期进行更新;密码本身必须非空,不要以书面形式记录或表示。所有计算机系统的各类账号由信息中心统一管理并严格执行管理流程。

②密码是为保护信息安全而对用户账号进行验证的唯一口令。

a.医院各管理系统用户要严格保密自己的账号密码,不得将密码及身份认证文件交给他人使用。

b.严禁用户通过任何方式向他人泄露有关计算机账号的相关信息（包括账号ID、密码、账号属性、相关说明等）,否则由此产生的一切不良后果均由账号所有者承担。

c.各管理系统用户因工作或其他原因产生人事变动后,该部门及时通知信息中心修改用户账号的相关信息或停用账号。

③权限:指在信息系统中某一用户的访问级别和权利,包括所能够执行的操作及所能访问的数据。

a.医院信息系统用户权限控制由信息中心负责设置与管理。

b.根据信息系统功能及操作人员使用信息系统范围,将用户权限分别设定:系统管理员权限;医疗类权限（主任医师权限、副主任医师权限、主治医师权限、住院医师权限）;护理类权限（护士长权限、办公护士权限、护士权限）;医技类权

限（审核医师权限、报告医师权限）等。权限设置可根据操作人员在工作中所涉及业务分配一个或多个操作权限。

④职责与分工

a.医疗人员：医务处负责医疗、医技人员的处方权、电子病历书写权、出席门诊的审核。

b.护理人员：护理部负责护士使用信息系统处理医嘱、书写护理文书权限的审核。

c.其他人员：负责指定一个部门权限负责人，将涉及本部门负责权限的新增、变更、注销提交至医院信息中心操作。本部门人员申请本部门负责权限，需要部门权限负责人签批，签批后由医院信息中心进行设置。

⑤密码设置及更改

a.第一次登录系统时，用户必须改变事先由管理员分配的密码。

b.为避免账号被盗用，密码长度不少于六位，建议数字与字母结合使用。

c.每90天或更短时间内修改一次密码。

d.对于用户忘记密码的情况，需经本人申请，由信息中心恢复初始密码。

⑥账号与密码保管：密码不可告知他人，用户账号不可转借他人使用。

⑦责任承担：账号的注册所有者应对该账号在系统中所做的操作结果负全部责任。

⑧用户新增/变更流程

a.由用户本人提出申请。

b.申请人所属部门权限负责人核准。

c.信息中心根据《信息系统用户新增/变更/注销申请表》在系统中进行权限设置；维护用户及权限清单；并通知申请人本人。

d.申请人在收到通知的当天修改初始密码。

⑨用户注销流程：信息系统用户由于工作变动（调动或离职、退休、离岗或转岗）等原因，需要对用户的访问权限进行相应变更或注销时，由本部门权限负责人签字确认后提交医院信息中心，信息中心对账号进行注销并处理。离职、离岗人员需签订信息系统安全保密承诺书，不得公开在职期间所使用信息系统的内容，无论离职人员因何种原因离职。

⑩信息资产安全管理

a.医院各部门负责人是本部门信息资产管理

的第一责任人，负责组织本制度的贯彻落实。

b.针对所属信息资产提出恰当的保护措施。

c.按照单位信息安全策略要求正当访问信息，禁止非授权访问。

d.向信息中心报告隐患、故障或者违规事件。

e.严格落实院内信息安全相关制度，对出现信息安全事件隐瞒不报、谎报或拖延不报的、出现重大事故、造成重大影响的要依法追究有关人员的责任。

（6）监督管理：定期开展数据安全监测评估，对数据采集、数据存储传输、数据使用处理、数据共享公开的安全保障和监督检查与责任追究。对违反数据安全管理有关要求的，对直接责任人依法依规处理。

5.相关文件 《三级医院评审标准（2020版）山东实施细则）》《中华人民共和国网络安全法》《中华人民共和国数据安全法》《中华人民共和国个人信息保护法》《关键信息基础设施安全保护条例》《中华人民共和国密码法》《信息安全技术网络安全等级保护基本要求（GB/T 22239—2019）》《信息安全技术 个人信息安全规范（GB/T 35273—2020）》。

第九节　医院感染防控管理制度

1.目的 通过感染管理有效预防和控制医院感染，以保障医疗安全，提高医疗质量。

2.范围 生殖医学科各部门。

3.内容

（1）科室感染管理小组组成和职责

1）组成：根据医院感染管理制度成立科室医院感染管理小组，由科室主任担任组长，成员包括护士长、医师、护士、感染监测员等。

2）职责

①科室医院感染管理小组负责科室的医院感染预防控制与管理工作。

②发现有医院感染流行趋势（包括严重医院感染病例、特殊感染病例、清洁手术切口感染病例、3例或3例以上同种同源感染病例等）时，应及时报告医院感染管理办公室，积极协助调查，讨论分析感染因素，采取有效控制措施。并协助医院感染专职人员开展医院感染的检测与管理工作。

③制订科室抗菌药物合理使用计划，落实科室抗菌药物专项整治目标，定期自查，持续改进。每月分析科室医院感染管理存在的问题，制订控制措施。

④对医院感染管理办公室反馈的问题，及时落实整改。

⑤根据需要制订科室特需的感染控制制度，作为对医院感染控制制度的补充。

（2）预防与控制感染的主要方法：有隔离传染源、切断传播途径、保护易感人群，主要涉及内容包括清洁、消毒、隔离、手卫生、个人防护等。

（3）医院感染培训

1）科室医院感染管理小组根据《医院感染管理知识培训制度》及科室感染培训计划，开展医院感染知识培训，并根据工作人员职业特点开展针对性培训。

2）组织科室员工参加医院感染管理知识培训。当未能达到预期目标或发现员工缺乏相关知识时，应对员工重新进行培训。

3）对新员工进行医院感染知识培训。

（4）医院感染的监测

1）根据《医院环境卫生学监测操作规程》，每季度对层流区域进行空气微生物检测，每月对物体表面及环境表面、医务人员手微生物检测。

2）督促医务人员做好无菌物品消毒灭菌效果监测。

3）按照《个人防护用品使用制度》监测医务人员防护措施是否到位，如有不当立即指正。

4）根据医院《医疗废物管理制度》监测科室医疗废物的收集、存放、运送交接程序是否合理，防止锐器伤而导致血源性感染性疾病发生。

（5）医院感染风险管理：每月按照《医院感染风险评估表》进行自查，上报医院感染管理办公室，找出存在的风险因素，提出改进措施并实施。

4. 相关文件　《医院感染预防与控制制度》《医院感染管理知识培训制度》《医院环境卫生学监测操作规程》《医院空气净化管理规范》《医院个人防护用品使用制度》《医院医疗废物管理制度》。

第十节　消毒隔离制度

1. 目的　根据原卫生部《关于修订人类辅助生殖技术与人类精子库相关技术规范、基本标准和伦理原则的通知》（卫科教发〔2003〕176 号）文件附件 1 的规定，依据医院感染管理规定，生殖医学科制定本科室消毒隔离方案。

2. 范围　生殖医学科各部门。

3. 内容

（1）医院感染管理小组每月检查督导各项消毒隔离措施的落实情院，发现问题制定改进措施并落实。

（2）科室环境保持整洁，每日诊疗结束后自然通风或者空气净化消毒，诊疗区域布局合理。

（3）进行穿刺、宫腔镜检查等诊疗操作时应严格落实无菌技术要求，医务人员应佩戴帽子、一次性医用口罩/医用外科口罩等。医务人员应落实标准预防要求，做好职业防护，根据工作需要佩戴相应的防护用品并正确使用。

（4）诊室、检查室应根据工作需要配备非手触式水龙头和（或）快速手消毒剂、皂液、干手纸巾、手卫生示意图等手卫生设施，方便医护人员使用，速干手消毒剂标注开启日期，有效期 30 天。

（5）含氯消毒剂现用现配，24h 内使用，使用前进行浓度监测并记录；用于皮肤黏膜的消毒剂标识开启日期，小包装爱尔碘，75% 酒精开启后 7 日内使用，500ml 碘伏、75% 酒精开启后 30 天内使用。

（6）科室灭菌包及一次性无菌物品应存放于无菌物品储存橱内，使用前应检查无菌物品的密封完好性、灭菌效果，一次性使用医疗用品严禁重复使用。

（7）无菌棉球、纱布开启后 24h 内使用；使用干罐储存无菌持物钳时，使用时间不超过 4h；盛放消毒棉球的缸罐应标识开启日期，每周灭菌 2 次；抽出的药液和配制好的静脉输注用无菌药液，放置时间不超过 2h；开启后的无菌生理盐水、灭菌注射用水等不得超过 24 小时使用。

（8）进入实验室应换鞋，并进行手卫生，室内的实验台、试验箱应每次使用后进行清洁，与配子、胚胎操作有关的材料应一次性使用。

（9）患者使用的床单、被套、枕套等一人一用一更换，使用时间超过 1 周时应每周更换枕芯、棉褥、床垫，定期消毒；被血液、体液污染时，及时更换。禁止在病房、走廊清点污染的衣物、被服。

（10）保持诊疗环境清洁，每日诊疗工作结束后对诊疗区域进行清洁，清洁用抹布、拖把专区专用，标记明确，使用后不同区域的清洁用具分开清洗、消毒、干燥备用。

（11）每季度对手术间、实验室进行空气消毒效果监测，物体表面每月一次细菌培养。

（12）医疗废物应严格分类收集，感染性医疗废物置于黄色垃圾袋中，损伤性医疗废物置于锐器盒内。医疗废物不得与生活垃圾混放。医疗废物不应超过包装物或容器容量的 2/3，封口应密闭，医疗废物交接记录应登记医疗废物类别、重量、处置者及转运人员签字。交接登记保存 3 年。

（13）科室场所要保持洁净，建筑和装修材料要无毒，避开对工作产生不良影响的化学源和放射源，三楼 PVC 地板清洗打蜡要经过胚胎实验室主任及科室总负责人同意后方可进行，以避免对培养中的胚胎产生不良影响，胚胎实验室区域禁止使用 84 消毒液，需要时使用 75% 酒精进行消毒。

（14）空气净化设施：生殖医学科三楼手术室及胚胎实验室为层流净化区域，按照医院规定，由医院后勤处负责每周清洗新风机滤网及初效过滤器，每 3 个月更换新风机中效过滤器，每 2 年更换新风机高效过滤器，后勤处均应有记录。科室在传递窗内每日消毒湿巾消毒擦拭。

（15）胚胎实验室

1）胚胎实验室人员入室必须换鞋、穿戴消毒手术衣、一次性外科口罩和帽子，洗手后方可进入胚胎实验室。工作中有液体污染台面或地面，应立即用无菌纱布擦拭，75% 酒精消毒，无菌水再次清洁。工作结束后超净台面、工作台和显微镜用无菌水和无菌纱布擦拭，清水擦洗地面。

2）废弃物分类存放收集，医疗废物入黄色塑料袋，锐器入锐器盒，封闭运送。

3）培养箱水盘每周更换一次，每季度消毒一次，如平时发现问题及时处理。

（16）手术室消毒隔离管理

1）依据医院相关管理制度执行。严格执行《医院感染管理办法》《医院消毒技术规范》及《传染病管理法》等法规，并达到以下要求：凡进入人

体组织、无菌器官的器具和物品必须达到灭菌水平；凡接触皮肤、黏膜的医疗器械的器具和物品必须达到消毒水平；各种用于注射、穿刺、采血等有创性操作的医疗器具必须"一人一用一灭菌"；一次性使用的医疗器械和器具应符合国家有关规定；一次性使用的医疗器械和器具不得重复使用，用后的一次性物品按《医疗废物管理条例》处理；贵重的一次性耗材，如取卵针、移植管等使用后有销毁记录。

2）护理人员严格执行无菌操作规程、消毒隔离制度、手卫生规范。

3）协助医院感染管理科进行各项监测，对监测中发现的问题及时分析、整改、并有记录。

4）医护人员要加强自身防护，在班时必须穿工作衣、裤，着装整齐；无菌操作时戴口罩、帽子；遵循"标准预防"原则，当接触血液、体液或损伤之皮肤、黏膜或组织时，均应戴手套。

5）患者安置的原则：感染与非感染患者应分室安置，同类感染患者相对集中，特殊感染患者单独安置。传染病和可疑传染病的各类污染物品和排泄物，严格按先消毒后排放的原则进行处理。

6）治疗室、病室、厕所等区域每日湿式清扫，拖布专用，标识明确，分类清洗，悬挂晾干，定期消毒。

7）层流风机须在使用前 30 分钟开启，调节合适的空调温度。

8）工作人员进入手术室区域时须更换手术衣，戴一次性外科口罩及帽子，洗手，必要时使用手消毒剂。

9）消毒灭菌物品定位放置，专人保管，每日清点核对数量，无菌和非无菌物品严格分开放置，每天检查消毒物品是否过期，在有效期内使用，疑有污染禁止使用。无菌物品专室，按照先进先出的使用原则摆放，专柜存放，每日检查品名、有效期，并确保在有效期内使用。无菌包一经打开不再使用，铺无菌盘不超过 4 小时；无菌干罐持物钳不超过 4 小时。

10）废弃物分类存放收集，医疗废物入黄色塑料袋，锐器入锐器盒，封闭运送；生活垃圾及未污染的外包装集中回收入黑色塑料袋；标识清楚、交接登记，密闭运送、无害化处理。

11）每天工作完毕使用消毒湿巾常规擦拭手

术床、器械、设备，清除污迹。桌面、地面用清水擦洗，有污染处，先使用消毒液（1∶100 的 84 消毒液或 75% 酒精）去污，再用清水擦洗。转运患者的轮椅每天用消毒湿巾擦拭 1 次，转运时座椅使用一次性臀垫保护。墙面每周用清水擦洗一次，手术室拖把、抹布等用具专用。

（17）男科实验室、B 超室消毒隔离管理

1）各室每天紫外线消毒 1 小时，科室一层东侧女更衣室有紫外线自动开关控制器，每晚 9∶00—10∶00 消毒，每 6 个月监测一次紫外线强度。

2）地面、家具表面由保洁公司按照规章制度执行擦拭及消毒。

3）一次性物品一人一用一换，体温枪等不直接接触患者体表的物品每日用消毒湿巾擦拭 1 次，血压计袖带、听诊器用毕用消毒湿巾擦拭。

4）B 超探头用毕及时清理掉耦合剂，一人一用阴道探头套并用一次性消毒湿巾擦拭，如阴道探头套使用时破损，应先用 0.5% 碘伏擦洗消毒后用清水冲净再用消毒湿巾擦拭。

（18）病区消毒隔离管理

1）患者安置，应遵循隔离感染源原则

①感染性疾病患者与非感染性疾病患者宜分区、分室安置。

②感染患者与高度易感患者分别安置。

③同种感染性疾病、同种病原体感染患者可安置于一室。

④可疑特殊感染患者（包括可疑传染病患者）应单间隔离。

⑤根据疾病种类、患者病情、传染病病期分别安置患者。

⑥成人与婴幼儿感染患者分别安置。

⑦不同性别患者分别安置。

2）病区定时通风换气，保持整洁无异味。

3）晨午间护理使用一次性扫床湿巾一床一套，擦拭床单元毛巾一床一巾。

4）患者被服衣物每周更换一次，污染时随时更换，换下污衣织物放入污染被服车内。

5）医务人员工作服应每周至少清洗更换 1 次，被污染时应及时更换。

6）床单、被套、枕套等直接接触患者的床上用品，应一人一更换；患者住院时间超过 1 周时，应每周更换；被污染时及时更换。

7）被芯、枕芯、褥子、床垫等间接接触患者的床上用品，能清洗的材质一人一用一清洗消毒，被污染时应及时更换、清洗与消毒。

8）病区窗帘、围帘每季度清洗，被污染时应及时更换、清洗与消毒。

9）患者定期淋浴或洗澡、理发、洗头及剪指甲，保持清洁卫生。

10）患者的生活用品如暖瓶，应专人专用。

11）设备设施的清洁消毒，详见《诊疗仪器用品清洁消毒操作规程》。

12）患者在住院期间发现有疑似传染病时，应立即安置在隔离病房并落实相应的隔离措施，具体隔离措施详见《隔离标准操作规程》，请感染性疾病科医师会诊并及时转感染性疾病科或由医务处协调转院，患者转出后病房进行终末消毒。

13）甲类及按甲类管理的乙类传染病患者、不明原因病原体感染的患者，使用后的床上用品等按照国家质量监督检验检疫总局和国家标准化管理委员会发布《疫源地消毒总则》GB19193—2015 相关要求处理。

14）患者出院、转科或死亡后，床单元应进行终末消毒。

15）保洁用具分开使用放置，标识明显，用后清洁消毒，悬挂晾干备用。

16）医疗废物处理详见《医疗废物管理制度》。

17）性能不稳定的消毒剂如含氯消毒液，应现配现用，配制后使用时间不能超过 24 小时。

18）做好患者卫生宣教，采用各种形式宣传医院感染控制知识，如手卫生等。

4. 相关文件　医院感染管理制度。

第十一节　无菌物品管理制度

1. 无菌物品存放间应专室专用，专人管理，非本科室人员禁止进入无菌间。

2. 无菌物品应按顺序存放阴凉干燥、通风良好的货架或柜橱内，距天花板 50cm，距地面 20～25cm，距墙≥5cm，室温低于 24℃，相对湿度低于 70%。无菌物品存放架应定期擦拭消毒，室内空气应定期消毒并做监测，地面应每日用消毒液湿式擦洗。

3. 无菌物品均应专人负责，每日检查，接触

无菌物品前应先洗手或手消毒，无菌包应每天检查灭菌日期及保存情况，按供应室消毒灭菌规范执行，任何包装若发现无有效期、破损、撕裂或表面潮湿，一律视为污染，应重新灭菌。

4. 无菌物品放置应固定位置，分类放置，设置标识，排列整齐，取放无菌物品遵循先进先出的原则。

5. 无菌包内外均应有灭菌标志，存放时保持包装完整，包内物品数量准确。

6. 摆放或取用无菌物品时动作轻柔，勿拍打无菌包，防止污染微粒进入包内。

7. 医院直接购入的无菌物品，应先拆除运输时的外包装才能进入无菌间。

8. 各种无菌物品有效期

(1) 棉布包装的无菌物品有效期为 14 天。

(2) 一次性纸塑包装的无菌物品有效期为 6 个月。

(3) 低温无纺布包装的无菌物品有效期为 180 天。

(4) 外购一次性物品依照各包装上注明的有效期执行。

第十二节　质量控制管理制度

1. 科室质量与安全管理小组工作职责

(1) 在医院各级质量与安全管理委员会和相关职能部门指导下，贯彻执行医疗质量管理相关的法律、法规、规章、规范性文件和本科室医疗质量管理制度。

(2) 根据医院质量与安全管理要求，结合科室的质量管理特点，制订科室质量与安全管理目标、小组年度工作计划、年终总结，制订并完善科室质量与安全管理相关制度并督促落实。

(3) 制订科室医疗质量持续改进项目、计划和具体落实措施。

(4) 每月至少组织一次科室质量与安全管理小组活动，全面排查和梳理科室质量与安全隐患，查找医疗活动中的漏洞和薄弱环节，对存在的问题提出整改意见，根据检查情况确定科室工作人员的奖惩，实现科室质量持续改进。

(5) 贯彻落实国家法律、法规及医院的各项医疗质量管理规章制度，对科室医务人员进行医疗质量管理相关法律、法规、规章制度、技术规范、标准、诊疗常规及指南的培训和宣传教育。

(6) 根据医院要求的质量管理指标，收集整理和分析科室质量与安全管理相关指标与数据，按照有关要求报送科室医疗质量管理相关信息。

(7) 每月定期由科室主任主持召开科室质量与安全管理例会，汇总各项质控员工作，运用质量管理工具（PDCA 循环）进行质量与安全管理，分析探讨科室质量管理状况，存在问题，提出改进措施。有完整的管理资料，体现持续改进成效。并记录在科室《质量与安全管理记录本》中。

(8) AID 相关质量控制制度

1) 在供精人工授精日，实验室人员与临床医师和精子管理员一起根据手术通知单上标明的精子编号和血型提取精子，并在供精精子出入库登记本上签字。

2) 在精液处理过程中认真记录供精精子的使用情况，包括使用精子的编号、血型、使用夫妇的姓名、血型、使用管数、冻存时间、冻存前活率、精子处理方法、溶解后活率及处理后使用的精子情况等，实验室操作人员及核对人员同时签字，以方便信息反馈。

3) 实验室人员详细记录供精人工授精登记本和供精精子使用后剩余精子去向情况，并签字确认。

4) 实验室工作人员要严格履行供精人工授精的有关制度，尤其保密制度，不得在任何场合随意透露供精人工授精患者的任何个人信息。

5) AID 质量控制指标：供精精液复苏后前向运动精子 $\geqslant 40\%$；宫颈内供精人工授精前向运动精子不低于 20×10^6，宫腔内供精人工授精前向运动精子 $\geqslant 10 \times 10^6$。周期临床妊娠率 $\geqslant 15\%$，随访率 100%。

2. 科室质量与安全管理小组会议

(1) 由组长或副组长主持，每月定期至少召开 1 次；总结和分析上月开展工作，特殊情况可临时通知召开。

(2) 会议主要讨论和决议以下内容

1) 评价上月整改措施是否有效及遗留问题。

2) 由质控员通报科室本月安全数据情况，有无投诉和不良事件发生。

3) 由各质控员通报小组本月自查及相关职能部门检查、监管过程中发现的问题及整改措施执行情况。

4）对科室优先级指标进行评价，对未能达标的指标进行集中讨论，分析可能原因和下一步的整改措施，拿出切实可行的整改措施。

5）制订科室相关的管理制度及拟定对科室人员行质量与安全管理培训计划。

（3）由专职质控员负责会议记录，由各质控员认真组织实施和落实会议确定的各项质量与安全管理持续改进措施。

3. 临床质控工作制度　临床质控主要是建立健全临床医疗的质量控制体系，草拟、制订和修改临床质量管理方案，定期召开临床医疗质量控制工作会议，制订和修改各种质量考核标准并进行检查落实等。

（1）定期进行临床质量控制

1）数据质控：每月根据病案室提供的数据，对 2 个月前（如在 3 月份分析 1 月份的数据）的临床质量进行分析，完成临床质控数据分析，内容主要为临床妊娠率及相关影响因素。

2）病历质控：每天病历进行质量检查，依据《病历书写规范》。检查后进行汇总，《ART 病历检查评分结果》《病历质控中发现的问题》，每月汇报，结果存档。

3）及时发现、收集临床工作中发现的各种影响临床质量的问题，定期汇总、汇报。

4）每年 3 月底完成上一年全年质控工作。

（2）定期组织召开临床医疗质量分析会。在完成临床质控的下一个月的第 2 个周一下午，由质控员向全科通报质控工作结果，包括临床质控数据分析结果、病历质量检查结果及临床经验总结等内容，重点分析医疗质量方面存在的主要问题与原因，全体人员进行讨论，提出具体的整改措施。

（3）定期对临床医师进行考核。

4. 临床自查制度

（1）每 6 个月开展全面临床工作自查。

（2）自查内容包括：临床妊娠率及相关影响因素、病历质量，以及对各项技术操作规范、管理制度、岗位责任制等的执行情况。

（3）对影响临床工作质量的各种因素进行系统分析，发现问题及时解决，提出整改措施及进一步工作的建议。

（4）在新的一年 3 月对上年度全年工作全面

自查，并汇总平时自查的情况，制订整改措施，提出新一年工作建议。

5. 风险评估制度

（1）主诊医师和手术者需对手术的患者进行综合评价，评估手术风险，特别是手术中的有利及无利方面的交代，必要时需由患者签字。

（2）生殖医学科的手术风险评估主要有以下几个方面。

1）取不到卵和无可移植胚胎的风险：高龄、卵巢储备差、卵巢手术史、子宫内膜异位症、染色体异常等情况。

2）取卵日取不到精的风险：男方重度少、弱、畸精、无精子症等情况。

3）困难取卵：卵巢位置异常，B 超探视不清楚，取卵困难。

4）卵巢过度刺激综合征（ovarian hyperstimulation syndrome，OHSS）风险：根据 hCG 日血和（或）直径 16mm 以上卵泡数目评估 OHSS 风险。

5）术中出血的风险：盆腔手术史、盆腔炎性疾病后遗症、高血压、结缔组织病等情况术中出血的风险高。

6）术后感染的风险：取卵移植和减胎手术均为清洁 - 污染手术，有术后感染的风险，血糖高及糖尿病患者感染的风险更大，术后非限制级抗生素预防感染 2 ～ 3 天。

7）术后卵巢扭转的风险：控制性超促排卵（controlled ovarian stimulation，COS）患者取卵术后，卵巢较正常增大，有扭转的可能。

（3）主诊医师或助理医师在术前讨论时，有特殊情况的要评估风险，记录于术前讨论记录中，有特殊情况也可记录病程记录，由患者签字确认知情。

6. 科室质量与安全管理小组组长工作职责

（1）科室主任是科室质控小组组长，是科室质量与安全管理第一责任人，负责制订科室质量与安全管理工作计划，并组织实施。

（2）定期组织自查，及时发现问题，根据自查结果进行整改，按照医院质量管理规定，做好月、季、年度科室质量控制分析及总结。

（3）负责科室质量与安全管理小组成员接受院、科两级质量与安全管理培训与考核，并做好记录。

7. 各个小组质控员职责

（1）病历质控员

1）协助组长负责全科病历质量监控与评价工作。

2）根据《病历书写基本规范》，每个月对辅助生殖病历质量实施监控与评价。

3）将发现的质量缺陷分析总结，记录在科室《辅助生殖病历质量管理标准表》中。

4）根据总结，落实奖罚。

（2）医疗指标分析质控员

1）包括女科临床组医疗指标分析质控员、男科临床组医疗指标分析质控员、胚胎实验室组医疗指标分析质控员、生殖检验室组医疗指标分析质控员、护理组医疗指标分析质控员。

2）各组质控员负责科室各医疗指标的统计与分析（见监控指标目标值表格）并协助组长做好整改落实。

3）定期统计科室质量与安全目标，分析变化趋势和影响诊疗的因素。

4）评估科室医疗服务能力与质量水平。

5）每月记录在各组质量控制记录本中。

（3）不良事件质控员

1）协助组长负责不良事件上报与分析、投诉意见的。

2）协助组长做好整改落实，避免此类不良事件再次发生。

3）每个月记录在科室不良事件分析记录本中。

4）负责定期对科室医护人员进行不良事件报告制度的教育与培训。

5）负责协助职能部门对不良事件监管、调查工作。

（4）疑难病例讨论质控员

1）协助组长定期开展重点疑难病例讨论活动。

2）做好记录，及时评价。

3）分析汇总，提出改进措施。

4）每个月在科室质量与安全小组例会上进行汇报。

（5）危急值管理质控员

1）协助组长负责科室危急值登记、处理的监管。

2）每个月分析、汇总，记录在危急值登录本中。

3）负责定期对科室医护人员进行危急值制

度，工作流程和危急值项目的培训。

（6）设备管理、消防安全质控员

1）在组长的带领下，协助医院设备科和保卫处认真做好本科室的设备管理和科室消防、安全管理及考核工作，具体负责本科室设备验收、使用、培训等工作。

2）积极协助设备科做好设备维修工作，设备有问题时，及时联系，协调解决，负责设备的日常保养与维护并做好维护保养记录。

3）每日巡检设备，包括设备状态及机房环境（保证机房温湿度及电源状态在正常范围内），以保证设备处于正常待用状态。

4）尤其对科室特种设备和危险物品管理，做好定期巡查记录，积极配合设备科，建立科室设备台账，并将设备操作手册随设备存放。

5）定期对科室医护人员进行消防及安全知识的教育和培训。

6）对科室消防、安全工作质量全程监控，管理好本科室范围内消防安全设施。

7）掌握科室消防安全管理应急分工情况，每年至少组织一次科室消防火灾应急疏散演练。

（7）法律法规及业务学习质控员

1）协助科室主任做好三基三严、规章制度、法律法规及专业培训等培训工作。

2）制订年度培训计划并组织实施，评价学习效果。

3）在科室质控例会上进行汇报，提出改进措施，监督改进措施落实。

（8）随访质控员

1）协助组长定期开展随访活动。

2）做好记录，及时评价。

3）分析汇总，提出改进措施。

4）每个月在科室质量与安全小组例会上进行汇报。

8. 首诊负责制

（1）凡第一个接待患者的科室和医师称为首诊科室和首诊医师。患者在分诊后，接诊医师应以对患者高度负责的精神，详细询问病史，完成病历记录和体格检查，及时诊断和处理。如在诊断和处理上有困难时，应及时请上级医师协助诊查。

（2）对疑难、复杂、科室间的"临界患者"，首诊科室应首先完成病历记录和体格检查，经本科主诊医师复查后，到相关科室就诊，并嘱患者反馈就诊意见和治疗方案，原则上根据患者的主要病情确定和会诊意见落实主诊科室。

（3）对病情复杂，涉及多学科且有争议的患者，应及时报告本科室主任，由科室主任协调安排患者的诊治工作，召集多学科会诊，必要时报告门诊部、医务处、投诉办等相应职能部门，夜间、双休及节假日报告总值班。

（4）生殖医学科进行 IVF 和 IUI 的患者由主诊医师负责，其中 IVF/ICSI 的患者由试管组负责，用药方案的制定、监测、调整剂量、扳机、取卵、移植的决定等。

（5）科室实行三级医师负责制，每天门诊最高年资的出诊专家主持完成门诊疑难、危重、复杂、有争议患者的诊治工作。

（6）会诊医师依照医院会诊管理规定完成会诊并写好记录。

（7）在未明确收治科室时，首诊科室和首诊医师应承担主要诊治工作。科室任何医师不得推诿、拒诊患者，凡因推诿、拒收造成的医疗纠纷、医疗事故，由拒收科室和当事人承担责任，要追究责任，严肃处理。

（8）门诊患者如病情确与挂号科室无关，接诊医师应耐心向患者讲明到相关科室就诊。

（9）试管组专家严格掌握 ART 适应证，排除禁忌证，无 ART 指征者不能进行 ART 治疗。并对以下情况进行关注：

1）进入周期的患者，进行 COS 方案前，患者适应证、禁忌证、卵巢贮备功能、COS 方案及其依据。

2）COS 过程中，因卵巢反应不佳或过度，或需放弃治疗周期患者。

3）取卵前估计手术难度大并且复杂患者。

4）重度 ART 并发症病例。

5）获卵数低者或未获卵者。

6）受精率低者或优胚率低者。

7）受精方式改变。

8）3 次以上移植失败者等。

9）严重并发症患者。

9. 疑难病例讨论制度

（1）凡遇疑难病例，可由各诊室责任医师提出申请，提交临床负责人，周一科室例会安排疑难病例讨论，以便尽快解决问题明确诊断，给予治疗。

（2）需要讨论的病例，应由主诊医师或其诊室助理医师协助准备，临床负责人主持，住院或主治医师汇报病例，上级医师补充说明，参加人员从低年资到高年资认真讨论，尽早明确诊断，提出治疗方案。必要时邀请相关科室的专家或请医务科派人参加，以便于各项工作的协调。

（3）主诊医师或其诊室的助理医师负责如实、详细地记录讨论内容，整理成疑难危重病例讨论记录，一式两份，一份归入 IVF 运行病历，一份归入疑难病例讨论档案盒。

10. 术前讨论制度

（1）拟取卵或减胎手术的患者均需进行术前讨论，一般在术前 1～3 天完成，讨论记录必须在手术前完成。

（2）术前讨论由科室主任主持，医师、护士和实验室人员等参加，必要时请麻醉医师等相关科室人员参加。主诊医师汇报病例，临床医师从低年资到高年资认真讨论，包括术前诊断、手术指征、有无手术禁忌、患者术前情况、术前准备、拟实施的手术方式、手术方案、备选方案、麻醉方式、特殊用品和医疗器械设备、术中、术后可能出现的意外情况和应对措施等，最后由主持人归纳总结。

（3）主诊医师或其诊室的助理医师负责如实、详细地记录讨论内容，整理成术前讨论记录，打印记录归入病历，最后由主诊医师和主持人审阅签名。

11. ART 手术安全核查制度

（1）所有 ART 手术患者的身份确认，必须严格执行三查七对制度，至少同时使用两种患者身份识别方法，指纹、人脸、身份证号，要同时查对患者姓名、年龄。

（2）取卵、移植手术当天，前台护士核对男女双方指纹、人脸、身份证、结婚证，确认患者双方婚姻存续，符合法律政策。

（3）患者进入手术室后，手术室护士严格按照《手术患者信息核对表》进行查对，严格执行《手术安全核查制度》，在手术开始前和患者离开手术室之前，由手术医师、实验室技师及手术室护士共同核对患者身份并记录。

（4）实施手术安全核查的具体内容及流程

1）手术患者进手术室前，前台护士核对男女双方身份证、人脸、指纹等确认患者双方身份真实性及婚姻存续，符合法律政策，并填写精液标本交接登记表、身份审核登记表。

2）手术开始前，手术医师、护士、实验室人员、麻醉师与患者共同核查患者身份，包括夫妇双方姓名、ID号、年龄、夜针日期、时间并确认风险预警等内容。

3）手术物品准备情况的核查由巡回护士执行。

4）术中用药的核查：由手术医师下达医嘱后，医助做好记录，手术室护士与医助共同核查。

5）患者离开手术室前，由临床人员主持，手术医师、护士、胚胎实验室人员、麻醉师共同核查患者夫妇双方姓名、年龄、阴道有无纱布及纱布数量，清点手术用物。确认后，取卵术需要在《手术安全核查表》、移植术需要在《手术核对本》上分别签名。

12. 手术分级授权管理制度

（1）手术分级：根据风险性和难易程度不同，手术分为四级：一级手术是指风险较低、过程简单、技术难度低的手术；二级手术是指有一定风险、过程复杂程度一般、有一定技术难度的手术；三级手术是指风险较高、过程较复杂、难度较大的手术；四级手术是指风险高、过程复杂、难度大的手术。手术分级见表1-5-2。

表1-5-2　手术分级

分级	手术名称
一级	①子宫输卵管通液；②诊断性刮宫；③宫颈活检术；④腹腔穿刺引流术；⑤睾丸穿刺术；⑥附睾穿刺取精术
二级	①卵巢囊肿穿刺术；②子宫输卵管造影术
三级	①经阴道B超引导下卵泡穿刺术；②宫腔内人工授精术；③腹腔镜检查术；④宫腔镜检查术；⑤宫腔镜电切术；⑥腹腔镜下粘连分解；⑦腹腔镜下输卵管造口成形术；⑧腹腔镜下卵巢囊肿剥除术；⑨腹腔镜下异位妊娠治疗；⑩腹腔镜下子宫肌瘤切除术
四级	①胚胎移植术；②减胎术

（2）手术医师分级：根据其卫生技术资格、受聘技术职务、从事相应技术岗位工作的年限和临床工作经验，规定手术医师的分级。所有手术医师均应依法取得执业医师资格，并经注册，执业地点在医院。

1）住院医师

①低年资住院医师：从事住院医师工作3年以内，或硕士生毕业，从事住院医师工作2年以内者。

②高年资历住院医师：从事住院医师工作3年以上，或硕士生毕业取得执业医师资格，并从事住院医师工作2年以上者。

2）主治医师

①低年资主治医师：担任主治医师3年以内。

②高年资主治医师：担任主治医师3年以上。

3）副主任医师

①低年资副主任医师：担任副主任医师3年以内。

②高年资副主任医师：担任副主任医师3年以上者。

4）主任医师：省卫计委评审委主任医师，医院聘任，经科室考核合格。

（3）各级医师手术权限

1）低年资住院医师：在上级医师指导下，逐步开展并熟练掌握一级手术。

2）高年资住院医师：在熟练掌握一级手术的基础上，在上级医师指导下逐步开展二级手术。

3）低年资主治医师：熟练掌握二级手术，并在上级医师指导下逐步开展三级手术。

4）高年资主治医师：掌握三级手术，有条件者可在上级医师指导下，适当开展一些四级手术。

5）低年资副主任医师：熟练掌握三级手术，在上级医师指导下逐步开展四级手术。

6）高年资副主任医师：在主任医师指导下，开展四级手术，亦可根据实际情况单独完成部分四级手术、新开展的手术和科研项目手术。

7）主任医师：熟练完成四级手术，特别是完成新开展的手术或引进的新手术，或重大探索性科研项目手术。

第十三节　临床数据质控与分析

1. 体外受精-胚胎移植临床数据预警及统计指标

（1）日质控指标：每天各个小组晨会交班完成。

1）工作量质控：治疗周期数、取卵周期数、移植周期数、取消周期数、无可移植胚胎周期（包括未取到卵、未受精、未卵裂和无可移植胚胎等）、全胚冷冻周期和各种技术的周期数，护理统计交班。

2）COS 质控：获卵数、成熟卵率、受精率、正常受精率、第 3 天（D3）可利用胚胎率及囊胚形成率。列出患者特殊情况明细，对于异常患者的情况需特别汇报及讨论，胚胎实验室统计交班。

3）临床结局质控：每日生化妊娠、临床妊娠、实验室统计交班。

（2）月质控指标：质控员从生殖病历系统完成数据提取，每月召开质控小组会议分析讨论、质控分析，并书写分析报告。

1）工作量质控：治疗总例数、余同日质控指标。

2）患者基本情况：平均年龄、平均不孕年限、窦卵泡计数（AFC），基础激素水平、平均治疗周期数、平均移植胚胎数。

3）临床治疗情况：方案占比、授精方式、获卵数、成熟卵率。

4）操作环节情况：取卵者、移植者、监测者等。

5）临床结局质控（新鲜及复苏周期分别统计）：生化妊娠率、卵裂期胚胎临床妊娠率、囊胚临床妊娠率、早期流产率等。

（3）年质控指标：质控员从生殖病历系统完成数据提取，召开质控小组会议分析讨论、质控分析，并书写分析报告。

1）工作量质控：治疗总例数、余同月质控指标。

2）患者基本情况：病因构成、余同月质控指标。

3）临床治疗情况：启动剂量／总量、天数、余同月质控指标。

4）操作环节情况：同月质控指标。

5）临床治疗结局（新鲜及复苏周期分别统计）：OHSS 率、卵裂期胚胎着床率、囊胚着床率、多胎率、异位妊娠率、活产率等，余同月质控指标。

6）通过不同年份、不同年龄段的数据分析比较寻找数据改变的原因，总结上年度新计划的实施效果等。

2. 体外受精 - 胚胎移植临床数据质控分析指标

（1）取消周期：包括取消周期数、无可移植胚胎周期数、全胚冷冻周期数。

1）取消周期数：在 ART 周期中在使用促性腺激素（gonadotrophin，Gn）进行卵巢刺激开始，因各种原因未取卵的周期。

取消周期率＝取消周期数／启动周期治疗的周期数 ×100%

涉及的常规指标：患者卵巢储备评估的分析指标（年龄、激素水平、AFC 等）、方案、药物、启动剂量等。

统计周期：根据周期数，按月进行统计分析。

异常数据分析路径：取消周期率与患者卵巢储备及反应性、促排方案、药物剂量或不良反应发生等密切相关。当取消周期率异常时，临床可从以下方面进行分析。①患者因素：卵巢储备的评估、既往卵巢反应性、患者依从性等；②方案因素：降调时间／剂量、Gn 启动、扳机时机等；③药物因素：药物的批号、药物的剂量／剂型、药物的不良反应等；④操作因素：监测时机、药物注射等。

2）无可移植胚胎周期数：进行取卵手术，因各种原因未获得可移植胚胎的周期；包括未取到卵、未成熟、未行授精、未卵裂、无可移植胚胎等周期。

3）全胚冷冻周期数：形成可移植胚胎因各种原因未行移植而行全胚冷冻的周期，即取消新鲜移植。在临床治疗过程中，因 OHSS、扳机日高孕酮、黄体期促排卵、微刺激等情况，常选择将新鲜周期形成的可移植胚胎全部冷冻，取消新鲜周期移植。全胚冷冻周期率是反映患者评估、COS 方案选择及临床决策指标。

全胚冷冻周期率＝全胚冷冻周期数／有可移植胚胎的周期数（治疗周期数－取消周期数－无可移植胚胎周期数）×100%

涉及的常规指标：患者卵巢储备评估的分析指标、方案，剂量调整、扳机时机和剂量等。

统计周期：根据周期数，按月进行统计分析。

异常数据分析路径：全胚冷冻周期率与患者卵巢储备评估、用药方案的选择等密切相关。当全胚冷冻周期率异常时，临床可从以下方面进行分析：

①患者因素，卵巢储备的评估、既往卵巢反应性、患者的依从性等。

②方案因素，各方案构成、启动 Gn 时间、Gn 剂量/时间、扳机剂量/种类等。

③其他因素，因 OHSS 风险冻胚标准、高孕酮标准、其他因素比例等。

（2）获卵数和成熟卵率：卵子是体外受精和胚胎培养的首要环节，获卵数直接关系到患者后续可供授精和培养的基础数量，获卵数包括赠卵数、未成熟及未行授精的卵数。取卵获得卵母细胞总数和成熟卵率反映患者评估、COS 方案的选择及临床取卵技术是否合格的重要指标。综合 OHSS 风险及获得较高单个取卵周期活产率，理想获卵数为 10 ~ 15 个。因 IVF 无法准确评估卵母细胞成熟情况，所以在 ICSI 周期中评价 MII 卵率：

成熟卵率=成熟卵母细胞总数/ICSI 获卵数 ×100%

1）涉及的常规指标：患者卵巢储备评估的分析指标、方案、Gn 剂量调整、扳机时机和剂量、取卵时间、穿刺卵泡数、卵母细胞数、取卵针批次、取卵负压、取卵医师、拾卵操作者等。

2）统计周期：每天进行交班汇报。

3）异常数据分析路径：当获卵率和成熟卵率异常时，临床可从以下方面进行分析。

①患者因素：卵巢储备的评估、既往卵巢反应性、患者的依从性、特殊病例。

②方案因素：降调时间/剂量、启动 Gn 时间、Gn 剂量/时间、扳机时机等。

③操作因素：取卵者的经验、负压吸引器压力、穿刺针的批号等。

（3）临床妊娠率：临床妊娠通过超声检查观察到一个或多个孕囊来诊断，包括正常宫内妊娠、异位妊娠、宫内外同时妊娠，可以仅见孕囊未见胎心。多个孕囊计为一例临床妊娠。超声检查孕囊是早期反映胚胎种植的指标，不仅是胚胎培养室，也是临床监测患者评估、COS 方案选择、临床操作技能和各环节质量控制是否合格的综合性参考指标。对其定时监测可尽早发现中心临床或胚胎培养室培养系统中可能存在的问题，并及时进行纠正。临床妊娠是胚胎着床后继续发育的标志，每移植周期临床妊娠率是 IVF 技术最重要的数据质控指标。

每新鲜移植周期临床妊娠率=临床妊娠周期数/新鲜移植周期数 ×100%

每冻融移植周期临床妊娠率=临床妊娠周期数/冻融移植周期数 ×100%

1）涉及的常规监测指标：患者评估（卵巢储备评估参数、子宫评估、不孕年限、不孕因素、治疗周期等）、方案选择、药物、取卵操作、移植操作等。

2）数据统计周期：为了及时发现异常，根据周期数，按月进行统计分析。

3）异常数据分析路径：影响新鲜或复苏移植周期临床妊娠率的因素很多，包括临床及患者自身情况、胚胎培养室等多个方面。当临床妊娠率异常时，临床可从以下方面进行分析。

①患者因素：年龄、卵巢储备的评估、子宫/盆腔评估、不孕因素/年限、既往周期、移植胚胎类型（数量/质量）等。

②方案因素：各方案的构成、启动 Gn 时间、Gn 剂量/时间、扳机时机/剂量、黄体支持等。

③药物因素：药物的批号、药物的剂量/剂型等。

④操作因素：取卵操作（人和耗材）、移植操作（人和耗材）等。

（4）着床率

着床率=孕囊数/总移植胚胎数 ×100%（单胚胎移植孕囊数仅计为1）

着床率不仅反映胚胎质量，而且反映临床患者的评估和治疗策略等对内膜准备的有效性，是反映临床和实验室质量控制的综合指标。

1）涉及的常规监测指标：患者评估（年龄、子宫及内膜评估、不孕年限、不孕因素、治疗周期等）、移植胚胎类型（数量/质量）、方案选择、辅助治疗、移植操作、黄体支持等。

2）数据统计周期：为了及时发现异常，根据周期数，按月进行统计分析。

3）异常数据分析路径：影响新鲜或复苏移植周期种植率的因素很多，包括临床及患者自身情况、胚胎培养等多个方面。当种植率异常时，临床可从以下方面进行分析。

①患者因素：年龄、卵巢储备的评估、子宫/盆腔评估、不孕因素/年限、既往周期、移植胚胎类型（数量/质量）等。

②方案因素：各方案的构成、启动 Gn 时间、Gn 剂量/时间、扳机时机/剂量、黄体支持等。

③药物因素：药物的批号、药物的剂量／剂型等。

④操作因素：移植操作（人和耗材）等。

（5）早期流产率：确认妊娠后，妊娠 12 周内自然流产（生化妊娠除外）称为早期流产，早期流产是辅助生殖技术的并发症，也是影响活产率的主要因素。

早期流产率＝妊娠 12 周内自然流产周期数／临床妊娠周期数 ×100%

1）涉及的常规监测指标：患者评估（年龄、子宫及内膜评估、不孕年限、不孕因素、治疗周期、既往流产史特别是反复流产史等）、移植胚胎类型（数量／质量）、方案选择、辅助治疗、移植操作、黄体支持等。

2）数据统计周期：为了及时发现异常，根据周期数，按月进行统计分析。

3）异常数据分析路径：影响新鲜或复苏移植周期早期流产率的因素很多，包括临床及患者自身情况、胚胎培养等多个方面。当早期流产率异常时，临床可从以下方面进行分析。

①患者因素：年龄、卵巢储备的评估、子宫／盆腔评估、不孕因素／年限、既往流产史特别是反复流产史、移植胚胎类型（数量／质量）、遗传学因素等。

②方案因素：各方案的构成、启动 Gn 时间、Gn 剂量／时间、扳机时机／剂量、黄体支持等。

③药物因素：药物的批号、药物的剂量／剂型等。

④操作因素：移植操作（人和耗材）等。

（6）异位妊娠率：异位妊娠是指有孕囊着床位置为子宫体腔以外，包括宫外妊娠周期和宫内外同时妊娠周期；ART 周期发生率为 3% ～ 7%。

异位妊娠率＝异位妊娠周期数／临床妊娠周期数 ×100%

1）涉及的常规监测指标：患者评估（年龄、子宫及内膜评估、不孕年限、不孕因素、既往病史等）、移植胚胎类型（数量／质量）、辅助治疗、移植操作等。

2）数据统计周期：按月统计。

3）异常数据分析路径：影响异位妊娠率的因素很多，主要包括临床及患者自身情况和胚胎移植操作等多个方面。当异位妊娠率异常时，临床

可从以下方面进行分析。

①患者因素：年龄、子宫／盆腔评估、不孕因素／年限、既往病史（特别是既往异位妊娠、盆腔炎、盆腔手术史等）、移植胚胎类型（数量／质量）等。

②方案因素：各方案的构成、启动 Gn 时间、Gn 剂量／时间、扳机时机／剂量、黄体支持等。

③药物因素：药物的批号、药物的剂量／剂型等。

④操作因素：移植操作（人和耗材）等。

（7）OHSS 发生率：卵巢过度刺激综合征（OHSS）是辅助生殖技术控制性卵巢刺激过程中的一种医源性并发症，是评估 IVF 治疗安全性的有效指标。临床常评估中重度 OHSS 发生率。

中重度 OHSS 发生率＝中重度 OHSS 周期数／新鲜刺激周期治疗周期总数 ×100%

（8）多胎妊娠率：一次妊娠同时怀有 2 个或 2 个以上的胎儿时称为多胎妊娠。多胎妊娠母婴发生早产等不良妊娠结局显著增加，尤其是三胎以上多胎妊娠的不良结局明显高于单胎妊娠，其主要影响因素是移植胚胎数目。因此，应该严格控制胚胎移植数目，优质胚胎多实行单胚胎移植，避免多胎的发生。

多胎妊娠率＝多胎妊娠周期数／临床妊娠周期数 ×100%

（9）分娩率

分娩率＝分娩数（妊娠 28 周以后，包括死胎和死产）／移植周期数 ×100%

新鲜周期移植分娩率＝新鲜胚胎移植分娩数／新鲜移植周期数 ×100%

冻融胚胎移植分娩率＝冻融胚胎移植分娩数／冻融移植周期数 ×100%

（10）活产率：活产率是每启动周期、取卵周期或胚胎移植周期中取得至少一例活产的分娩数。在计算活产率时，科室使用：

每新鲜移植周期活产率＝活产的分娩数／新鲜胚胎移植周期数 ×100%

每冻融移植周期活产率＝活产的分娩数／冻融胚胎移植周期数 ×100%

其他统计指标：

活胎分娩率＝活胎的分娩数／总分娩数

死胎分娩率＝死胎的分娩数／总分娩数（死

胎：妊娠20周以后胎儿在子宫内死亡称为死胎。死产：胎儿在分娩过程中死亡称为死产，也是死胎的一种）

活单胎分娩率 = 活单胎的分娩数 / 总分娩数

活多胎分娩率 = 活多胎的分娩数 / 总分娩数

畸形率 = 畸形总数 / 总分娩数（畸形总数包括胎儿和新生儿的总数）

附录：体外受精 - 胚胎移植临床数据质控分析指标及科室要求参考

1. 取消周期率 = 取消周期数 / 启动周期治疗的周期数 × 100%

科室要求 < 5%

2. 全胚冷冻周期率 = 全胚冷冻周期数 / 有可移植胚胎的周期数（治疗周期数 - 取消周期数 - 无可移植胚胎周期数）× 100%

科室要求 < 50%

3. 成熟卵率（Meta phase Ⅱ，MⅡ）= MⅡ卵母细胞总数 / ICSI获卵数 × 100%

科室要求 > 80%

4. 临床妊娠率（起始周期 / 取卵周期 / 移植周期）= 临床妊娠患者数 /（起始周期 / 取卵周期 / 移植周期）患者数 × 100%

科室要求全人群 > 40%，标准患者 > 60%

5. 着床率 = 孕囊数 / 总移植胚胎数 × 100%（单胚胎移植孕囊数仅计为1）

科室要求标准患者全人群 D3 胚胎 > 30%，D3/D5 囊胚 > 50%。

6. 早期流产率 = 孕12周内自然流产周期数 / 临床妊娠周期数 × 100%

科室要求全人群 < 15%，标准患者 < 10%

7. 异位妊娠率 = 异位妊娠周期数 / 临床妊娠周期数 × 100%

科室要求全人群 < 5%

8. 中重度 OHSS 发生率 = 中重度 OHSS 周期数 / 新鲜刺激周期治疗周期总数 × 100%

科室要求全人群 < 1.5%

9. 多胎妊娠率 = 多胎妊娠周期数 / 临床妊娠周期数 × 100%

科室要求全人群 < 20%

10. 分娩率 = 分娩数（妊娠28周以后，包括死胎和死产）/ 移植周期数 × 100%

科室要求全人群移植周期 > 30%，标准患者 > 40%

11. 移植周期活产率 = 活产的分娩数 / 移植周期数 × 100%

科室要求全人群移植周期 > 30%，标准患者 > 40%

第十四节　实验室数据质控与分析

1. 胚胎实验室数据预警及统计指标　主要包括每天、每月及每年质控指标。

（1）每天质控指标：日常晨会交班内容包括每天胚胎情况，周期数、平均获卵数、MⅡ率、ICSI卵子退化率、总受精率、正常受精率、卵裂率、D3优质胚胎率、D3可利用胚胎率、囊胚形成率、优质囊胚率及可利用囊胚率、患者胚胎情况明细等，对于异常患者特别汇报及讨论。

（2）每月质控指标：来源于生殖软件自动提取计算分析。

1）每月胚胎情况（IVF及ICSI分别统计）：MII率、ICSI卵子退化率、总受精率、正常受精率、异常受精率、卵裂率、D3优质胚胎率、囊胚形成率、可利用囊胚形成率、优质囊胚形成率、优胚囊胚形成率、优胚可利用囊胚形成率、优胚优质囊胚形成率、卵子利用率、复苏胚胎存活率等。

2）每月胚胎移植后临床结局（新鲜及复苏周期分别统计）：生化妊娠率、临床妊娠率、胚胎种植率、早期流产率等。

（3）每年质控指标：来源于生殖软件自动提取计算分析。

1）全年常规数据（IVF及ICSI分别统计）：MII率、ICSI卵子退化率、总受精率、正常受精率、异常受精率、卵裂率、D3优质胚胎率、囊胚形成率、可利用囊胚形成率、优质囊胚形成率、优胚囊胚形成率、优胚可利用囊胚形成率、优胚优质囊胚形成率、卵子利用率、复苏胚胎存活率等。

2）全年胚胎移植后临床结局（新鲜及复苏周期分别统计）：生化妊娠率、临床妊娠率、胚胎种植率、早期流产率等。

3）通过不同年份的数据分析比较寻找数据波动的原因，总结上年度新计划、新改动的实施效果等。

2. 胚胎实验室数据质控分析指标

（1）总受精率/正常受精率：总受精率及正常受精率是检验胚胎培养室体外授精效果的重要指标，是用于判断卵子、精子质量、精卵受精能力以及授精体系是否适宜的关键参数。

科室设计的 IVF 和 ICSI 正常受精率的平均值分别为 70.00% 和 80.00%，PN：原核

IVF 总受精率 =（2PN 卵子数 +1PN 卵子数 + 多 PN 卵子数 +0PN 卵裂卵子数）/IVF 受精卵子总数 ×100%

ICSI 总受精率 =（2PN 卵子数 +1PN 卵子数 + 多 PN 卵子数）/ 注射 MII 卵子总数 ×100%

IVF 正常受精率 =D1 出现 2PN 卵子数 /IVF 受精卵子总数 ×100%

ICSI 正常受精率 =D1 出现 2PN 卵子数 / 注射 MII 卵子总数 ×100%

1）总受精率/正常受精率涉及的常规质控指标：MII 卵率；精液处理方式、精子活动力、浓度、形态学参数；扳机时间、取卵时间、加精时间、精卵共孵育时间、ICSI 时间、颗粒细胞剥除时间、原核观察时间；试剂及耗材批号；培养箱温度、CO_2 浓度；冰箱温度、室内外环境；操作人员；患者平均年龄、原发不孕比例、不孕原因、平均不孕年限等。

2）异常数据分析路径：当总受精率及正常受精率发生异常时，考虑以下因素。

①配子因素：包括卵子因素和精子因素。

卵子因素主要以 MII 率为参考指标，如果 MII 率异常，则需要联系临床部门查找原因；患者卵子形态是否有异常，应做好记录；卵子遗传学异常也会影响总受精率及正常受精率。

精子因素：精液处理前后的活动力、浓度、形态学等精液参数是否异常；精子来源情况；遗传学异常和 DNA 碎片程度。

②操作因素：原核观察时间、精液处理方式、剥卵针管径大小以及操作人员，这些是 IVF 和 ICSI 操作所共有的。IVF 和 ICSI 特有的操作，分别如下。

IVF：加精时间、加精子总数、精卵共孵育时间。

ICSI：ICSI 注射针内外径大小、受精激活程度、剥除颗粒细胞与 ICSI 注射的间隔时间、透明质酸酶浓度及处理时间、PVP 浓度、制动程度、破膜方式、极体位置以及精子注射位置。

③培养系统因素：培养箱条件（温度、湿度、气体浓度）、室内外环境（温度、湿度、挥发性有机化合物、尘埃粒子等）、培养液及耗材（批号、存储条件等）。

④患者因素：患者年龄、原发不孕比例、不孕因素、不孕年限、既往不良孕产史，BMI 及其他不良生活习惯等。

⑤其他因素：操作者自身及操作者间的评分标准差异、特殊病例。

（2）ICSI 卵子退化率：ICSI 是精细化的显微操作过程，对胚胎学家操作技能和熟练程度要求极高。ICSI 卵子退化率可作为反映胚胎学家 ICSI 操作稳定性的一个重要指标。

ICSI 卵子退化仅指卵子在 ICSI 注射后或者第 2 天观察受精时发生凋亡。

ICSI 卵子退化率 =ICSI 退化卵子数 / 注射 MII 卵子总数 ×100%

1）ICSI 卵子退化率涉及的常规质控指标：MII 卵率；扳机时间、取卵时间、ICSI 时间、颗粒细胞剥除时间；操作人员；患者平均年龄、原发不孕比例、不孕原因、平均不孕年限等。为了及时发现异常，每天分析 ICSI 卵子退化率。

2）当 ICSI 卵子退化率发生异常时，对以下因素进行分析。

① 卵子因素：卵子质量对 ICSI 卵子退化率有直接的影响。当数据异常时，应当分析卵子因素包括 MII 率、卵子形态学。

②操作因素：剥卵针管径大小、ICSI 注射针内外径大小、剥除颗粒细胞与 ICSI 注射的间隔时间、透明质酸酶浓度及处理时间、PVP 浓度以及操作人员。

③患者因素：包括患者年龄、原发不孕比例、不孕因素。

④培养系统因素：培养箱条件（温湿度、气体浓度）、室内外环境（温湿度、挥发性有机化合物、尘埃粒子等）、培养液及耗材（批号、存储条件等）。

（3）卵裂率：山东省质控参考标准，卵裂率≥95%。

卵裂率 =2PN 中卵裂胚胎数 /2PN 卵子数 ×100%

1）卵裂率涉及的常规质控指标：试剂及耗材批次；培养箱温度、CO_2 浓度；气体批次、冰箱温度、室内外环境；操作人员等。为了及时发现异常，每天分析卵裂率。

2）异常数据分析路径：来自正常受精的卵子才有可能进行卵裂形成胚胎，因此，当卵裂率出现异常时，应该考虑分析精卵结合即受精情况是否存在异常，若总受精率及正常受精率异常，则按总受精率及正常受精率异常分析路径进行分析；若总受精率及正常受精率正常，依次关注培养系统因素、患者因素以及其他因素等。

（4）D3 优质胚胎率 / 可利用胚胎率

D3 优质胚胎：来源于正常受精卵，且受精后第 3 天胚胎细胞数为 7～9 个，碎片程度 < 10% 的胚胎。参考范围：D3 优质胚胎率 ≥ 50%，D3 优质胚胎率直接反映了胚胎培养室的胚胎培养水平。

D3 可利用胚胎：受精后第 3 天可移植和冷冻的胚胎总和。

D3 优质胚胎率 =D3 优质胚胎数 / 正常受精卵裂胚胎数 ×100%

D3 可利用胚胎率 =D3 可利用胚胎数 / 卵裂胚胎数 ×100%

1）D3 优质胚胎率 / 可利用胚胎率涉及的常规质控指标：试剂及耗材批次；培养箱温度、CO_2 浓度；气体批次、冰箱温度、室内外环境；操作人员等。为了及时发现异常，每天要分析 D3 优质胚胎率及可利用胚胎率。

2）异常数据分析路径：D3 优质胚胎及可利用胚胎的基数来源于正常受精并发生卵裂的胚胎，所有影响卵子受精及受精卵分裂的因素都是其影响因素。因此，当 D3 优质胚胎率及可利用胚胎率出现异常时，根据影响因素大小进行分析：首先应向上游分析卵裂率是否异常，若卵裂率正常，则依次分析培养系统因素、患者自身因素（如年龄等）及其他因素。

（5）囊胚形成率 / 优质囊胚率 / 可利用囊胚率：是反映胚胎培养室囊胚培养技术的首要指标，同时也是监控囊胚培养各环节是否正常的数据质控指标。

根据囊胚腔的扩张程度、内细胞团及滋养层细胞的数量及排列可将囊胚分成不同的等级，根据 Gardner 评分标准将 2 期及 2 期以上囊胚纳入囊胚形成率的计算。

可利用囊胚：根据 Gardner 评分标准，3 期及 3 期以上且内细胞团和滋养层评分不同时含 C 的囊胚。

优质囊胚：根据 Gardner 评分标准，3 期及 3 期以上且内细胞团和滋养层评分不含 C 的囊胚。

囊胚形成率 =2 期及 2 期以上囊胚数 / 行囊胚培养的卵裂期胚胎总数 ×100%

可利用囊胚形成率 = 可利用囊胚数 / 行囊胚培养的卵裂期胚胎总数 ×100%

优质囊胚形成率 = 优质囊胚数 / 行囊胚培养的卵裂期胚胎总数 ×100%

1）囊胚形成率 / 优质囊胚率 / 可利用囊胚率涉及的常规质控指标：试剂及耗材批次；培养箱温度、CO_2 浓度；气体批次、冰箱温度、室内外环境；操作人员等。为了及时发现异常，每天要分析囊胚形成率。

2）异常数据分析路径：影响囊胚形成的因素很多，如囊胚培养前胚胎等级及原核数目情况、囊胚培养体系及患者年龄等，目前尚缺乏准确预测囊胚培养结局的有效指标。首先向上游分析 D3 优质胚胎率及可利用胚胎率是否异常，若异常，则按 D3 优质胚胎率及可利用胚胎率异常分析路径进行分析；若正常，则依次分析胚胎因素、培养因素、患者因素以及其他因素等。

第十五节　自查制度

1. 建立严格、客观、公正有规律的自查制度，对阶段性工作进行回顾，能有效地发现问题、解决问题；所有成员应明确自查工作的重要性，本着实事求是的态度积极实施。

2. 整个科室的自查工作由科室主任牵头，临床部分的自查工作由临床负责人牵头，实验室的自查工作由实验室负责人牵头，自查结束后应形成书面报告并经讨论及时整改和存档。

3. 自查内容

（1）分临床、护理、实验室三组进行自查，写出自查报告，科内汇报总结，制订改进措施。

（2）临床负责人必须每月总结病历书写质量、及时性及完整性，患者适应证、禁忌证等情况，发现问题及时讨论并提出改正意见；自查该月治疗情况，对 ART 相关指标进行统计分析，包括助孕指征、诊断符合率、治疗方案及相关技术指标、生化妊娠率、临床妊娠率、并发症等，找出问题，提出改进措施，并向总负责人汇报。

（3）实验室负责人必须每月组织总结该月治疗情况：受精、卵裂、胚胎情况、囊胚形成率及 PGT 取样成功率、检测成功率、胚胎冷冻／复苏情况、检测结果分析情况，登记电子版，及时总结汇报。定期检查实验室各项仪器设备运行情况，包括培养箱的消毒，治疗用品的消毒及实验室清洁处理；耗材的使用情况、存在的问题、意见和建议，实验更换任何新试剂、新器材均需进行质控检查。

（4）护理组对身份证、结婚证、证件合法性保证书，知情同意书的签署、随访率等是否合格、药品、登记、耗材出入库使用情况进行自查核对。

（5）建立差错事故登记本，对医护工作中由于医护人员违规操作或不负责任造成的检查、诊断、治疗、护理等差错及时登记和上报，及时按规章制度卫健委医疗事故管理条例严肃处理。

（6）每月对自查结果中已经存在或可能存在的问题进行讨论，提出改进意见。

（7）每年对自查结果汇总上报讨论并形成资料归档。

（8）在做好自查工作的同时，所有科室成员应积极配合和支持各级主管部门对科室工作的检查和监督。

（9）AID 自查制度

1）建立供精人工授精部门的自查管理目标：基本资料、妊娠率指标、AID 实施程序执行情况、效果评价、随访追踪和信息反馈。

2）部门的工作人员严格遵守各类操作规范、操作常规；完整记录临床病历、实验室资料；定期对各类记录进行自查，及时发现和纠正错误：每日于人工授精前检查病历书写是否完善，夫妇姓名是否与身份证明、户口簿、结婚证相吻合；每日检查拟实施技术患者的适应证是否正确，各项相关检查是否完善，有无禁忌证；检查是否签署相应的知情同意书；每天检查所实施技术的反馈信息是否记录完整；每周进行周例会总结。

3）患者进入 AID 治疗周期时由责任医师根据

血型匹配等伦理原则向患者提供可供选择精液的供精者资料，供患者自愿选择，确认精液标本编号并签字。在提供患者资料前确定所提供编号精子未使 5 人受孕（如已供出未到妊娠时间，结果按受孕计）。如确因自然或人为的特殊原因失访向伦理委员会报告，同时向供精精子库报告并按受孕计。

4）实验室精液处理的相关器具均须有明确标记，包括姓名、精液标本编号和血型。使用后毁形并有登记，包括使用监督签字。

5）从液氮罐中提取冷冻精液时，须精子管理员和实验室专职人员在场核对精液标本编号和血型、使用人姓名、病历号和血型。

6）AID 术前，须同时由手术护士和医师共同核对姓名、血型和供精精液的编号。

7）供精精液使用后，由专人负责登记，追踪随访妊娠结局，确保同一编号的供精精液已妊娠的妇女和未验尿妇女共计不超过 5 名。使用供精单位提供的计算机管理系统，同一编号精子如提供 5 名妇女使用，当确定其中一名妇女未妊娠或流产或异位妊娠后再发出下一份精液。

8）部门每月 25 日进行一次部门全体人员参加的会议，小结前月的治疗情况：不育者的病历，分别统计自然周期与促排周期的临床妊娠率，随访情况和出生情况，精子使用情况、随访率及术后并发症等情况，对失访情况进行追查（术者、护士）。总结经验、吸取教训，针对人工授精实施过程中存在的问题进行讨论，提出改进意见。每年按月、半年、全年将技术的实施情况进行汇总向负责人汇报，将治疗结果按规定上报上级主管部门。

9）每月末日（最后一天）由精子管理员向精子库反馈供精精液使用和妊娠、分娩及不合格精液销毁（包括出现性传播疾病）情况。每半年进行半年自查：场地是否符合要求、设备是否运行正常，科室管理、技术实施等是否符合有关人类辅助生殖技术的管理和技术规范要求，将检查结果书写成自查报告上报医院。

（10）每年进行年自查，对一年的工作进行总结检查，检查结果书写成自查报告上报医院和当地卫生行政部门。

第十六节 风险评估与安全管理

1. 目的 根据原卫生部《关于修订人类辅助生殖技术与人类精子库相关技术规范、基本标准和伦理原则的通知》（卫科教发〔2003〕176 号）文件附件 1 的规定，制定生殖医学科风险评估及防范制度。

2. 范围 本方案涉及生殖医学科各部门。

3. 内容

（1）临床风险评估

1）生殖医学科临床工作主要包括门诊患者诊治，辅助生殖助孕（包括人工授精、超促排卵、取卵、胚胎移植等），宫腔镜检查，B 超检查及其他门诊手术。

2）临床风险主要发生在辅助生殖助孕、宫腔镜检查中。

3）建立手术风险评估制度：主诊医师和手术者需对手术的患者进行综合评价，充分评估手术中风险，特别是手术中不利方面的交代，必要时需由患者签字。

4）主诊医师或助理医师在术前讨论时，有特殊情况的要评估风险，记录于术前讨论记录中，有特殊情况也可记录病程记录，由患者签字确认知情。

（2）手术风险评估：主要有集中在如下人群，具体评估与防范如下。

1）OHSS

①高危因素：多囊卵巢综合征患者；既往有 OHSS 史，年轻，体重较轻的妇女；卵泡过多，雌激素水平过高（直径 14mm 以上卵泡 > 15 枚，E2 > 7000pg/ml）；使用绒毛膜促性腺激素（hCG）促排卵或支持黄体；早孕期内源性 hCG 分泌。

②预防与治疗

a. 预防：充分认识 OHSS 的高危因素，在 COS 前，注意病史、检查和超声的诊断，对于有高危因素的患者如 PCOS、年轻、瘦小、有高免疫敏感性或 OHSS 病史者应结合 E2 水平和卵泡募集的情况与 B 超进行严密监护，出现 OHSS 倾向时采取积极措施。严格掌握 Gn 的用量：对卵泡较多，选用拮抗剂方案或者微刺激方案促排卵治疗，启动剂量 < 150U，应用 5 天后若雌激素水平很高，超过 1000pg/ml 的患者减少 Gn 用量，其至停

止使用 Gn 1 ～ 2 天，使雌激素水平降低后再注射 hCG。COS 前预处理：PCOS 患者促排卵前期可使用口服避孕药（OC）和双胍类药物、芳香化酶抑制剂、地塞米松等药物改善激素环境。

b. 治疗：OHSS 的病程长短取决于它的严重程度，是否有并发症的出现以及是否妊娠。治疗关键是预防其他并发症的发生，注意血流动力学的改变，防止电解质紊乱，保护肝肾功能，重视肺功能的调节，保护神经功能，预防血栓形成。原则上轻度患者注意观察，中度患者适当干预，重度患者积极治疗。高度重视呼吸困难、尿量减少、下肢水肿、头晕、麻木、神经症状。严重的 OHSS 患者必须住院治疗。患者出现多脏器功能衰竭先兆时，应果断终止妊娠。

2）异位妊娠

①高危因素：盆腔炎、盆腔手术史、输卵管因素；子宫内膜较薄，不利于胚胎种植；促排卵周期 E2 较高。

②预防：对于盆腔炎患者，术前采用抗生素、中药、理疗等综合治疗；子宫内膜较薄或 B 超可疑子宫内膜病变者，行宫腔镜检查明确宫腔内情况；促排卵周期 E2 较高者，输卵管积水或不全阻塞，尤其既往有异位妊娠史者，可考虑取消鲜胚移植，择期行冻胚移植。

在接受 IVF-ET 或 AIH 获得的妊娠发生异位妊娠时，常因卵巢增大或 OHSS 表现使异位妊娠的临床表现不典型，或被忽略。

3）穿刺取卵后出血：由穿刺取卵手术引起的阴道出血或腹腔内出血。

①高危因素：因以往炎症或手术而使盆腔内粘连，引起脏器解剖位置改变，如卵巢位置较高、卵巢和盆腔内器官粘连；患者因恐惧或疼痛突然改变体位；刺针受力弯曲后改变方向或重新定位准备取卵时；穿刺针在取卵途径上需穿过子宫、多次穿刺通过阴道壁。

②预防：首先是预防和避免出血，措施包括取卵手术前常规检查血小板计数和出凝血功能检查；手术中特别注意避开血管的位置，对超声屏幕上的圆形无回声区，需要探头纵横探查，避免为血管断面图像的情况；注意设计进针的途径，争取单次序贯进入多个卵泡抽吸，避免穿刺针反复进出卵巢、盆腔和阴道壁，尽量避免从侧穹隆进针，避免针在盆腔里和阴道壁上来回摆动；穿

刺针的直径尽量小，减少对组织的损伤。

4）感染

①高危因素：既往有盆腔炎、输卵管积水病史；合并子宫内膜异位症，术前穿刺卵巢囊肿；取卵术中冲洗卵泡。

②预防：有感染高危因素者，预防性使用抗生素；手术前生理盐水冲洗阴道，手术时注意外阴、阴道、宫颈的清洁及冲洗，取卵手术时尽量减少反复穿刺次数。

5）脏器损伤

①高危因素：盆腔严重粘连。

②预防：术前进行仔细 B 超检查，分清解剖结构，必要时由助手协助腹部按压固定卵巢；注意镇静效果，避免患者因恐惧或疼痛突然改变体位；脏器损伤主要包括肠管损伤、膀胱和输尿管损伤。

6）卵巢扭转：①促排卵过程中卵巢体积较大；②卵巢蒂较长；③卵巢活动度较大。

7）宫腔镜手术的并发症及预防

①损伤：主要指宫颈管内膜擦伤、宫颈管裂伤、子宫内膜擦伤、子宫穿孔等。应严格掌握手术适应证，操作轻柔，置入宫腔镜时避免盲目用力过猛。

②出血：由宫缩不良、止血不彻底、凝血机制障碍等引起。可采用宫缩剂、止血药、明胶海绵填塞宫腔，或重新电凝止血等措施。

③感染：若在术前已有盆腔感染，则有诱发其急性发作或加重感染的危险。宫腔镜术前必须仔细询问病史，进行常规妇科检查，严格掌握手术适应证、禁忌证；术时、术后酌情予以抗生素预防感染。

④脑心综合征：宫腔镜手术扩张宫颈和膨宫可引起迷走神经功能亢进，而出现头晕、胸闷、流汗、脸色苍白、恶心、呕吐、脉搏和心率减慢等症状，称为脑心综合征。术前 30min 可肌注阿托品 0.5mg。术中一旦发生上述症状，应及时暂停手术，吸氧，同时对症治疗，待一般情况好转后再继续操作。

⑤气栓：在宫颈管或宫腔内有活动性出血，疑有子宫内膜结核、子宫内膜癌、子宫发育不良、近期子宫穿孔等情况下，不宜用 CO_2 气体膨宫；在除外上述情况后使用气体膨宫时，应控制膨宫压力和手术时间，术中密切观察其生命体征。

⑥过敏反应：有个别患者对右旋糖酐 70 和羧甲基纤维素钠过敏，临床上出现皮疹和哮喘等过敏症状。危急情况时，应紧急注射肾上腺素和皮质激素抢救。

⑦过度水化综合征（hyperhydration syndrome）：大量宫腔灌流液被吸收进入血液循环，导致血容量过多及低钠血症。一旦发生，应立即停止手术，积极利尿、纠正低钠血症、水电解质失衡等。临床上应注意预防：术中采用有效的低压灌流，控制手术时间在 1 小时内，有的手术可分次进行。如需延长手术时间，则需进行中心静脉压测定。

（3）胚胎实验室风险评估与防范：依据胚胎实验室工作性质及科室现状，对生殖医学科胚胎实验室风险进行评估，存在以下风险：伦理风险、配子胚胎操作风险、气体泄漏风险、仪器损坏风险、危化品泄漏风险和职业暴露风险，现将项目评估及防范措施汇总如下。

1）伦理风险：由于在该技术的实施过程中不可避免地涉及精子、卵子和胚胎的冷冻保存等问题，使生育这种人类的本能从私人的事情变成能被专家和机构所控制，使 ART 的实施比其他医学技术的实施涉及更广泛和复杂的法律、伦理、道德等一系列社会问题。

生殖伦理主要包括常规 IVF-ET 夫妇婚姻状况、配子 / 胚胎冻存等问题。其中错配配子、混淆胚胎最为严重，发生后会引发严重的社会伦理和法律问题，所以每一名胚胎实验室工作人员在进行胚胎操作前均要经过 1 ～ 2 年的专业和伦理培训，以确保这项高风险技术操作能够有效规避伦理风险。

为安全、有效、合理地实施人类辅助生殖技术，保障个人、家庭以及后代的健康和利益，维护社会公益，济宁医学科附属医院成立生殖医学科伦理委员会，参考我国人类辅助生殖技术及精子库管理办法，制定了伦理原则和伦理制度，对实施辅助生殖技术工作中遇到的各种伦理问题进行伦理监督及伦理审查，同时执行 ART 全流程的双人核对制度。

2）避免错配配子、混淆胚胎，严格执行配子胚胎操作双人核对：目前已经实现电子核对系统及人工核对双重保障。

①精液处理核对

交接精液标本：技师与护士，核对标本杯、"精液标本交接单""自愿留取、冻存精液标本知情同意书"的男女双方姓名、病历号,三者必须一致,技师签名。

精液分析:核对者与技师,核对"精子处理及授精记录"、标本杯的男女双方姓名,二者必须一致。

精液加样:核对者与技师,核对离心管、标本杯的男女双方姓名,二者必须一致。核对者与技师,核对精液分析结果,核对者签名。

精子上游:核对者与技师,核对2个离心管的男女双方姓名,二者必须一致。

②捡卵

患者身份识别:麻醉师、护士、取卵医师、技师核对患者姓名、年龄、身份证、男方姓名及核对单上所有内容,多方必须一致,技师签名。

捡卵:核对者与技师核对"捡卵记录"、培养皿的男女双方姓名必须一致,方可将卵子移入相应平皿,核对者签名。

③授精

精子计数:核对者与技师核对离心管、精子管的男女双方姓名,二者必须一致。

IVF授精:核对者与技师核对授精方式及精子管、G-IVF皿、四孔皿的男女双方姓名,必须一致,方可进行授精,核对者签名。

第二极体观察:脱颗粒细胞时,核对者与技师核对授精皿(四孔皿)与培养皿的男女双方姓名,二者必须一致,方可将卵子移入培养皿,进行授精观察与继续培养。核对者签名。

ICSI:用酶脱颗粒细胞时,核对者与技师核对培养皿的男女双方姓名;加精子时,核对者与技师核对ICSI皿与精子管的男女双方姓名必须一致,方可行ICSI。ICSI时,核对者与技师核对行ICSI的卵子顺序。核对者签名。

④受精与胚胎观察

受精观察:核对者与技师核对培养皿与卵裂培养皿的男女双方姓名必须一致,方可将受精卵转入卵裂培养皿。

胚胎观察:D2/D3/D5/D6胚胎观察时,核对者与技师核对培养皿与实验室记录的男女双方姓名必须一致。

胚胎移植:患者身份识别,核对者与患者核对女方姓名、指纹、人脸、女方身份证、男方姓名、移植胚胎数目,并将手术通知单收归实验室。

3)气体泄漏风险:生殖医学科胚胎实验室应用气体有液氮、二氧化碳、氮气三种,其中二氧化碳和氮气泄漏由于无毒且空间不封闭,不会造成相应的危害,但胚胎冻存室液氮量大,泄漏挥发存在一定的风险。制订液氮泄漏处理预案如下:

①根据空气中O_2含量的高低,液氮泄漏的危害等级分为Ⅰ~Ⅳ级。

Ⅰ级:黄色预警,15%~12%,出现头痛、眩晕、动作迟钝。

Ⅱ级:橙色预警,12%~10%,出现恶心、呕吐、无法行动。

Ⅲ级:红色警戒,8%~6%,致人昏倒、失去知觉。

Ⅳ级:死亡危险,低于6%,可致人在6~8min死亡;低于3%,可致人在45秒内死亡。

②可能发生液氮泄漏事件的危害分析:液氮储存罐中的液氮挥发,静态挥发0.39L/d,流通的情况下不会产生明显危害。液氮储存罐真空泄漏致使液氮挥发加剧。向液氮储存罐内加注液氮时,溢出的液氮挥发。最大溢出量不超过1L,空气流通的情况下不会产生明显危害。胚胎冷冻或复苏时,泡沫盒内液氮挥发。挥发速度2~3L/h,空气流通的情况下不会产生明显危害。

③液氮泄漏对工作人员造成伤害的防范措施

a.进入冷冻室前必须打开层流,以确保室内空气流通。

b.使用液氮时尽可能扩大操作空间,如:冷冻与复苏胚胎时将胚胎室(约125m³)与冷冻室(约50m³)之间的门打开;液氮储存罐加注液氮时将冷冻室与气瓶间(约5m³)之间的门打开。

c.对新入人员进行安全教育,定期检查预防措施的执行情况与演练处理预案。

d.发生泡沫盒倾覆或破裂致使液氮全部泄漏时,现场工作人员迅速打开所有门,进行对流通风即可。

4)仪器管理风险

①生殖医学科胚胎实验室仪器的规范使用和管理是保证精确操作及质量保障的基础,降低仪器使用和运行风险,胚胎实验室采取使用人员培训和巡视制度。

②生殖医学科设备采购和使用的规范化和有据可依。

③规范新入工作人员的仪器使用操作，保证胚胎实验室仪器设备的正常运行，特对胚胎实验室新进入工作人员进行仪器使用培训。

④培训内容如下：显微镜的使用与维护、离心机使用方法、液氮罐使用说明、CO_2 培养箱使用说明、电冰箱及冷链使用培训、显微操作仪使用方法培训。

5）危化品管理风险：生殖医学科胚胎实验室危化品主要为酒精，其风险主要为燃烧起火。胚胎实验室制订了医用酒精的使用及管理规范，降低酒精的使用风险。75% 的酒精用于实验室消毒操作台面、胚胎冻存支架及脉管等使用；95% 的酒精用于酒精灯。可能存在的风险及应对措施如下所述。

①酒精泄漏：首先切断所有火源，用干燥的毛巾吸收或收集至阻燃容器中，倒至空旷地方任其蒸发，对污染地面进行通风处理，干燥纱布擦拭。

②着火：可用灭火器、防火毯。

③迸溅入眼睛：立即到最近的洗眼器及淋浴处冲洗 15min，然后迅速至眼科检查，必要时接受进一步治疗。

④防护措施：操作时应使用手套、工作服、工作鞋、戴口罩、戴化学防溅镜或面罩。

6）职业暴露风险：生殖医学科胚胎实验室工作人员职业暴露主要是指患者体液通过工作人员开放伤口污染。患者体液包括男方精液、女方卵泡液、配子/胚胎培养液。其降低风险措施及应急措施依据医院职业暴露文件执行。

①医务人员职业暴露后局部处理措施：体表接触污染的血液及体液，应迅速脱去被污染的衣物，更换清洁衣物；用肥皂液和流动水清洗污染的皮肤；用生理盐水冲洗黏膜；如有伤口，在伤口旁端轻轻挤压，尽可能挤出损伤处的血液；再用肥皂液和流动水进行冲洗，禁止进行伤口的局部挤压；冲洗伤口后，用消毒液，如 75% 的酒精或者 0.5% 碘伏进行消毒，并包扎伤口；被暴露的黏膜，当反复用生理盐水冲洗干净。

②报告：医务人员工作期间发生职业暴露后，应立即向感染管理科汇报，同时填写《医务人员职业暴露登记表》，经科室负责人核实签字后，交感染管理科。

③药物干预措施：不同的锐器污染源采取相应的预防措施，并进行血源性传播疾病的检查和

随访。

4. 伦理风险评估及防范　人类辅助生殖技术是治疗不育症的一种医疗手段。为安全、有效、合理地实施人类辅助生殖技术，保障个人、家庭以及后代的健康和利益，维护社会公益，必须遵循辅助生殖技术相关的伦理原则。

第十七节　身份核查制度

1. 建档身份核查

（1）患者建病历时需出示夫妻双方有效结婚证、身份证（非中国籍患者提供本人有效护照）。

（2）建档班护士核对双方证件是否为患者夫妇本人，出生年月日及姓名是否一致，并在身份证复印件核查人处签名。

（3）建档班护士留取夫妻双方有效指纹，读取身份证信息（身份证读卡器由医院采购），扫描夫妻双方结婚证等有效证件。详细询问和填写患者真实姓名、地址、单位、联系电话等。

（4）夫妻双方均需现场签署有效证件承诺书。

2. 手术患者身份核查

（1）取卵手术患者身份核查

1）取卵术前，巡回护士和手术护士双人核对取卵患者的有效身份证，验证患者指纹，确认无误后方可进入取卵室。

2）取卵术：手术护士、取卵医师、麻醉医师、胚胎实验室人员再次核对取卵患者夫妇姓名、年龄、女方身份证、指纹。核对无误后方可进行取卵术。

3）手术结束后：手术护士、取卵医师、麻醉医师、胚胎实验室人员再次核对取卵患者夫妇姓名、年龄、女方身份证。

（2）移植手术患者身份核查

1）胚胎移植患者，在了解胚胎情况和准备移植进入手术室前，必须出示有效身份证、结婚证，由巡回护士核对其身份证、指纹后，告知胚胎情况并签字，指导进入手术室等候。

2）胚胎移植患者手术前，由手术护士再次验证有效身份，核对无误后方可进入胚胎移植室。

3）胚胎移植时由移植医师和胚胎实验室人员、手术护士及患者本人核对患者及配偶姓名，确认无误后方可进行胚胎移植术。

4）移植术毕移植医师和胚胎实验室人员、手

术护士及患者本人再次核对患者及配偶姓名。

（3）人工授精患者身份核查

1）人工授精前巡回护士核对患者的有效身份证和指纹，确认无误后方可进入手术等待区。

2）人工授精手术前，手术医师、胚胎实验室人员及患者本人核对患者及配偶姓名。再次确认手术患者及配偶身份信息，核对无误后方可进行手术。

3）人工授精手术中，手术医师患者本人再次核对患者及配偶身份信息。

4）手术结束后，手术医师、胚胎实验室人员及患者本人再次核对患者及配偶身份信息。

（4）取精患者身份核查

1）巡回护士与患者本人核对患者夫妇有效身份证、结婚证是否是本人，验证患者指纹，登记精液样品保存卡，患者签字，核查无误后，指导患者进入相应取精室。

2）取精患者需在生殖医学科指定取精室完成取精，如中途离开取精室需重新验证身份信息。

3）胚胎实验室人员现场留取精液标本保存卡，与患者本人再次核对夫妇身份信息，收取精液标本后，取精患者方可离开取精室。

3. 备注

（1）非中国籍夫妇提供护照、结婚证即可。

（2）若身份证、结婚证姓名、出生年月日不一致，必须由当地相关部门出具证明，否则视为无效证件。

第十八节　识别患者及其后代身份正确的制度

1. 目的　根据原卫生部《关于修订人类辅助生殖技术与人类精子库相关技术规范、基本标准和伦理原则的通知》（卫科教发〔2003〕176号）文件附件1的规定，为了保证ART后代身份的正确识别，减少识别差错，有利于患者后代，保证医疗及伦理安全而制定。

2. 范围　本方案涉及ART临床、实验室及护理。

3. 内容

（1）手术日：专人负责夫妇双方的证件查验、签名、指纹确认，夫妇同时留血斑标本。女方身份须经患者本人、实验室人员和医师同时确认，并由女方签名、留取指纹确认。

（2）精子处理：精液处理时，同一工作台不得对两份及以上标本进行同时操作；与精液接触的试剂和用品在不同的患者中不得交叉使用；所有的精子容器须标记夫妇的身份；精子处理后，须记录精液处理情况并签名；任何人发现患者身份可疑或标本混乱，须停止操作，核实身份；混乱的标本、用品一律废弃。

（3）标本操作中的注意事项：所有与配子、合子和胚胎接触的用品必须标明夫妇身份，一对夫妇一套用品，不得交叉使用；实验操作前、操作中和操作后必须核对以下内容：夫妇的姓名、标本的获取时间、预定的操作时间、操作内容、操作用品是否标记、各身份标记是否吻合。操作中出现标本混乱可疑时，须废弃可疑的标本和用品。

（4）标本保留：实施人类辅助生殖技术者，须保留遗传标本（精液、血液）以证明标本来源；须告知患者如对辅助生殖技术生育后代身份有疑义，需在子女出生后2年内提出亲子鉴定申诉；实施人类辅助生殖技术者，须保留遗传标本以证明标本的错误与否。

第十九节　自精冻精管理制度

1. 目的　规范辅助生育技术实施过程中自精冻精的管理，确保伦理安全。

2. 定义　为取精困难患者、附睾/睾丸及显微取精获取的精子进行冷冻及暂时保存，非生育保险性精子冻存。

3. 管理办法

（1）由夫妇双方提出申请，由男科医师评估后与夫妇签署精子冷冻知情同意书并通知实验室。

（2）按照试管婴儿助孕的取精流程进行取精。

（3）保存精液由胚胎实验室工作人员统一管理，双人双锁。

（4）精液冷冻、提取及复苏严格执行双人核对。

（5）本周期结束后，冻精按医疗废物进行销毁。

第二十节　供精人工授精实验室特殊工作制度

1. 目的　根据原卫生部《关于修订人类辅助

生殖技术与人类精子库相关技术规范、基本标准和伦理原则的通知》（卫科教发〔2003〕176 号）文件附件 1 的规定，确保技术实施安全和伦理管理安全，制定本科室 AID 实验室特殊工作制度。

2. **实验室特殊要求内容**

（1）所有工作人员必须严格遵守本工作制度，严格按规范程序进行操作，严防差错事故发生。非本科实验工作人员未经项目负责人及实验室负责人同意不得进入 AID 实验室。严格执行科室保密制度，不得泄露任何医疗信息。禁止在实验室内从事与工作无关的其他任何操作。本中心的供精精液均来自经卫健委批准的人类精子库。

（2）知情同意：供精人工授精的精液处理前必须确定有受精者夫妇双方的《供精人工授精知情同意书》签字及完整的病案记录，确保患者证件齐全及随访地址详细可信。

（3）严禁：严禁用不同捐献者精子混合进行供精人工授精，严禁在同一操作区内同时处理两份或两份以上精液，严禁采用性别挑选过的精子实施非医学指征以外的供精人工授精。

（4）人机核对、人人核对、双人签字管理：每一份供精精子的保存和使用均要有严格登记，必须有两人签字。处理精液时严格执行人机核对、人人核对制度。每次授精后剩余精液的去向必须由两人签字。存放供精精液的液氮罐实行双人双锁共同管理的方法。

（5）严格控制：每一份供精精液最多只能使 5 名妇女受孕。

（6）质量控制：实验材料必须无毒、无尘、无菌，并符合相应的质量标准；与精子接触的用品须为一次性使用耗材。复苏后精液前向运动精子应 ≥ 40%；宫颈内供精人工授精前向运动精子数不 < $20 \times 10^6/ml$，宫腔内供精人工授精前向运动精子数 ≥ $10 \times 10^6/ml$；如达不到标准在征得受精者夫妇双方同意并经负责人批准后可重新解冻一管精液，详细记录双人签字。

3. **废弃精液销毁制度**

（1）精液废弃的原则

1）精子库通知要求废弃的精液。

2）指定用于供精人工授精的精液，复苏或洗涤后不符合应用标准的。

3）其他特殊情况要求废弃的精液。

（2）废弃的方法：将精液加入饱和 $MgSO_4$ 溶液中，混匀放置 30 分钟，精液按照感染性废物处置方法倒入黄色医疗垃圾袋，然后将盛放精液的容器上的标签取下贴至登记本指定的位置并做好记录，精液容器同时弃入黄色医疗垃圾袋。

（3）监督措施：供精精液废弃需实验室人员双人核对，并保证至少在 2 名生殖医学伦理委员会成员监督下进行。

4. **供精信息反馈制度**

（1）严禁因医源性原因发生近亲婚配。任何受者均要签署子代婚姻排查随访知情同意书。对接受供精人工授精人员按户口簿登记详细地址及通信方式，由随访人员定期随访。

（2）按供方要求，每月由供精人工授精实验室人员及精子管理员将供精精子剩余管数及每一管助孕供精精子复苏情况、IVF 后胚胎情况、使用供精助孕妊娠情况填写到《供精冷冻精液使用信息反馈表》，向供精单位反馈所用其精子编号是否受孕及受者的相应信息，并将其详细资料反馈给供方统计。在使用每一编号精子前，向供精单位索取该编号精子使妇女受孕情况。每月向供精人类精子库反馈本月接受供精人工授精者详细情况，包括：

1）双方接受精液情况，受孕情况，术后患者性病发生情况。

2）对已孕患者如发生流产、异位妊娠等异常情况要详细记入病历，并当月向人类精子库反馈。

3）术后 6 个月，常规行各项性病检测，并将信息反馈给人类精子库。接受供精人工授精后 6 个月内如发生性传播性疾病，排除本人及丈夫因素感染者，3 日内通过电话向人类精子库反馈，同时通知当地卫生检疫机构，并记录于当月信息反馈表中。

4）分娩后及时记录新生儿出生时情况，包括新生儿评分、出生缺陷、遗传性疾病及性病发生情况反馈给精子库。

5）经供精分娩的孩子产后随访至受者第三代，有异常情况及时反馈。

5. **特殊情况及其处理**

（1）若实验室人员发现复苏后的供精冷冻精液达不到卫健委规定的使用标准，经实验室负责人核实后，填写并保留其"复苏后化验报告单"，取消使用该管冷冻精液，将其冷冻保存留待精子库召回。通报供精负责人及精子管理员，呈报人类精子库，由人类精子库按《供精人工授精冷冻精液召回管理规定》召回不合格冷冻精液。实验室人员、精子管理员在《供精人工授精冷冻精液入库、出库记录》被召回编号的冷冻精液出库栏，用红笔填写"不合格，已召回"。处理方案：

1）若在安全备份库存中有同一供精者的冷冻精液，可按出库规定使用。

2）若人类精子库能够在允许的时间内用同一供精者的合格冷冻精液给予调换，可按入、出库规定使用。

3）若已无相同编号的精子可供选择，则由负责供精的临床医师向患者夫妇做出合理解释，在取得患者夫妇理解的基础上选择另外编号的冷冻精液，然后按规定的要求实施。

4）若已无相同编号的精子可供选择，而患者同一周期已实施排卵前一次供精治疗，则由负责供精的临床医师向患者夫妇做出合理解释，在取得患者夫妇理解的基础上，放弃排卵后的一次供精治疗。

（2）若某编号供精冷冻精液使用达到限制人数后仍有剩余，负责供精申领和使用的工作人员停止对该编号的冷冻精液继续进行使用，根据妊娠反馈结局得到可靠的可以继续使用该编号供精冷冻精液信息后方可解除预警，否则应由负责供精申领和使用的工作人员将该信息呈报人类精子库，根据人类精子库的指令采取相应的处理措施。

第二十一节　供精人工授精精液使用管理制度

1. 目的　根据原卫生部《关于修订人类辅助生殖技术与人类精子库相关技术规范、基本标准和伦理原则的通知》（卫科教发〔2003〕176号）文件附件1的规定，制定本科室供精标本使用管理制度。

2. 范围　本制度涉及生殖医学科门诊、供精实验室、供精手术室等部门。

3. 内容

（1）供精人工授精标本使用管理制度

1）必须在通过国家卫健委审批批准的人类精子库购买精子，并与该单位签署供精合同。供精AID与供精IVF使用的供精分别保管，并签署不同的合同，两者严禁混用，要求同一编号精子仅供给本中心。

2）建立供精标本使用登记本和计算机管理系统。

3）精液标本到货后，由精子管理员和实验室人员在监督员（护士长）的监督下共同对到货精液标本进行清点，逐一核对供精标本的编号、数量、血型等，保留运输单凭证，并在供精使用登记本上登记签字，由护士长监督签字确认。同时将相同信息录入计算机管理系统。

4）由实验室人员逐一记录精子库名称、到货时间、数量，按血型进行分类归入专用精子储存罐加锁保存，并确认精子编号与供精资料一一对应。

5）每次在使用精子前，由临床医师根据患者体貌卡申请签字确定的患者需要的血型的精液标本的编号，向受术夫妇出示供精者体貌特征卡并获得同意和确认签字，书面通知实验室专管人员所选精液标本的编号、使用者姓名、血型。将精液去向记录在供精精液使用登记本上，经供精负责人复核后签字。

6）实验室人员根据医师提出的书面通知与精子管理员一起核实和解冻该编号的精液标本并在申请书签字留存，留存复印件并记录，双人核查后提取供精标本复苏，专用登记本——"供精精液使用登记本"，认真记录解冻时间、解冻前后及处理后的精液情况，包括精液密度、前向精子的情况。同时记录在病历上。解冻处理后不合格的精液，应标记、封存精液，及时将情况向精子库汇报，同时填写销毁精液申请书后销毁该份精液。

7）专职随访人员负责随访患者的妊娠结果，如为阳性，必须继续追踪其妊娠情况直至出生、子代健康情况、有无遗传病、畸形、性传播疾病等。

8）负责发放供精标本的专职人员负责定期将供精标本使用情况、随访和结局，包括子代的情况及有无性传播疾病等反馈给精子库。

9）实验室人员和精子管理员负责定期对库存标本进行清点（护士长参与），核实供精精液使用登记本和使用记录，核对、协商后，决定下阶段需购买的各种血型的供精标本数量，交由供精项目负责人审批。

（2）避免一份供精使5名以上妇女受孕的管理制度

1）严格按照随访制度由专人进行跟踪随访，确保随访率达到100%。及时向精子库反馈本中心供精标本使用情况及妊娠情况。

2）每一次使用标本前，必须确保每份供精的妊娠人数及未验尿孕的受精妇女人数总共不得超过 5 名。

3）供精者的精子在本中心已使 5 名妇女妊娠，应立即通知精子库精子管理人员并停止使用剩余的该编号的精液。一旦这 5 名妇女已分娩活婴，立即废弃剩余的该编号的供精标本。

4）严格计算机发放手续，由责任医师提供供精申请，由精子管理员在资料中核实该精液未使 5 名妇女妊娠，并提供详细记录。与监督者（护士长）共同在计算机管理系统中查验计算机出库记录后，准予使用者方可签字发放。

5）向精子库订购每位供精者的精液标本每次不超过 4 人份，最多供 4 名妇女使用，在使用精液标本后 1 个月左右及时向精子库反馈妊娠信息。

6）若电话或住址发生变更而与不育症患者失去联系时，将按照签署的《随访知情同意书》与当地计划生育部门或户口登记部门联系，了解该不育夫妇的生育及后代情况。

（3）关于二胎供精问题

1）患者夫妇符合国家政策，查验患者夫妇户口簿核实。

2）再次拟本中心行供精人工授精的，第一胎如是本院供精的，仍需经精子库管理员查询有无原编号精子，同一编号精子用完后才可以申请其他编号精子。第一胎如是外院供精生育的，需告知患者去前次供精医院经精子库管理员查询有无原编号精子，如有，去前次供精医院就诊治疗，同一编号精子用完后才可以申请该院其他编号精子。

第二十二节　供精人工授精环节核查监督制度

1.目的　根据原卫生部《关于修订人类辅助生殖技术与人类精子库相关技术规范、基本标准和伦理原则的通知》（卫科教发〔2003〕176 号）文件附件 1 的规定，依据生殖医学科工作伦理原则制定本科室 AID 核查监督制度。

2.范围　本方案涉及生殖医学科各部门。

3.内容

（1）严格执行供精标本使用管理制度，对供精人工授精精液标本的入库、出库实施双人核查制度（实验室专职人员、精液管理员）和负责人核查签发制度。

（2）在实施 AID 的过程中，严格 AID 术前的核查制度，由手术医师和护士共同核对姓名、血型和供精精液的编号及术后签字制度。

（3）实施 AID 术后严格专人负责随访和双人核查制度，手术医师负责每日核查，每周负责人和供精精液发放人员进行复核，以保证供精标本的使用正常运转、随访及妊娠结局情况及时反馈。

4.相关文件　原卫生部《关于修订人类辅助生殖技术与人类精子库相关技术规范、基本标准和伦理原则的通知》（卫科教发〔2003〕176 号）文件。

第二十三节　供精人工授精随访制度

1.目的　按照原卫生部《关于修订人类辅助生殖技术与人类精子库相关技术规范、基本标准和伦理原则的通知》（卫科教发〔2003〕176 号）文件的规定，机构要对实施辅助生殖技术的患者进行定期随访，以了解辅助生殖技术的结局和安全性、指导患者用药及处理不良情况等，随访结果记录在病案中保存。

2.范围　需要随访的对象为供精术后的患者夫妇。

3.内容

（1）随访必须取得患者支持、理解，术前签署《随访知情同意书》《供精助孕治疗夫妇后代婚育排查知情同意书》等相关知情同意书。对施行供精的夫妇都要建立完整的病历。查看夫妇双方有效的身份证、结婚证及有效生育证明或户口簿等文件并保留复印件，记录详细的永久家庭住址、邮编、电话号码（至少 3 个电话，包括座机和手机），特别保留家中座机号码及所在辖区计划生育或者户籍所在地派出所等部门的办公室电话号码及通信地址。

（2）实施供精手术的夫妇必须与医院签署供精人工授精随访协议书，按要求末次 AID 后必须按要求定期（妊娠早、中、晚期）与医院联系反馈妊娠情况，婴儿出生后 3 个月内提供出生证明复印件及婴儿健康情况。

（3）建病历日即对上述信息进行预随访核对，

以确定电话号码真实有效，核对人在病历上签字。

（4）为确保妊娠结果的真实性，要求每位接受人工授精治疗的不育夫妇于人工授精术后 16 天到医院验血或尿，以确定是否妊娠；停经 35 天到我中心行 B 超检查，确定是否临床妊娠，并留存 B 超检查结果。

（5）随访护士负责追踪并记录妊娠、胎儿发育、分娩情况及出生婴儿有无遗传疾病、畸形、性传播疾病，是否多胎等。对未经中心确诊的流产者，应立即向当地计生部门、妇幼机构、派出所等寻求协助核实信息是否真实。

（6）建立专门随访登记本，确保随访率 100%。随访方式：来院复查、电话询查、信件追访、通过计生服务机构协助上门随访和直接上门随访等方式。记录受术者的妊娠、分娩、婴儿出生情况，随访结果归入受术者病案一并存档。

（7）及时向精子库反馈供精精液标本使用情况和受术者的妊娠及子代情况，一旦获得受术者妊娠结局信息反馈后，以递减方式决定下轮发放份数，确保每位供精者的精液标本最多使 5 名妇女受孕。

（8）随访员的责任是：①随访率必须达到 100%；②随访结果真实可信；③随访工作及时到位；④随访过程中严格遵循《中华人民共和国保密法》，严格遵守《保密守则》和有关伦理原则。

（9）在随访工作中应严格遵循《保密制度》和有关伦理原则，尊重患者的隐私权，不得在随访工作中有意或无意向其他人（包括患者的亲友及同事等）泄露患者患有不孕症及接受 AID 等有关医疗信息。

（10）随访时间及内容见表 1-5-3。

表 1-5-3　随访时间及内容

随访项目	随访时间	随访内容	随访率
AID 后	第 2～3 周	生化妊娠结果	100%
	第 4～6 周	临床妊娠结果	100%
中期妊娠	第 20～24 周	胎儿发育情况，是否发生传染性疾病、性传播疾病	100%
新生儿随访	新生儿出生时	母亲及新生儿出生情况	100%
远期随访	子代婚育时	排查近亲婚育情况	100%

1）生化妊娠：人工授精 / 胚胎移植术后第 2～3 周，追踪血 hCG 检测结果。

2）临床妊娠：人工授精 / 胚胎移植术后 4 周确定胎儿数、胎心搏动及胚胎着床部位，及早发现宫外妊娠、宫内合并宫外妊娠和多胎妊娠，3 胎或 3 胎以上者必须接受多胎减胎术。建议术后 5 周左右再次行 B 超检查，进一步确定胚胎着床位置及胎儿数。按照医嘱定期随访并指导保胎用药，直至妊娠 3 个月。妊娠 12 周后患者到产科进行妊娠期检查。

3）中期妊娠：妊娠 20～24 周，追踪患者产科检查情况，记录 B 超监测胎儿发育情况；嘱按产科要求定期检查，必要时进行羊水穿刺，对子代进行染色体病筛查，随访是否发生传染性疾病、性传播疾病等。统计继续妊娠率。

4）分娩及新生儿出生：预产期后 1 个月内对母亲分娩情况进行随访，追踪分娩方式、孕周、有无早产、产伤等情况；追踪新生儿体重、性别、生产方式、健康状况及有无出生缺陷等情况。

5）随访内容：《供精冷冻精液使用信息反馈表》中规定的各项内容。

6）随访结果记录：随访结果详实记录于接受 AID 者的电子病历及纸质病历中永久保存。

7）患者接受 AID 技术治疗后遇到特殊情况主动报告或咨询，应及时详细记录和进行医疗指导，必要时增加追踪次数。

（11）对于暂时失访者，若在 60 个工作日内经过各种联系方式仍无法完成随访，可由专职随访员将暂时失访者的户口簿、身份证、结婚证上的相关信息等上报 AID 专职负责人，由医疗机构采取通过计划生育、派出所等部门核查其孕育状况，必要时采取上门随访的方式，以确保随访率 100%。无论采取何种随访方式都必须强调要尽最大可能尊重和保护患者的隐私权。

（12）供精辅助生殖技术后发生性传播疾病者，由专职随访员负责立即上报 AID 专职负责人，及时向人类精子库呈报《AID 后患性传播疾病信息反馈表》，并按《中华人民共和国传染病防治法》规定上报有关部门。

第二部分　临床技术篇

第6章　不孕不育相关诊疗规范

第一节　输卵管起因的女性不孕症的诊治

（一）输卵管阻塞及盆腔炎性疾病后遗症

输卵管性不孕占女性不孕的 $25\% \sim 35\%$，是女性不孕最主要的病因之一。引起不孕的输卵管病变包括输卵管近端梗阻、远端梗阻、全程阻塞，输卵管周围炎，输卵管功能异常和先天性输卵管畸形。输卵管性不孕的高危因素包括盆腔炎性疾病、异位妊娠史、盆腹部手术史、阑尾炎、宫腔操作史、子宫内膜异位症。近20多年来，对于输卵管性不孕的治疗正在被新兴的辅助生殖技术替代，由于治疗结局与诊断的准确性、病变的特征、医疗手段的供给以及患者的个人意愿都密切相关，如何选择合适的治疗方式就需要在了解当今技术手段的前提下提出个体化治疗方案。

【病因】

（1）性传播性疾病史：如淋病双球菌、沙眼衣原体和解脲支原体感染。

（2）盆腔炎病史：有一次或多次急性盆腔炎病史。

（3）使用宫内节育器：宫内节育器增加了子宫内膜炎和输卵管炎的发生率。

（4）子宫内膜异位症：内膜异位病灶或囊肿破裂导致盆腔粘连。

（5）盆腔或下腹部疾病及手术史：输卵管周围器官或组织的炎症、脓肿和脏器穿孔等，如卵巢、输卵管手术、阑尾切除术和肠道手术等。

上述病史为输卵管性不孕的高危因素，但是约50%的盆腔输卵管性不孕妇女可无明确的急性盆腔炎病史，可能为亚临床感染所致。

【临床表现】

盆腔炎性疾病后遗症常无特异性表现，是急性盆腔炎遗留的结局。患者的症状与体征的严重程度不成比例，症状和体征的严重程度与腹腔镜和（或）子宫输卵管造影的检查结果不相关或不一致。

（1）症状

1）患者可有慢性、钝性、间歇性发作的下腹部隐痛或坠痛，或伴有腰骶部酸痛。疼痛常于月经期、性交后或劳累后加重。患者亦可无任何不适。

2）不孕为原发性或继发性，尤其伴有异位妊娠史，提示输卵管疾病。在检查其他不孕病因的同时，需首先考虑输卵管性因素。

3）月经异常：若炎症严重致卵巢储备功能低下，患者可有月经周期缩短，或因盆腔脏器充血出现经量增多或不规则阴道出血。

（2）体征：多无明显体征。部分患者可有下腹部压痛，宫骶韧带处触痛。子宫体大小正常，常呈后位或偏向患侧，活动度欠佳，可有触压痛。可出现附件区增厚、压痛。

【辅助检查】

（1）对输卵管通畅性检查：有多种方法可供选择，各种检查既有其优点，亦有不足，应根据患者的情况选择一种检查或几种检查结合应用，对盆腔炎性疾病后遗症诊断主要通过腹腔镜检查确诊。

1）子宫输卵管造影（hysterosalpingography，HSG）：方便、廉价，可以检查输卵管近端和远端的阻塞，显示峡部的结节性输卵管炎，了解输卵管的细节并评估输卵管周围的炎症情况。如果HSG提示输卵管通畅，则输卵管梗阻的可能性很小。但HSG的缺点是对输卵管近端梗阻诊断敏感度不高，对于HSG提示输卵管近端梗阻的患者需结合病史选择是否进一步检查，以排除由黏液栓、组织碎片堵塞或子宫输卵管口痉挛导致的假阳性。HSG 是诊断输卵管通畅性的首选。

2）超声子宫输卵管造影（hysterosalpingo-contrast sonography，HyCoSy）：评估输卵管通畅性有一定价值，该技术的推广尚待进一步验证。HyCoSy 较 HSG 检查结果为"不确定"（无法确定输卵管是通畅还是堵塞），且 HyCoSy 检查准确程度对超声检查医师的依赖性很大，其推广和普及有待进一步验证。与 HSG 相比 HyCoSy 无放射性，对子宫黏膜下肌瘤、宫腔息肉、宫腔粘连等病变的诊断有更高的敏感度。对于怀疑有子宫内膜病变的患者，或患者对 HSG 的放射性有顾虑时，可选择由有经验的超声医师行 HyCoSy 检查。

3）宫腔镜下输卵管插管通液：可作为排除假性近端梗阻的一种检查方式。2015 年美国生殖医学学会（American Society for Reproductive Medicine，ASRM）关于女性不孕诊断的共识中指出：宫腔镜下插管通液可以对 HSG 提示的输卵管近端梗阻进行确认和排除。宫腔镜可直接观察到患者的宫腔情况，可在检查的同时给予治疗，合并有宫腔病变的患者可选择宫腔镜下插管通液评估输卵管通畅性。

4）腹腔镜下亚甲蓝通液：是目前评估输卵管通畅性最准确的方法，但因操作复杂、价格昂贵等原因，不作为首选。腹腔镜检查可作为其他检查手段发现可疑输卵管病变的确诊方法，对同时合并生殖系统病变需要腹腔镜手术处理者可直接选择腹腔镜下亚甲蓝通液术作为检查手段。但腹腔镜诊断也有 3% 左右的假阳性率，另外因价格昂贵、需要住院及可能面临手术相关的并发症，腹腔镜检查只能作为输卵管性不孕的二线诊断方法。

5）输卵管镜检查：可作为评估输卵管功能的补充手段，但作为常规诊断手段证据不足。输卵管镜可了解输卵管内部的黏膜情况，可配合腹腔镜更全面地评估输卵管功能。有研究发现输卵管镜检查结果对患者的生育结局有较好的预测，输卵管病变程度的评估方面腹腔镜和输卵管镜检查有很高的吻合度，但因为输卵管镜检查需要腹腔镜配合进行，对设备要求高，价格昂贵，且缺乏统一的对于输卵管镜下输卵管病变程度的评价标准，目前临床应用较少，循证医学证据不足。

（2）输卵管通畅性的判断标准：应用各种输卵管通畅性检查评价输卵管是否通畅时，一般分为三类：

1）通畅：推注液体时无阻力或有轻微阻力，在影像上或直视下能见到液体从伞端流出，或流至盆腔内，或无液体回流。

2）通而不畅：推注液体时阻力较大，在影像上或直视下能见到液体从伞端流出或流至盆腔内。

3）阻塞：推注液体时阻力较大，若为输卵管近端阻塞，推注 5～10ml 液体即不能再推入；若为输卵管伞端阻塞，可推注 20～80ml 液体（与双侧输卵管扩张程度有关）后不能再注入液体，或在影像上或直视下未见液体流入盆腔或液体回流明显。

判断为输卵管通而不畅或阻塞，提示可能有输卵管狭窄、痉挛、远端不全阻塞，也可能由输卵管内细胞碎片、黏液栓所致。

（3）输卵管通畅性检查的注意事项

1）对所有不孕患者，应根据年龄、病史、不孕年限和社会经济状况等选择检查输卵管通畅性的方法，一般为 HSG。

2）输卵管通畅性检查于月经干净后 3～7 天进行。

3）大多数输卵管通畅性检查可在门诊进行。检查前应签署知情同意书，排除上下生殖道急性感染。做必要的碘过敏试验，必要时给予解痉剂。术后酌情应用抗生素预防感染，患者禁止性生活及盆浴 15 天。

4）盆腔输卵管手术治疗宜在卵泡早期进行。若进行了输卵管修复手术，应在术后出血干净或下次月经干净后 3～7 天行输卵管通液。

（4）输卵管疾病程度分类：对输卵管疾病程度的分类，目前尚无统一的标准。宫内妊娠率与输卵管疾病的严重程度呈负相关，异位妊娠率则随输卵管疾病程度加重而增加。

【诊断】

根据病史、临床表现、体格检查及 HSG 及宫、腹腔镜检查不难确诊，其中宫、腹腔镜检查是诊断金标准。

【治疗】

根据患者年龄、卵巢储备功能、输卵管的病变程度和部位、盆腔炎症粘连病变累及的范围和程度，以及社会经济情况决定治疗的方式。包括期待治疗、输卵管疏通治疗、手术治疗和辅助生殖技术治疗。

（1）期待治疗

1）输卵管通而不畅，一侧输卵管近端阻塞而对侧输卵管通畅，年轻、不孕时间较短。

2）一侧或两侧输卵管造口术或伞成形术后 6 个月内。

3）输卵管妊娠修补术后及输卵管保守治疗术后 6 个月内。

4）腹腔镜下盆腔粘连行松解术后，输卵管通畅或通而不畅，可行期待治疗。

在上述情况下，可指导患者排卵期性生活，亦可对患者行适当的促排卵治疗，以增加受孕概率。

（2）输卵管疏通治疗：输卵管近端阻塞，方法包括经宫腔镜引导下、超声引导下、X 线引导下（介入治疗）或在输卵管镜引导下进行经宫颈输卵管插管疏通术，治疗后的输卵管复通率为 30%～85%，再次阻塞率约为 30%，输卵管穿孔率为约 3%～11%，通常穿孔轻微且能自行愈合。但有造成输卵管损伤甚至急性炎症、盆腔粘连的可能。

（3）手术治疗

1）输卵管伞成形术：一侧或双侧输卵管部分性（不完全性）阻塞。

2）输卵管造口术：一侧或双侧输卵管伞完全性阻塞。

3）输卵管吻合术：近端输卵管阻塞，尤其是选择性插管疏通失败后，效果较差；输卵管结扎术后复通，术后妊娠率与结扎方法、患者年龄、卵巢储备功能、输卵管是否正常、吻合术的部位有关。

4）输卵管结扎术：体外受精（in vitro fertilization，IVF）治疗前，一侧或双侧输卵管积水。

5）输卵管切除术：严重的输卵管炎症、复发性或巨大的输卵管积水（直径＞ 2cm）及多次 IVF 后移植失败的输卵管积水。

6）盆腔粘连松解术：若为膜状疏松粘连带，行粘连松解术，术毕腹腔放置粘连预防制剂，术后自然妊娠概率较大；若为局限性致密粘连则酌情处理分离粘连；若为广泛致密粘连，行粘连分离手术的意义不大，且易致组织脏器损伤，应术后直接行体外受精 - 胚胎移植（in vitro fertilization

and embryo transfer，IVF-ET）治疗。

（4）体外受精 - 胚胎移植（IVF-ET）治疗

1）诊断性腹腔镜发现轻度或中度输卵管疾病的年轻患者，进行修复手术治疗后 12 个月仍不孕者，即使双侧输卵管通畅，考虑输卵管功能异常或再次出现盆腔粘连。

2）虽仅有轻度或中度输卵管疾病，但患者年龄较大（≥ 35 岁），或卵巢储备功能减退。

3）盆腔输卵管疾病严重者应直接选择 IVF-ET 治疗。

4）近端输卵管阻塞或行选择性输卵管插管疏通术后仍不孕。

5）双侧输卵管切除术后或输卵管绝育术后不愿行复通手术。

6）输卵管吻合术后 1 年仍不孕。

（5）输卵管积水的处理：输卵管积水影响 IVF 的成功，应在 IVF 治疗前行输卵管积水抽吸、输卵管造口术、近端输卵管结扎术或输卵管切除术。若在 IVF 治疗中发现输卵管积水，可行输卵管积水抽吸，但效果往往欠佳。如输卵管积水合并宫腔积液应冷冻所有胚胎，行输卵管结扎术或切除术。

（二）盆腔或子宫内膜结核

由结核杆菌引起的女性生殖器炎症称生殖器结核，又称结核性盆腔炎。包括输卵管结核、子宫内膜结核、卵巢结核和宫颈结核、盆腔腹膜结核。

【病因】

（1）输卵管结核：占女性生殖器结核的 90%～100%。外观可有不同的表现，输卵管增粗肥大，伞端外翻如烟斗状或封闭，管腔内充满干酪样物质，或管壁内有结核结节，或输卵管僵直，峡部有结节隆起，常与邻近组织广泛粘连。

（2）子宫内膜结核：占生殖器结核的 50%～80%，输卵管结核患者约 50% 合并子宫内膜结核。病变首先出现在宫腔两侧角，逐渐向宫腔内蔓延，最后使宫腔粘连变形缩小。

（3）卵巢结核：占生殖器结核的 20%～30%，通常仅有卵巢周围炎，侵犯卵巢深层较少，由血液循环传播的结核可在卵巢深部形成结节及干酪样坏死性脓肿。

（4）宫颈结核：较少见，占生殖器结核的 10%～20%，表现为乳头状增生或溃疡。

（5）盆腔腹膜结核：多合并输卵管结核，可分为渗出型和粘连型，渗出型特点为浆液性草黄色澄清液体积聚盆腔，可形成多个包裹性囊肿。粘连型的特点为腹膜增厚，与邻近器官发生致密粘连，粘连组织间常发生干酪样坏死。

【临床表现】

子宫内膜结核和输卵管结核大多没有明显的症状，而症状和体征又非特异性，仅能提示有结核的可能，不孕、月经量减少，特别是子宫闭经提示有子宫内膜结核的可能。

（1）不孕：是患者就诊的常见原因。输卵管黏膜纤毛破坏和粘连，管腔阻塞，输卵管僵硬，蠕动受限失去运送功能，子宫内膜破坏影响胚胎着床都可导致不孕。

（2）月经失调：早期子宫内膜充血和溃疡引起月经量过多，晚期引起月经量减少或闭经。

（3）下腹坠痛：经期加重。

（4）全身症状：活动期表现发热，盗汗，乏力，食欲缺乏，体重减轻，轻者全身症状不明显，重者可有高热等全身中毒症状。

（5）体征：大多无明显体征，严重者子宫活动受限，盆腔可触及大小不等形状不规则的包块。

【辅助检查】

（1）子宫内膜活检：是诊断子宫内膜结核最可靠的依据。经前1周或月经来潮6小时内诊刮，注意刮取两侧宫角的内膜。刮出内膜送病理检查或进行结核菌培养。

（2）子宫输卵管造影：宫腔狭窄变形，边缘呈锯齿状，输卵管管腔呈典型串珠状或管腔细小僵直，盆腔有钙化灶，造影剂进入子宫一侧或两侧静脉丛。怀疑结核者手术前后都予以抗结核治疗。

（3）盆腔或胸片：看有无钙化灶。

（4）腹腔镜检查：可直接观察和取活检确诊。

（5）结核菌素试验即PPD试验：非特异性，强阳性提示目前可能有活动性病灶。

（6）红细胞沉降率。

（7）结核菌培养或DNA检查。

【诊断及鉴别诊断】

（1）诊断：结核性盆腔炎常继发于身体其他部位结核，但原发病灶可保持多年无症状或已愈合，除原发结核病灶正处于急性发病期外，生殖器结核大多病程缓慢，缺乏明显症状及阳性体征，故诊断时易被忽略。为提高确诊率，应详细询问病史，

如有无原发性不育，月经由多量逐渐转变少量或闭经；低热、盗汗、盆腔炎或腹水；慢性盆腔炎久治不愈；既往有结核病密切接触史或本人曾患肺结核、胸膜炎、肠结核、骨结核、淋巴结核等。结合临床表现，相关辅助检查可作出初步诊断。获得病原学或组织学证据即可确诊。

（2）鉴别诊断

1）慢性盆腔炎：此病患者多经历过分娩、流产或急性盆腔炎等，月经量一般较多，闭经极少见，而生殖器结核多出现不孕、月经量减少甚至闭经，盆腔检查常可触及结节。

2）子宫内膜异位症：此病与盆腔结核的临床表现有许多相似之处，如低热、痛经等。但此病的痛经症状更明显，疼痛多随病情加重而加剧，月经量一般较多。

3）卵巢癌：此病也可出现盆腔、腹腔肿块，腹水，体重下降等，化验检查血清癌抗原125两者都有升高，因此临床上极难鉴别。但卵巢癌多发生于较年长的妇女，发病急，病程短，肿块可迅速增大，腹腔细胞学检查可找到癌细胞；而结核性盆腔炎患者一般较年轻，发病缓慢，病程较长，曾患肺结核、肠结核、腹膜炎等或曾经接触过结核病患者，腹腔细胞学检查没有找到癌细胞。

【治疗】

结核性盆腔炎的治疗原则与其他结核病的治疗原则基本相同。以抗结核药物治疗为主，手术治疗和支持治疗为辅的原则。

（1）支持疗法：保证充分休息，加强营养，增强免疫力。在活动性结核阶段，至少应休息3个月，根据全身情况逐渐开始轻工作，适度活动，增强体质，增强免疫能力。

（2）药物疗法：对于活动性结核性盆腔炎的抗结核药物治疗一般建议患者去当地结核病防治研究所治疗，遵循一般的内科用药原则：早期、联合、规律、适量和全程。抗结核药物停药6个月后根据患者受损情况给予患者不同指导及治疗。

（3）手术治疗：有以下情况应考虑手术治疗。①治疗无效或治疗后又反复发作者；②盆腔包块经抗结核药物治疗后缩小，但不能完全消退者；③盆腔结核形成较大的包块或较大的包裹性积液者；④子宫内膜结核，子宫内膜遭严重破坏，药物治疗无效者。手术前后需应用抗结核药物治疗，

以防感染扩散。对年轻妇女应尽量保留卵巢功能。其中输卵管成形术由于疗效不好，受孕率极低，即使妊娠也容易是异位妊娠，故目前不主张单纯应用。但是对于输卵管结构破坏较轻者，应考虑应用，同时去除卵巢等部位结核病灶，分离粘连，术中放置防粘连的壳聚糖等，以争取术后自然受孕的机会。

（4）辅助生殖技术治疗：结核性盆腔炎或子宫内膜炎引起的不孕可在控制活动结核后施行辅助生殖技术治疗。结核破坏子宫内膜较严重时辅助生殖技术预后较差。

第二节　排卵障碍有关的女性不孕症的诊治

（一）下丘脑垂体性闭经

【病因】

这是一种中枢性内分泌紊乱性综合征。原理是下丘脑不能分泌足够的促性腺激素释放激素（gonadotropin-releasing hormone，GnRH），或垂体不能产生足够的促性腺激素（gonadotropin，Gn）。病因复杂多种，有器质性也有功能性。包括生理性发育延迟、下丘脑垂体功能低下、Kallmann 综合征、甲状腺功能减退、中枢神经系统肿瘤、5α-还原酶缺乏、GnRH 受体基因突变、神经性厌食症、重度营养不良、消化道吸收障碍、过度运动、吸毒、慢性消耗性疾病等。

【临床表现】

（1）生理性发育延迟：是大多数青春期月经不调和闭经的原因。儿童生理性发育有延迟者占人群的 2%～3%。主要原因是下丘脑 - 垂体 - 卵巢轴的功能成熟延迟，GnRH 的脉冲不规律，不能诱导青春期出现。大多数的母亲有类似的病史。表现为身高常偏低，但骨龄正常。

（2）特发性低 Gn 性腺功能不良（idiopathic hypogonadotropic hypogonadism，IHH）和 Kallmann 综合征：两者的区别是 Kallmann 征在 IHH 的基础上伴嗅觉缺失，两者是否同源尚有争议。可以由遗传缺陷、下丘脑的炎症反应、肿瘤、血管疾病，以及外伤所致。

单一的 GnRH 的脉冲分泌不足，导致促性腺激素和性激素均低下。身高正常，青春期延迟，

骨龄异常。

（3）中枢神经系统肿瘤：下丘脑部位的肿瘤最常见的是颅咽管肿瘤、生殖细胞瘤、结节性肉芽肿、肉瘤样肉芽肿、皮样囊肿等。肿块压迫干扰 GnRH 以及 Gn 的合成和分泌，常伴有其他垂体激素的分泌不足；70% 的 CT 或 MRI 显示异常鞍上腔或鞍内腔钙化。

垂体的肿瘤包括无功能腺瘤、分泌催乳素的腺瘤、分泌生长激素肿瘤造成的肢端肥大症等。在儿童期间罕见，在性成熟期和育龄期多发，CT 或 MRI 显示垂体肿块，多引发青春期延迟，骨龄异常。

（4）垂体的梗死和功能衰竭：最典型的病变为 Sheehan 综合征，为产后出血导致的垂体缺血坏死。表现为产后闭经、无乳汁分泌、苍白、脱发、营养不良，性腺、甲状腺和肾上腺功能低下。

（5）GnRH 或 Gn 受体基因突变：GnRH 受体基因突变的病例推测可能占低促性腺激素性性腺功能低下的 17% 左右。GnRH 受体目前已经发现 10 余个突变位点，可以呈杂合或纯合的基因类型，有的突变导致受体功能部分缺失，有的则表现为完全失活。

促性腺激素受体的基因突变极罕见，大多为家族聚集性发病。黄体生成素（luteinizing hormone，LH）的突变可能导致性早熟，卵泡刺激素（follicle stimulating hormone，FSH）的基因突变则表现为性腺功能低下。

（6）神经性厌食：是一种严重的身心疾病。从心理上恐惧变胖，拒绝维持 15% 的正常体重下界；采用节食、诱发呕吐、自虐、过度运动减轻体重，即使低于正常体重仍然觉得自己肥胖；闭经，多种激素指标异常，闭经时间过长者可发生骨质疏松，近 50% 的患者有部分性糖尿病，体温、血压、血常规均低。9% 的患者死于全身器官衰竭。

（7）甲状腺功能减退：大多数患者属于自身免疫性疾病，抗甲状腺成分的抗体异常升高。其余特发性、手术后、肿瘤占位等原因可以引起甲减（TSH 升高，FT_3、FT_4 降低）患者畏寒、淡漠、神萎，严重者出现黏液性水肿和心包积液。部分患者伴发高催乳素血症。

（8）育龄期妇女主要特征表现：主要表现为原发或继发性闭经，月经稀发或月经过少，第二

性征发育较差。身高常偏低、瘦弱、毛发稀疏枯黄。盆腔双合诊发现子宫发育较差。

（9）过度运动、营养不良、慢性消耗性疾病、高催乳素血症、过度紧张、假孕、垂体淋巴细胞性垂体炎、垂体的手术或放疗等情况可以通过抑制GnRH 的释放，造成低促性腺激素性性腺功能低下。

【辅助检查】

（1）生殖内分泌检查：血清 FSH、LH、雌醇（estradiol, E2）水平偏低。B 超提示子宫体积偏小，内膜偏薄。双侧卵巢不见优势卵泡，部分患者窦卵泡数目极少。

（2）其他内分泌检查：垂体其他激素大多偏低；甲状腺功能减退者 TSH 升高，部分患者伴催乳素（prolactin, PRL）升高；肾上腺功能低下者，皮质醇和 ACTH 促肾上腺皮质激素（adreno corticotrophic hormone, ACTH）分泌降低。

（3）特殊检查

1）垂体兴奋试验：判断和鉴别下丘脑或垂体病因的方法。

①方法：在闭经或撤药性出血后，早晨空腹抽取血清测基础 LH 值；静脉或肌内注射 LHRH100 ～ 150μg；于注射药物的第 30min、60min、90min、120min 共 5 次测血清 LH 值（包括基础值）。

②结果判断：基础值应不小于 2U/L；最高峰应该在 30min，高于基础值 3 倍以上；120min 后 LH 水平应大致恢复正常；提示垂体功能正常，为下丘脑性性腺功能不良；如果 LH 水平持续低下而无反应，则诊断为垂体功能衰竭；如果高峰反应值存在，但延迟到 60min 以后，不能在 120min 恢复正常，则为垂体反应不良，可以在下一个周期再复查一次垂体兴奋试验验证。

2）头颅 X 线、CT 或 MRI 颅脑的影像学检查对诊断下丘脑或垂体的肿瘤和占位性病变极其重要。颅咽管肿瘤在 X 线头颅侧位片时可发现蝶鞍扩大，或鞍背部骨质破坏，肿瘤部位可见钙化影。垂体和下丘脑占位均可在 CT 或 MRI 中见到肿块的部位和大小。

【诊断】

根据临床表现、辅助检查即可做出诊断。

【治疗】

（1）主要是针对病因，去除病因，对症治疗

1）对精神神经因素、过度运动、慢性消耗性疾病、神经性厌食、过度紧张等身心疾病，应从改善生活方式、心理治疗和疏导、营养补充等方面进行调整，恢复体重或生活方式后，可望自行痊愈。

2）药物治疗：主要是对症和替代治疗。

①对闭经的患者，给雌激素 - 孕激素的序贯治疗。

②对甲状腺功能减退者，补充甲状腺素。

③高催乳素血症患者，如伴发 TSH 升高，先进行甲减的治疗。如果为独立的高催乳素血症，可以服用溴隐亭，2.5mg，2 次 / 天。监测催乳素水平，持续 2 年后酌情减量停药。

④对肾上腺功能低下者补充糖皮质激素。

3）诱导排卵治疗：对有生育要求的患者，需要进行诱导排卵的治疗。①促性腺激素：FSH 或绝经期促性腺激素（human menopausal gonadotropin, HMG），从周期第 2 ～ 3 天开始，每天 75 ～ 150U，肌内注射。周期第 10 ～ 12 天监测卵泡，卵泡成熟后注射人绒毛膜促性腺激素（human chorionic gonadotropin, hCG）5000U，指导同房或进行宫腔内人工授精。注射 hCG 后 36 ～ 40 小时卵泡排出后每天补充黄体酮 20 ～ 40mg，肌内注射，共 14 天。检测是否妊娠。② GnRH 脉冲治疗：应用于下丘脑性闭经，使用 GnRH 制剂替代治疗，诱导排卵。因为 GnRH 分泌的脉冲特性，可以采用特制的注射泵，按脉冲频率每 90 ～ 120min 自动注射 GnRH 25 ～ 50μg，监测卵泡发育和排卵。指导同房或宫腔内人工授精。黄体支持治疗同上。

4）手术治疗：对下丘脑颅咽管瘤、垂体的分泌催乳素的巨大腺瘤经溴隐亭治疗后 PRL 不能恢复正常以及有视野缺损的患者、分泌生长激素造成肢端肥大者，其他下丘脑和垂体占位的各种肿瘤，根据病情需要采用手术治疗。手术的方式有经鼻窦和经颅的开放式手术、内镜手术、伽玛刀手术等。

（2）辅助生殖技术

1）诱导排卵 + 宫腔内人工授精，适用于诱导排卵有优势卵泡但未孕，男性精液常规的活动精子数达标，两侧输卵管通畅的患者。一般试行 3 ～ 4 个周期。

2）体外受精 - 胚胎移植，适用于：①经诱导

排卵至少4～6个周期，无优势卵泡发育或宫腔内人工授精3～4个周期未孕；②反复的卵泡黄素化不破裂；③伴有其他IVF或卵胞质内单精子注射（intracytoplasmic sperm injection，ICSI）指征。

体外受精-胚胎移植治疗方案：不需要对垂体进行降调，直接采用促性腺激素刺激卵巢。如没有其他相关指征，一般采用常规IVF受精方法，治疗过程同常规步骤。

（二）高催乳素血症

各种原因引起的外周血PRL水平持续增高的状态称为高催乳素血症。正常育龄期妇女血清PRL水平一般低于30ng/ml（即1.36nmol/L）。

【病因】

高催乳素血症是一种临床病理生理状态，而不是一种疾病。高催乳素血症可由多种生理、药理、病理情况引起。

（1）生理性。

（2）药理性：通过拮抗下丘脑多巴胺或增强催乳素释放因子（prolactin releasing factor，PRF）刺激而引起高催乳素血症的药物有多种。药理性高催乳素血症者多数血清PRL＜100ng/ml，可有典型症状，服吩噻嗪类、利培酮者血PRL可达200ng/ml。12%～30%服用含较高雌激素的口服避孕药者血PRL水平略升高。

（3）病理性

1）下丘脑或邻近部位疾病：①肿瘤如颅咽管瘤、神经胶质瘤等；②头部外伤引起垂体柄切断；③脑膜炎、结核、组织细胞增多症或头部放疗等影响多巴胺的分泌或运送；④下丘脑功能失调如假孕。

2）垂体疾病

①垂体腺瘤：高催乳素血症中20%～30%有垂体瘤，最常见为催乳素瘤，其他有生长激素（growth hormone，GH）瘤（25%～40%有高催乳素血症）、促肾上腺皮质激素（ACTH）瘤、无功能细胞瘤。21～30岁时催乳素瘤发生率男女比例为1：10，50岁后男性较常见。按催乳素瘤体积分为微腺瘤及大腺瘤，前者直径≤10mm，位于鞍内；后者直径＞10mm，可局限于鞍内或向鞍外扩展，可引起压迫视交叉、下丘脑及第三脑室等的症状，偶可侵蚀蝶窦和海绵窦，累及脑神经，被称为"侵袭性催乳素瘤"。垂体瘤可出血、变性

而形成囊肿。极少恶变。

②空泡蝶鞍症：尸检资料显示，空泡蝶鞍症的发生率为5.5%～23.5%，以多产妇和中年肥胖妇女居多。分原发性和继发性两类。原发性因鞍膈先天性解剖缺陷所致。继发性因鞍内肿瘤经放疗、手术或自发梗死后、妊娠时垂体增大产后复旧缩小等情况使鞍内空间增大，加上某些颅压升高的因素引起脑脊液进入鞍内，垂体柄受压所致。

3）原发性甲状腺功能减退：促甲状腺激素释放激素（thyrotropin releasing hormone，TRH）水平升高引起PRL细胞增生，垂体可增大，约40%的患者血PRL水平升高。

4）慢性肾功能不全：PRL廓清减慢，70%～90%的患者有高催乳素血症，一般＜100ng/ml；肾透析后不下降，肾移植后可下降。

5）肝硬化、肝性脑病：5%～13%的患者有高催乳素血症。

6）异位PRL分泌：见于支气管癌、肾癌、卵巢畸胎瘤等。

7）胸壁疾病或乳腺慢性刺激：如创伤、带状疱疹、神经炎、乳腺手术、长期乳头刺激等。

8）多发性内分泌瘤病Ⅰ型：多发性内分泌瘤病Ⅰ型（multiple endocrine neoplasia typeⅠ，MEN-Ⅰ）罕见，患者有催乳素瘤并可伴甲状旁腺功能减退、胃泌素瘤。

9）其他：多囊卵巢综合征（polycystic ovary syndrome，PCOS）患者中6%～20%可出现溢乳及轻度高催乳素血症。可能因持续雌激素刺激，PRL分泌细胞敏感度增高所致。此外，子宫内膜异位症患者中21%～36%血PRL水平轻度升高，尤其是伴不孕者，可能为痛经不孕造成精神应激所致。

（4）特发性：指血PRL水平轻度增高并伴有症状，但未发现任何使血PRL水平升高的原因。可能为PRL分泌细胞弥漫性增生所致。有报道，本症随诊6年后20%自然痊愈，10%～15%发展为微腺瘤，发展为大腺瘤者罕见。

【临床表现】

（1）月经紊乱及不孕：90%的高催乳素血症患者有月经紊乱，以继发性闭经多见，也可为月经量少、稀发或无排卵月经；原发性闭经、月经频发、量多及不规则出血较少见。卵巢功能改变以无排卵最多

见，也可由黄体功能不足引起不孕或流产。

（2）异常泌乳：指非妊娠或产后停止哺乳 > 6 个月仍有乳汁分泌。发生率约为 90%。因有大分子 PRL、乳腺 PRL 受体数或对 PRL 敏感度的差异，血 PRL 水平与泌乳量不成正比。

（3）肿瘤压迫症状

1）其他垂体激素分泌减低：如 GH 分泌减低引起儿童期生长迟缓，Gn 分泌减低引起闭经、青春期延迟，抗利尿激素分泌减低引起尿崩症，促甲状腺激素（thyroid stimulating hormone，TSH）或 ACTH 分泌减低继发甲状腺或肾上腺皮质功能降低。

2）神经压迫症状：如头痛、双颞侧视野缺损、肥胖、嗜睡、食欲异常和脑神经压迫症状。15% ~ 20% 的患者腺瘤内可自发出血，少数患者可发生急性垂体卒中，表现为突发剧烈头痛、呕吐、视力下降、动眼神经麻痹等。

（4）其他：雌激素水平低导致骨量丢失加速、低骨量或骨质疏松。低雌激素状态引起生殖器官萎缩、性欲减低、性生活困难。约 40% 的患者可有多毛。如为混合性腺瘤，可有其他垂体激素分泌亢进的临床表现。

【辅助检查】

（1）激素测定：育龄期妇女出现月经紊乱时应常规行血清 LH、FSH、PRL、雌二醇、睾酮、孕酮测定。测定血 PRL 水平时，采血有严格的要求：早晨空腹或进食纯碳水化合物早餐，于上午 9 ~ 11 时到达，先清醒静坐 30min，然后取血，力求"一针见血"，尽量减少应激。解读结果须结合临床。同时测定其他 5 项生殖激素有助于鉴别月经紊乱的其他病因。高催乳素血症患者血 LH、FSH 水平正常或偏低，血雌二醇水平相当或低于早卵泡期水平，睾酮水平不高。为鉴别高催乳素血症的病因，必要时需行血 hCG、甲状腺功能、其他垂体激素、肝肾功能、盆腔 B 超、骨密度等检查。

（2）影像学检查：MRI 对软组织分辨率高，无放射线损伤，在排除或确定压迫垂体柄、垂体催乳素微腺瘤及空泡蝶鞍症等鞍区病变的定性、定位诊断等方面有明显优势，是鞍区病变首选的影像学检查手段。MRI 平扫加增强检查的病变检出率较高，有时为鉴别有无微腺瘤应行鞍区动态增强 MRI 检查。CT 增强检查对确认微腺瘤或识别其与周围结构的关系方面敏感度较差，如无 MRI 检查条件时可选用。

（3）其他：疑为大腺瘤或有压迫症状的患者应常规筛查视野，对确定垂体瘤扩展部位有意义。其他垂体激素基础水平的测定有助于了解疾病累及范围及治疗前后对照。

【诊断】

详细询问月经紊乱的出血模式、泌乳量、婚育分娩哺乳史，发病前手术、放疗、应激、服药史，有无肥胖、头痛、视力改变等，既往甲状腺、肝肾、胸壁、乳房疾病、脑炎、脑外伤史，采血时有无应激等。

查体时注意生殖器官萎缩程度、泌乳量、有无面貌异常、肥胖、高血压、多毛等，常规测定血 6 项生殖激素水平。若血 PRL < 100ng/ml，应先排除诸多生理性或药理性因素、甲状腺及肝肾病变等引起的高催乳素血症。通常血 PRL 水平高低与催乳素瘤体积大小相平行。若血 PRL 水平持续 > 100ng/ml，有临床症状者应行鞍区 MRI 平扫加增强检查明确有无占位性病变。如有垂体大腺瘤的典型表现，而采用双位免疫放射法测定 PRL 仅 < 100ng/ml，应怀疑垂体大而无功能瘤压迫垂体柄所致，应将血样稀释 100 倍后再测定以排除测定系统的误差；如血 PRL 水平在 31 ~ 100ng/ml 伴有症状，各种检查均未找到原因，可归为"特发性高催乳素血症"。血 PRL 水平中度增高，无症状，可能是"大分子催乳素血症"，经聚乙烯二醇沉淀才能确定，但临床无此检测条件。

【鉴别诊断】

（1）PCOS：主要病理生理特征是高雄激素血症、高胰岛素血症。症状以月经稀发最多见。非肥胖 PCOS 患者血 LH 水平升高，肥胖患者常有糖脂代谢异常、血雌二醇相当于中卵泡期水平。血 PRL 水平轻度升高。超声检查显示卵巢体积 > 10ml，鞍区影像学检查未见异常。应按 PCOS 处理，一般无须使用溴隐亭。

（2）其他垂体肿瘤：GH 瘤可有高催乳素血症及溢乳，但体型或面貌有特征性，血 GH 功能试验可以鉴别。垂体无功能瘤压迫垂体柄引起血 PRL 水平中度升高，多巴胺激动剂治疗后血 PRL 水平降低但瘤体不缩小，MRI 检查也有助于鉴别。

（3）空泡蝶鞍症：临床表现与垂体瘤相仿，

但程度较轻。2/3 的患者内分泌检查正常。鞍区 MRI 检查可识别。

(4) 子宫内膜异位症：可有轻度高催乳素血症（血 PRL < 100ng/ml）。患者有痛经、盆腔结节或肿块。确诊需腹腔镜检查。

(5) 特发性泌乳：有异常泌乳，但其月经周期、排卵及血 PRL 水平均正常。

【治疗】

生理性高催乳素血症仅需消除该因素后复查。药理性高催乳素血症需请相关学科会诊，权衡利弊后决定更换不升高血 PRL 水平的同类药或停药 3 天后复查血 PRL 水平，一般无须多巴胺激动剂治疗。下丘脑垂体的其他疾病引起高催乳素血症者转相关学科处理。空泡蝶鞍症无特殊处理。血 PRL < 100ng/ml（即 4.55nmol/L）、泌乳量少、有规律排卵月经，无生育要求，可定期随诊观察。正常人群中 10% 有微腺瘤，PRL 微腺瘤随诊 > 10 年只有 7% 增大，如无症状也可随诊观察。本文主要讨论垂体催乳素瘤和特发性高催乳素血症的治疗。

(1) 治疗目标

1) 催乳素微腺瘤和特发性高催乳素血症患者：抑制异常泌乳，恢复正常月经和排卵生育功能。

2) 大腺瘤患者：缩小瘤体，解除压迫，保留垂体功能，改善神经症状。

3) 预防复发及远期并发症。

(2) 治疗指征

1) 垂体催乳素大腺瘤伴压迫症状。

2) 催乳素微腺瘤、特发性高催乳素血症伴有症状。

3) 垂体催乳素瘤手术后残留或放疗后 PRL 水平高及症状持续存在。

(3) 治疗选择：高催乳素血症、垂体催乳素腺瘤（无论微腺瘤或大腺瘤），都可首选多巴胺受体激动剂治疗。医师应根据患者年龄、病情、生育状况，在充分告知各种治疗的优势和不足后，尊重患者意愿做出适当选择。

(4) 药物治疗

1) 多巴胺受体激动剂：常用有溴隐亭、α二氢麦角隐亭（dihydroergocryptine）、卡麦角林（cabergoline）。

①溴隐亭：是第 1 个临床应用的多巴胺 D1、D2 受体激动剂，可抑制垂体催乳素分泌和催乳素瘤细胞增殖从而缩小瘤体。40 余年来，临床报道溴隐亭治疗可使 60% ～ 80% 的患者血 PRL 水平降至正常、异常泌乳消失或减少，80% ～ 90% 的患者恢复排卵月经，70% 的患者可以生育。80% ～ 90% 的大腺瘤患者视野改善，60% 的瘤体缩小 50% 以上，缩小所需时间长短不一，与血 PRL 水平下降情况也不平行。溴隐亭的疗效与个体敏感度有关，不一定与剂量正相关。不良反应主要是胃肠道反应（恶心、呕吐、便秘）和直立性低血压（头晕、头痛），多数在短期内消失。为减轻不良反应一般从小剂量开始，初始剂量为 1.25mg/d，餐中服用；根据患者反应，每 3 ～ 7 天增加 1.25mg/d，直至常用有效剂量 5.0 ～ 7.5mg/d，一般不需要大于此量。如加量出现不耐受可减量维持。持续服药 1 个月后复查血 PRL 水平，以指导剂量的调整。10% ～ 18% 的患者对溴隐亭不敏感或不耐受，可更换其他药物或手术治疗。

② α- 二氢麦角隐亭：是高选择性多巴胺 D2 受体激动剂及 α 肾上腺素能拮抗剂。有报道，5mg α- 二氢麦角隐亭与 2.5mg 溴隐亭的药效动力学曲线相同，血 PRL 水平均于服药后 5h 达低谷，至少可维持 12h。初始治疗患者从 5mg（1/4 片）每天 2 次开始，餐中服用，1 ～ 2 周后加量，并根据患者血 PRL 水平变化，逐步调整至最佳剂量维持，一般为 20 ～ 40mg/d。疗效与溴隐亭相仿，心血管副作用少于溴隐亭，无直立性低血压出现。长期耐受性高。

③卡麦角林：化学结构为 6- 烯丙基 -N-[3-（二甲基氨基）丙基]-N-（乙基氨基甲酰基）麦角林 -8-甲酰胺，是具有高度选择性的多巴胺 D2 受体激动剂，是溴隐亭的换代药物，抑制 PRL 的作用更强大但不良反应相对减少，且作用时间更长。对溴隐亭抵抗（指每天使用 15mg 溴隐亭效果不满意）或不耐受溴隐亭治疗的催乳素瘤患者改用此新型多巴胺受体激动剂仍有 50% 以上有效。卡麦角林与其他多巴胺受体激动剂的差别在于半衰期非常长，为 65h，只需每周给药 1 ～ 2 次，常用剂量为 0.5 ～ 2.0mg（1 ～ 4 片）。作用时间的延长是由于从垂体组织中的清除缓慢，与垂体多巴胺受体的亲和力高，广泛的肠肝再循环。口服后 3h 内就可以检测到 PRL 水平降低，然后逐渐下降，在

48～120h效应达到平台期；坚持每周给药，PRL水平持续下降。副作用少，很少出现恶心、呕吐等，患者顺应性较溴隐亭好。α-二氢麦角隐亭和卡麦角林无妊娠期使用的资料，假如患者有生育要求，溴隐亭有更加确定的安全性，可能是更好的选择。

2）药物治疗时的随诊：在多巴胺受体激动剂治疗的长期用药过程中随诊十分重要，应包括：

①治疗1个月起定期测定血PRL及雌二醇水平，观察PRL下降及卵泡发育改善的进度，指导剂量调整。

②每1～2年重复鞍区MRI检查，大腺瘤患者每3个月检查1次。如多巴胺受体激动剂治疗后血PRL水平不降反升、出现新症状也应行MRI检查。催乳素大腺瘤在多巴胺受体激动剂治疗后血PRL水平正常而瘤体不缩小，应重新核对诊断，是否为其他类型腺瘤或混合性垂体瘤、是否需改用其他治疗。

③有视野缺损、大腺瘤患者在初始治疗时可每周复查2次视野。如疗效满意常在2周内显效。如无改善或不满意应在治疗后1～3周复查MRI，决定是否需手术治疗减压。

④其他：其他垂体激素测定、骨密度等。

3）药物减量及维持：催乳素微腺瘤患者在药物治疗过程中若血PRL水平已正常、症状好转或消失，可考虑开始将药物减量。大腺瘤患者应先复查MRI，确认瘤体已明显缩小、PRL水平正常后才可开始减量。

减量应缓慢分次进行，通常每1～2个月减少溴隐亭1.25mg/d，同时复查血PRL水平，以确保仍然正常，直至最小有效剂量作为维持量，可为每日或隔日1.25mg，长期使用。长期维持治疗期间，一旦再次出现月经紊乱或PRL水平升高，应查找原因，必要时复查MRI再决定是否加量。

4）多巴胺受体激动剂治疗能否治愈？停药时机如何决定？

溴隐亭只抑制催乳素瘤细胞增殖，短期用药停药后腺瘤会再生长导致复发。Pereira报道了743例高催乳素血症患者停药后至少随诊6个月的结果，总血PRL水平保持正常者仅占21%，其中特发性高催乳素血症为32%，微腺瘤为21%，大腺瘤为16%；服药＞2年者34%，＜2年者16%保持正常。绝经有利于停药后血PRL水平保持正常。

推荐停药时机为小剂量溴隐亭维持PRL水平正常、MRI检查肿瘤消失或呈空泡蝶鞍，疗程达2年以后。停药初期每月复查血PRL水平，3个月后可每6个月查1次，或者，前1年每3个月复查1次血PRL水平，以后每年查1次；如PRL水平升高，同时复查MRI；若又升高则仍需长期以最小有效剂量维持。

（5）手术治疗：随着神经导航及内镜等仪器的发展及微创技术水平的提高，经蝶窦入路手术更精确、更安全、损伤更小、并发症更少，成为垂体催乳素腺瘤患者的另一治疗选择。手术成功率取决于肿瘤大小和术者的经验技巧。术后视野改善率为70%，血PRL水平正常者微腺瘤74%、大腺瘤50%；复发率约20%；最终治愈率微腺瘤为58%、大腺瘤为26%。手术治疗的并发症有短暂尿崩症、垂体功能减退、脑脊液漏、局部感染等。

1）手术适应证：①药物治疗无效或效果欠佳；②药物治疗不耐受；③巨大垂体腺瘤伴视交叉压迫急需减压者，或药物治疗2～3个月血PRL水平正常但瘤体无改变，疑为无功能瘤者；④侵袭性垂体腺瘤伴有脑脊液鼻漏者；⑤拒绝长期服用药物者；⑥复发性垂体腺瘤。

2）手术相对禁忌证：全身器官功能差不能耐受手术者。

3）术后随访和处理：术后需行全面垂体功能评估。有全垂体功能减退的患者需给予相应的激素补充治疗。术后3个月应行影像学检查，结合内分泌变化，了解肿瘤切除程度。酌情每6个月或1年再复查1次。术后仍有肿瘤残留的患者须进一步药物或放射治疗。

（6）放射治疗：主要适用于侵袭性大腺瘤、术后肿瘤残留或复发、药物治疗无效或不耐受、有手术禁忌或拒绝手术、不愿长期服药的患者。采用传统放疗加溴隐亭治疗者，1/3的患者血PRL水平正常但显效时间可长达20年以上。主要并发症为全垂体功能减退、恶变、视神经损伤、放射性颞叶坏死等。近年，立体定位放射外科（γ刀、质子射线）的应用，30%的患者血PRL水平正常，显效时间为数月到数年；但应用时间尚短，有待积累资料。

（7）促生育治疗：高催乳素血症妇女，不论有无垂体催乳素瘤，单独服溴隐亭后2个月内约

70% 的患者血 PRL 水平正常、异常泌乳停止、闭经者月经恢复。服药 4 个月内 90% 的患者排卵恢复，70% 的患者妊娠。少数 PRL 水平下降但未达正常者中也有 25% 排卵恢复，14% 妊娠。以上说明，血 PRL 水平升高是抑制卵巢功能的主要原因。但其余约 25% 的患者在血 PRL 水平正常后 4～6 个月，月经仍不恢复或虽恢复但基础体温显示无排卵，推测这些患者下丘脑多巴胺功能紊乱同时累及 PRL 分泌及卵巢轴。此时，联合促进垂体 FSH、LH 分泌的药物可获得良好效果。对卵巢轴有一定功能的患者，枸橼酸氯米芬可有效促排卵及促生育。枸橼酸氯米芬促排卵无效或垂体手术、放疗后 Gn 储备功能低减的患者应用外源性 Gn 制剂如人绝经期促性腺激素（hMG）和 hCG 促排卵。用法和注意事项见不孕的相关诊治指南。也应注意避免 PRL 过度抑制导致黄体功能不足而影响受孕。

（8）无生育要求的高催乳素血症患者：经足量溴隐亭治疗血 PRL 水平已正常或接近正常但仍闭经，如何处理？是否继续增加溴隐亭的剂量？能否应用雌孕激素补充治疗？

应详细询问有无垂体手术或放疗史，因其可能损害垂体 Gn 细胞储备导致卵巢功能不恢复。复查血 6 项生殖激素有助于判断垂体 Gn 及卵巢功能情况。如血 PRL 水平基本正常、雌二醇水平低于早卵泡期水平则应全面权衡获益和风险后，谨慎使用雌孕激素补充治疗，以恢复月经，预防低雌激素引起的并发症。具体用法及监测见"绝经相关激素补充治疗的规范诊疗流程"。用药过程中随诊血 PRL 水平变化，如升高需再重新评估利弊。如血雌二醇水平高于早卵泡期水平则选用后半周期孕激素治疗，以预防子宫内膜增生。

【长期随访】

高催乳素血症患者应长期随访。无论带瘤妊娠分娩后及垂体瘤手术、放疗后，都需严密随访血 PRL 水平，以决定药物治疗的选择。在多巴胺受体激动剂治疗期间，也应定期监测血 PRL 水平，以调整剂量。

（三）卵巢性闭经

【病因】

造成闭经的卵巢原因包括先天性性腺发育不良（Turner 综合征）、单纯性性腺发育不良、卵巢早衰、卵巢抵抗综合征、多囊卵巢综合征、卵巢肿瘤等一系列排卵障碍有关疾病。

【临床表现】

（1）先天性性腺发育不良：为核型 45，XO 的染色体异常，也有 45，XO/46，XX 的嵌合类型。临床表现为原发性闭经，偶有继发性闭经；身材矮小、蹼颈、发际线低、肘外翻、通贯掌、轻度弱智等；子宫发育不良，卵巢为条索状；卵巢中无原始卵泡。FSH 水平高或正常。

（2）单纯性性腺发育不良：80% 的患者核型正常，约 20% 有不同类型的染色体异常，大多为缺失和平衡易位。身高发育正常，原发或继发闭经，第二性征发育不良。子宫偏小或者正常，两侧卵巢成条索状，无或极少原始卵泡。FSH 水平高或正常。

（3）卵巢早衰：为 40 岁以前的继发性闭经，卵巢中卵泡提早衰竭。20% 的患者染色体核型异常，多为缺失或平衡易位；20% 伴发自身免疫性疾病；部分为医源性病因，如化疗、放疗和手术等。卵巢体积小，超声不见卵巢上卵泡影像。FSH 和 LH 水平升高，一般高于 20U/L，雌激素水平低下。

（4）卵巢抵抗综合征：目前对该名称仍有争议。表现同卵巢早衰，但卵巢内有正常的始基卵泡，雌、孕激素序贯治疗后有部分患者可能出现自然排卵和妊娠。

（5）高雄激素血症和多囊卵巢综合征：多在青春期发病，为一组以持续性无排卵、高雄激素血症和卵巢多囊性改变为特征，排除其他分泌过多雄激素的器质性病因的临床综合征；50% 的患者伴发胰岛素抵抗和肥胖，是代谢综合征的高危因素；临床表现为闭经或月经稀发、肥胖、多毛、痤疮、黑棘皮病等高雄激素血症表现。常伴肾上腺皮质功能轻度亢进。

（6）分泌性激素的功能性卵巢肿瘤：卵巢生长的分泌雌激素的卵巢颗粒细胞瘤和卵泡膜细胞瘤；分泌雄激素的卵巢支持 - 间质细胞瘤和少数黄素化卵泡膜细胞瘤，过高的性激素分泌干扰了下丘脑 - 垂体 - 卵巢轴的正常功能，出现闭经。雄激素分泌过高产生男性化表现比较明显。

【辅助检查】

（1）激素测定：FSH、LH、E2、T（Testosterone，睾酮）、PRL、DHEAS（dehydroepiandroster-onesulfate，硫酸脱氢表雄酮）、SHBG（性激

素结合球蛋白，sex hormone-binding globulin)、17α-OHP（17-α-hydoxy progesterone，17α-羟孕酮)、INS（insulin，胰岛素)、OGTT（oral glucose tolerance test，口服葡萄糖耐量试验）等筛查项目，针对性进行垂体兴奋试验、地塞米松抑制试验、ACTH 兴奋试验等。

（2）超声检查：观察子宫和卵巢的发育情况，测量双侧卵巢的体积、窦卵泡数目、子宫的大小、内膜的厚度和分型等。

（3）染色体检查：原发性闭经或卵巢发育异常者行染色体检查，部分患者染色体异常。

（4）黄体酮试验：给予黄体酮针剂，20mg/d，共 3 天肌内注射，停药后观察出血情况。有撤药性出血表明体内有一定的雌激素水平，生殖道结构正常。

（5）雌 - 孕激素试验：在黄体酮试验阴性的时候，采用雌激素 - 孕激素序贯用药，观察撤药性出血。如果有出血，表明体内雌激素水平极低，生殖道结构正常。

【诊断】

根据临床表现、辅助检查即可做出诊断。

【治疗】

（1）对卵巢早衰、先天性性腺发育不良的患者

1）雌孕激素序贯疗法：即人工周期治疗，戊酸雌二醇 2mg/d，共 21 ～ 28 天，最后 10 天时加服地屈孕酮 20 ～ 40mg/d，雌孕激素同时停药，等撤药性出血周期的第 3 ～ 5 天再开始下一个周期的治疗。

2）为避免长期雌激素缺乏和闭经造成的全身退行性病变，在补充雌激素的同时补充钙片、多种维生素和矿物质。伴有其他内分泌腺功能异常的患者，应酌情补充和替代其他激素成分。例如甲状腺素、地塞米松、溴隐亭等。

（2）对持续性无排卵和多囊卵巢综合征的患者

1）辅助生殖技术治疗前的药物治疗。

2）改善生活方式：体重减轻对肥胖患者是首先推荐的方案，调整饮食结构、增加运动时间，肥胖者减轻体重 10% ～ 15% 可恢复月经和排卵。

3）口服避孕药：醋酸环丙孕酮是从 17-OHP 衍生来的合成孕激素，具有较强的抗雄激素特性。将炔雌醇和醋酸环丙孕酮联合，商品名是达英 -35。可以显著降低睾酮和雄烯二酮的水平，抑制 LH，

升高 SHBG。其弱的抗糖皮质激素的作用，可降低 DHEAS 的水平。对严重的痤疮和多毛的治疗效果良好。常用于辅助生殖技术诱导排卵前的周期准备。

4）枸橼酸甲羟孕酮（安宫黄体酮）：口服或肌内注射枸橼酸甲羟孕酮通过抑制 GnRH 的分泌和促性腺激素的释放，直接作用于下丘脑和垂体轴，从而减少卵巢睾酮和雌激素的合成。可以在 ART 治疗前调整和控制周期，但需要注意其雄激素的效应。

5）促性腺激素释放激素激动剂（gonadotropin-releasing hormone agonist，GnRH-a）：GnRH-a 可以非同步降低肾上腺或卵巢来源的雄激素，抑制 PCOS 患者卵巢甾体激素的合成。对 PCOS 的诱导排卵方案之一，是在长效 GnRH-a 的降调下，小剂量 Gn 持续刺激卵巢的卵泡发育，可以减少卵巢过度刺激的发生。雌激素的替代可以防止在长期 GnRH-a 的使用过程中的骨质丢失、绝经后精神症状、潮热和阴道干涩。

6）糖皮质激素：地塞米松用于肾上腺来源高雄激素血症的 PCOS 妇女。每晚或隔天 0.25mg 可以抑制 DHEAS 的水平低于 400μg/dl。注意避免对下丘脑和垂体的过度抑制，定期早晨查血清皮质醇监测，维持在 > 2μg/d 水平。

7）螺内酯（安体舒通）：是特异性的醛固酮拮抗剂，能与双氢睾酮竞争靶组织的雄激素受体，服用 100mg/d 持续 6 个月，主要用于改善多毛症状。

8）二甲双胍：胰岛素增敏剂可以增强体内细胞对胰岛素的反应，从而降低雄激素的生成。胰岛素抵抗或肥胖的 PCOS 患者，0.25 ～ 0.5mg，每天 3 次，长期服用。

（3）辅助生殖技术：根据精子的指标，既往治疗史，选择不同的 ART 进行治疗。PCOS 的诱导排卵在 ART 周期仍然是一个难点，较容易发生卵巢反应不良和多胎妊娠。诱导排卵的方案和选择如下。

1）克罗米芬：首选的促排卵药物，常用于人工授精的卵巢刺激周期。周期第 3 ～ 5 天开始，每天 50 ～ 150mg，共 5 天。

2）克罗米芬 +HMG：常用于人工授精的卵巢刺激周期。周期第 3 ～ 5 天开始，克罗米芬 50 ～

150mg/d，HMG 75U，每日或隔日 1 次，肌内注射。

3）FSH 和（或）HMG：小剂量 Gn 缓增式给药，在周期的第 2 ～ 3 天开始每天 75U，肌内注射，如卵巢无反应 7 ～ 10 天增加 37.5U。

4）GnRH-a+Gn：在口服避孕药预处理周期（一般服药 15 ～ 18 天）开始注射长效的 GnRH-a1/3 ～ 1/2 支或短效 GnRH-a 1 支 / 日，撤药性出血第 2 ～ 3 天开始，肌内注射 FSH 和（或）HMG 150 ～ 225U。应用于进行 IVF/ICSI 的治疗周期。

5）GnRH-a+Gn：适用于 PCOS 患者的 IVF/ICSI 治疗方案。于周期第 2 ～ 3 天开始 Gn 刺激卵巢，等主导卵泡直径达到 14mm 时，加用拮抗剂 GnRH-a，0.25mg/d，直至注射 hCG。

（四）多囊卵巢综合征

多囊卵巢综合征（polycystic ovary syndrome，PCOS）是常见的生殖内分泌代谢性疾病，严重影响患者的生命质量、生育及远期健康，临床表现呈现高度异质性。

【病因】

至今尚未阐明，目前研究认为，可能是由于某些遗传基因与环境因素相互作用所致。

【临床表现】

（1）病史询问

现病史：患者年龄、就诊的主要原因、月经情况 [如有月经异常应仔细询问异常的类型（稀发、闭经、不规则出血），月经情况有无变化，月经异常的始发年龄等]、婚姻状况、有无不孕病史和目前是否有生育要求。

一般情况：体重的改变（超重或肥胖患者应详细询问体重改变情况）、饮食和生活习惯。

既往史：既往就诊的情况、相关检查的结果、治疗措施及治疗效果。

家族史：家族中糖尿病、肥胖、高血压、体毛过多的病史，以及女性亲属的月经异常情况、生育状况、妇科肿瘤病史。

（2）体格检查

全身体格检查：身高、体重、腰围、臀围、血压、乳房发育、有无挤压溢乳、体毛多少与分布、有无黑棘皮征、痤疮。妇科检查：阴毛分布及阴蒂大小。

高雄激素的主要临床表现为多毛，特别是男性型黑粗毛，但需考虑种族差异，汉族人群常见于上唇、下腹部、大腿内侧等，乳晕、脐部周围可见粗毛也可诊断为多毛。相对于青春期痤疮，PCOS 患者痤疮为炎症性皮损，主要累及面颊下部、颈部、前胸和上背部。

【辅助检查】

（1）盆腔超声检查：多囊卵巢（polycystic ovary，PCOM）是超声检查对卵巢形态的一种描述。PCOM 超声相的定义为：一侧或双侧卵巢内直径 2 ～ 9mm 的卵泡数≥ 12 个，和（或）卵巢体积≥ 10ml（卵巢体积按 0.5× 长径 × 横径 × 前后径计算）。

超声检查前应停用性激素类药物至少 1 个月。稀发排卵患者若有卵泡直径＞ 10mm 或有黄体出现，应在以后的月经周期进行复查。无性生活者，可选择经直肠超声检查或腹部超声检查，其他患者应选择经阴道超声检查。

PCOM 并非 PCOS 患者所特有。正常育龄期妇女中 20%～ 30% 可有 PCOM，也可见于口服避孕药后、闭经等情况时。

（2）实验室检查

1）高雄激素血症：血清总睾酮水平正常或轻度升高，通常不超过正常范围上限的 2 倍；可伴有雄烯二酮水平升高，脱氢表雄酮（dehydroepiandrosterone，DHEA）、硫酸脱氢表雄酮水平正常或轻度升高。

2）抗米勒管激素：PCOS 患者的血清抗米勒管激素（anti-Müllerian hormone，AMH）水平较正常明显增高。

3）其他生殖内分泌激素：非肥胖 PCOS 患者多伴有 LH/FSH 比值≥ 2。20%～ 35% 的 PCOS 患者可伴有血清催乳素（PRL）水平轻度增高。

4）代谢指标的评估：口服葡萄糖耐量试验（OGTT），测定空腹血糖、服糖后 2h 血糖水平；空腹血脂指标测定；肝功能检查。

5）其他内分泌激素：酌情选择甲状腺功能、胰岛素释放试验、皮质醇、肾上腺皮质激素释放激素（ACTH）、17- 羟孕酮测定。

【诊断】

（1）育龄期及围绝经期 PCOS 的诊断：根据 2011 年中国 PCOS 的诊断标准，采用以下诊断名称。

1）疑似 PCOS：月经稀发或闭经或不规则子宫出血是诊断的必需条件。另外再符合下列 2 项中的 1 项：①高雄激素临床表现或高雄激素血症；②超声下表现为 PCOM。

2）确诊 PCOS：具备上述疑似 PCOS 诊断条件后还必须逐一排除其他可能引起高雄激素的疾病和引起排卵异常的疾病才能确定 PCOS 的诊断。

（2）青春期 PCOS 的诊断：对于青春期 PCOS 的诊断必须同时符合以下 3 个指标：

1）初潮后月经稀发持续至少 2 年或闭经。

2）高雄激素临床表现或高雄激素血症。

3）超声下卵巢 PCOM 表现。同时应排除其他疾病。

（3）排除诊断：排除其他类似的疾病是确诊 PCOS 的条件。

1）高雄激素血症或高雄激素症状的鉴别诊断

①库欣综合征：是由多种病因引起的以高皮质醇血症为特征的临床综合征。约 80% 的患者会出现月经周期紊乱，并常出现多毛体征。根据测定血皮质醇水平的昼夜节律、24h 尿游离皮质醇、小剂量地塞米松抑制试验可确诊库欣综合征。

②非经典型先天性肾上腺皮质增生症（nonclassic congenital adrenal hyperplasia，NCCAH）：占高雄激素血症女性的 1%～10%。临床主要表现为血清雄激素水平和（或）17- 羟孕酮、孕酮水平的升高，部分患者可出现超声下的 PCOM 及月经紊乱。根据血基础 17α 羟孕酮水平 [≥ 6.06nmol/L（即 2ng/ml）] 和 ACTH 刺激 60min 后 17α 羟孕酮反应 [≥ 30.3nmol/L（即 10ng/ml）] 可诊断 NCCAH。鉴于以上相关检查须具备特殊的检查条件，可转至上级医院内分泌科会诊以协助鉴别诊断。

③卵巢或肾上腺分泌雄激素的肿瘤：患者快速出现男性化体征，血清睾酮或 DHEA 水平显著升高，如血清睾酮水平高于 5.21～6.94nmol/L（即 150～200ng/dl）或高于检测实验室上限的 2.0～2.5 倍。可通过超声、MRI 等影像学检查协助鉴别诊断。

④其他：药物性高雄激素血症须有服药史。特发性多毛有阳性家族史，血睾酮水平及卵巢超声检查均正常。

2）排卵障碍的鉴别诊断

①功能性下丘脑性闭经：通常血清 FSH、LH 水平低或正常，FSH 水平高于 LH 水平，雌二醇相当于或低于早卵泡期水平，无高雄激素血症，在闭经前常有快速体重减轻或精神心理障碍、压力大等诱因。

②甲状腺疾病：根据甲状腺功能测定和抗甲状腺抗体测定可诊断。建议疑似 PCOS 的患者常规检测血清促甲状腺素（TSH）水平及抗甲状腺抗体。

③高催乳素血症：血清 PRL 水平升高较明显，而 LH、FSH 水平偏低，有雌激素水平下降或缺乏的表现，垂体 MRI 检查可能显示垂体占位性病变。

④早发性卵巢功能不全（premature ovarian insufficiency，POI）：主要表现为 40 岁之前出现月经异常（闭经或月经稀发）、促性腺激素水平升高（FSH > 25U/L）、雌激素缺乏。

【治疗】

PCOS 病因不明，无有效的治愈方案，以对症治疗为主，且需长期的健康管理。

（1）治疗目的：由于 PCOS 患者不同的年龄和治疗需求、临床表现的高度异质性，因此，临床处理应该根据患者主诉、治疗需求、代谢改变，采取个体化对症治疗措施，以达到缓解临床症状、解决生育问题、维护健康和提高生命质量的目的。

（2）治疗方法

1）生活方式干预：是 PCOS 患者首选的基础治疗，尤其是对合并超重或肥胖的 PCOS 患者。生活方式干预应在药物治疗之前和（或）伴随药物治疗时进行。生活方式干预包括饮食控制、运动和行为干预，可有效改善超重或肥胖 PCOS 患者健康相关的生命质量。

①饮食控制：饮食控制包括坚持低热量饮食、调整主要的营养成分、替代饮食等。监测热量的摄入和健康食物的选择是饮食控制的主要组成部分。长期限制热量摄入，选用低糖、高纤维饮食，以不饱和脂肪酸代替饱和脂肪酸。改变不良的饮食习惯、减少精神应激、戒烟、少酒、少咖啡。医师、社会、家庭应给予患者鼓励和支持，使其能够长期坚持而不使体重反弹。

②运动：运动可有效减轻体重和预防体重增加。适量规律的耗能体格锻炼（30min/d，每周至少 5 次）及减少久坐的行为，是减重最有效的方法。应给予个体化方案，根据个人意愿和考虑到个人体力的限度而制定。

③行为干预：生活方式干预应包含加强对低

热量饮食计划和增加运动的措施依从性的行为干预。行为干预包括对肥胖认知和行为两方面的调整，是在临床医师、心理医师、护士、营养学家等团队的指导和监督下，使患者逐步改变易于引起疾病的生活习惯（不运动、摄入酒精和吸烟等）和心理状态（如压力、沮丧和抑郁等）。行为干预能使传统的饮食控制或运动的措施更有效。

2）调整月经周期：适用于青春期、育龄期无生育要求、因排卵障碍引起月经紊乱的患者。对于月经稀发但有规律排卵的患者，如无生育或避孕要求，周期长度短于2个月，可观察随诊，无须用药。

①周期性使用孕激素：可以作为青春期、围绝经期PCOS患者的首选，也可用于育龄期有妊娠计划的PCOS患者。推荐使用天然孕激素或地屈孕酮，其优点是不抑制卵巢轴的功能或抑制较轻，更适合于青春期患者；对代谢影响小。缺点是无降低雄激素、治疗多毛及避孕的作用。用药时间一般为每周期10～14天。具体药物有地屈孕酮（10～20mg/d）、微粒化黄体酮（100～200mg/d）、醋酸甲羟孕酮（10mg/d）、黄体酮（肌内注射20mg/d，每月3～5天）。推荐首选口服制剂。

②短效复方口服避孕药（combined oral contraceptive，COC）：不仅可调整月经周期、预防子宫内膜增生，还可使高雄激素症状减轻，可作为育龄期无生育要求的PCOS患者的首选；青春期患者酌情可用；围绝经期可用于无血栓高危因素的患者，但应慎用，不作为首选。3～6个周期后可停药观察，症状复发后可再用药（如无生育要求，育龄期推荐持续使用）。用药时需注意COC的禁忌证。

③雌孕激素周期序贯治疗：极少数PCOS患者胰岛素抵抗严重，雌激素水平较低、子宫内膜薄，单一孕激素治疗后子宫内膜无撤药出血反应，需要采取雌孕激素序贯治疗。也用于雌激素水平偏低、有生育要求或有围绝经期症状的PCOS患者。可口服雌二醇1～2mg/d（每月21～28天），周期的后10～14天加用孕激素，孕激素的选择和用法同上述的"周期性使用孕激素"。对伴有低雌激素症状的青春期、围绝经期PCOS患者可作为首选，既可控制月经紊乱，又可缓解低雌激素症状，具体方案参照绝经激素治疗（menopausal hormone therapy，MHT）的相关指南。

3）高雄激素的治疗：缓解高雄激素症状是治疗的主要目的。

①短效COC：建议COC作为青春期和育龄期PCOS患者高雄激素血症及多毛、痤疮的首选治疗。对于有高雄激素临床表现的初潮前女孩，若青春期发育已进入晚期（如乳房发育≥Tanner Ⅳ级），如有需求也可选用COC治疗。治疗痤疮，一般用药3～6个月可见效；如为治疗体毛过多，服药至少需要6个月才显效，这是由于体毛的生长有固有的周期；停药后可能复发。有中重度痤疮或体毛过多，要求治疗的患者也可到皮肤科就诊，配合相关的药物局部治疗或物理治疗。

②螺内酯（spironolactone）：适用于COC治疗效果不佳、有COC禁忌或不能耐受COC的高雄激素患者。每日剂量50～200mg，推荐剂量为100mg/d，至少使用6个月才见效。但在大剂量使用时，需注意高钾血症，建议定期复查血钾。育龄期患者在服药期间，建议采取避孕措施。

4）代谢调整：适用于有代谢异常的PCOS患者。

①调整生活方式、减少体脂的治疗：是肥胖PCOS患者的基础治疗方案。基础治疗控制不好的肥胖患者可以选择奥利司他口服治疗以减少脂肪吸收。

②二甲双胍：为胰岛素增敏剂，能抑制肠道葡萄糖的吸收、肝糖原异生和输出，增加组织对葡萄糖的摄取利用，提高胰岛素敏感性，有降低高血糖的作用，但不降低正常血糖。

适应证：PCOS伴胰岛素抵抗的患者；PCOS不孕、枸橼酸氯米芬（clomifene citrate，CC）抵抗患者促性腺激素促排卵前的预治疗。

禁忌证：心肝肾功能不全、酗酒等。

③吡格列酮：为噻唑烷二酮类胰岛素增敏剂，不仅能提高胰岛素敏感性，还具有改善血脂代谢、抗炎、保护血管内皮细胞功能等作用，联合二甲双胍具有协同治疗效果。吡格列酮常作为双胍类药物疗效不佳时的联合用药选择，常用于无生育要求的患者。

④阿卡波糖：是新型口服降糖药。在肠道内竞争性抑制葡萄糖苷水解酶。降低多糖及蔗糖分解成葡萄糖，使糖的吸收相应减缓，具有使餐后

血糖降低的作用。一般单用，或与其他口服降糖药或胰岛素合用。配合餐饮，治疗胰岛素依赖型或非依赖型糖尿病。

5）促进生育

①孕前咨询：PCOS 不孕患者促进生育治疗之前应先对夫妇双方进行检查，确认和尽量纠正可能引起生育失败的危险因素，如肥胖、未控制的糖耐量异常、糖尿病、高血压等。具体措施包括减轻体重、戒烟酒、控制血糖血压等，并指出减重是肥胖 PCOS 不孕患者促进生育的基础治疗。在代谢和健康问题改善后仍未排卵者，可给予药物促排卵。

②诱导排卵：适用于有生育要求但持续性无排卵或稀发排卵的 PCOS 患者。用药前应排除其他导致不孕的因素和不宜妊娠的疾病。

CC：为 PCOS 诱导排卵的传统一线用药。从自然月经或撤退性出血的第 2～5 天开始，50mg/d，共 5 天；如无排卵则每周期增加 50mg，直至 150mg/d。如卵泡期长或黄体期短提示剂量可能过低，可适当增加剂量；如卵巢刺激过大可减量至 25mg/d。单独 CC 用药建议不超过 6 个周期。

来曲唑（letrozole，LE）：可作为 PCOS 诱导排卵的一线用药，并可用于 CC 抵抗或失败患者的治疗。从自然月经或撤退性出血的第 2～5 天开始，2.5mg/d，共 5 天；如无排卵则每周期增加 2.5mg，直至 5.0～7.5mg/d。

促性腺激素：常用的促性腺激素包括人绝经期促性腺激素（hMG）、高纯度 FSH（highly purified FSH，HP-FSH）和基因重组 FSH（recombinant FSH，rFSH）。可作为 CC 或来曲唑的配合用药，也可作为二线治疗。适用于 CC 抵抗和（或）失败的无排卵不孕患者。用药条件：具备盆腔超声及雌激素监测的技术条件，具有治疗卵巢过度刺激综合征（ovarian hyperstimulation syndrome，OHSS）和减胎技术的医院。用法：联合来曲唑或 CC 使用，增加卵巢对促性腺激素的敏感度，降低促性腺激素用量；低剂量逐渐递增或常规剂量逐渐递减的促性腺激素方案。

③腹腔镜卵巢打孔术（LOD）：不常规推荐，主要适用于 CC 抵抗、来曲唑治疗无效、顽固性 LH 分泌过多、因其他疾病需腹腔镜检查盆腔、随诊条件差不能进行促性腺激素治疗监测者。建议选择体质指数（body mass inde，BMI）≤ 34kg/m^2、基础 LH > 10U/L、游离睾酮水平高的患者作为 LOD 的治疗对象。LOD 可能出现的问题包括治疗无效、盆腔粘连、卵巢功能不全等。

④体外受精 - 胚胎移植（IVF-ET）：是 PCOS 不孕患者的三线治疗方案。PCOS 患者经上述治疗均无效时或者合并其他不孕因素（如高龄、输卵管因素或男性因素等）时需采用 IVF 治疗。

a. 控制性卵巢刺激（controlled ovarian hyperstimulation，COH）方案：PCOS 是 OHSS 的高风险人群，传统的长方案不作为首选。

促性腺激素释放激素拮抗剂（GnRH-ant）方案：在卵泡期先添加外源性促性腺激素，促进卵泡的生长发育，当优势卵泡直径 > 12～14mm 或者血清雌二醇 > 1830pmol/L（灵活方案），或促性腺激素使用后的第 5 或 6 天（固定方案）开始添加 GnRH-ant 直至"触发（trigger）"日。为避免 PCOS 患者发生早发型和晚发型 OHSS，GnRH 拮抗剂方案联合促性腺激素释放激素激动剂（GnRH-a）触发，同时进行全胚冷冻或卵母细胞冷冻是有效的策略。

温和刺激方案：CC+ 小剂量促性腺激素或来曲唑 + 小剂量促性腺激素，也可添加 GnRH 拮抗剂抑制内源性 LH 的上升，降低周期取消率。这类方案也是 PCOS 可用的一种促排卵方案，适用于 OHSS 高危人群。

GnRH-a 长方案：在前一周期的黄体中期开始采用 GnRH-a 进行垂体降调节同时在卵泡期添加外源性促性腺激素。多卵泡的发育和 hCG 触发会显著增加 PCOS 患者 OHSS 的发生率，建议适当降低促性腺激素用量，或小剂量 hCG 触发（3000～5000U）以减少 OHSS 的发生。

b. 全胚冷冻策略：全胚冷冻可以有效避免新鲜胚胎移植妊娠后内源性 hCG 加重或诱发的晚发型 OHSS。因此，为了提高 PCOS 不孕患者的妊娠成功率和降低 OHSS 的发生率，全胚冷冻后行冻胚移植是一种安全有效的策略。但值得注意的是，冻胚移植可能增加子痫前期的潜在风险。

⑤体外成熟培养：未成熟卵母细胞体外成熟（in vitro maturation，IVM）技术在 PCOS 患者辅助生殖治疗中的应用仍有争议。IVM 在 PCOS 患者辅助生殖治疗中的主要适应证：对促排卵药物不敏

感,如对 CC 抵抗、对低剂量促性腺激素长时间不反应,而导致卵泡发育或生长时间过长;既往在常规低剂量的促性腺激素作用下,发生过中重度 OHSS 的患者。

⑥胰岛素增敏剂在辅助生殖治疗中的应用:推荐在 PCOS 患者辅助生殖治疗过程中使用二甲双胍。二甲双胍目前在治疗 PCOS 中的方案有:

单独应用:适用于非肥胖的 PCOS 患者(BMI < $30kg/m^2$)。

与 CC 联合应用:适用于肥胖的 PCOS 患者。

与促性腺激素(hMG 或 rFSH)联合应用。

与 CC 或促性腺激素联合应用:适用于 CC 抵抗患者。

6)远期并发症的预防与随访管理:对于 PCOS 患者的治疗不能仅局限于解决当前的生育或月经问题,还需要重视远期并发症的预防,应为患者建立起一套长期的健康管理策略,对一些与并发症密切相关的生理指标进行随访,例如糖尿病、代谢综合征、心血管疾病,做到疾病治疗与并发症预防相结合。

年轻、长期不排卵的 PCOS 患者,子宫内膜增生或子宫内膜癌的发生明显增加,应引起重视。进入围绝经期后,因无排卵导致的孕激素缺乏会增加子宫内膜病变的发生风险,而雌激素的下降则会在已有的基础上加重代谢异常。使用 MHT 时应格外注意 PCOS 患者。

7)心理疏导:由于激素紊乱、体形改变、不孕恐惧心理等多方面因素的联合作用,PCOS 患者的生命质量降低,心理负担增加。心理疏导是借助言语的沟通技巧进行心理解压和引导,从而改善个体的自我认知水平、提高其行为能力、改善自我发展的方法。在 PCOS 患者的临床诊疗过程中,相关的医务人员应在尊重隐私和良好沟通的基础上,评估其心理状态并积极引导,调整、消除患者的心理障碍,并在必要时结合实际情况,通过咨询指导或互助小组等形式给予患者合理的心理支持及干预,尤其是对于有暴饮暴食、自卑、有形体担忧的肥胖 PCOS 患者。

8)中西医结合治疗:近 30 多年来,中医研究资料认为,PCOS 主要是肾 - 冲任 - 胞宫之间生克制化关系失调,其病机与肝、肾、脾三脏功能失调及痰湿、血瘀密切相关。目前对 PCOS 尚无统一的诊断及辨证分型标准。主要采取脏腑辨证为主,根据其兼证不同辨证分型,分为肾虚痰实、肾虚血瘀、肾虚或肾虚兼血瘀痰阻、肾虚兼肝胆郁热、肝火旺、痰实、脾肾阳虚夹痰和脾肾阴虚兼郁等不同证型。治疗上,采用预防、治疗相结合,辨证辨病相结合的方法,将中医、西医治疗作用的特点有机结合进行治疗。治疗方法主要包括以下几种。①中医辨证分型治疗:以辨病与辨证结合的中医基础理论为依据进行中医辨证、中药序贯周期治疗,选方用药上以补肾调经、疏肝清热、化痰通络、活血祛瘀等为主;②中医专方专药治疗:在辨证的基础上选用经典方剂如六味地黄丸合苍附导痰丸、左归饮合二仙汤、四逆散和四物汤、启宫丸、龙胆泻肝汤、葆癸胶囊等治疗;③中医的其他疗法结合西医治疗:使用针刺促排、艾灸、耳穴压豆、中药外敷等配合治疗。

(五)早发性卵巢功能不全

早发性卵巢功能不全(premature ovarianin-sufficiency,POI):指女性在 40 岁之前卵巢活动衰退的临床综合征,以月经紊乱(如停经或稀发月经)伴有高促性腺激素和低雌激素为特征。停经或月经稀发 4 个月,间隔 > 4 周连续两次 FSH > 25U/L[欧洲人类生殖及胚胎学会(European Society of Human Reproduction and Embryology,ESHRE)的诊断阈值]或 FSH > 40U/L[国际绝经学会(International Menoause Sosciety,IMS)的诊断阈值]。本共识采取的是 ESHRE 的诊断阈值,将疾病的诊断标准"关口前移"。

卵巢早衰(premature ovarian failure,POF):同"提前绝经(premature menopause)",指 40 岁之前达到卵巢功能衰竭。闭经时间≥ 4 ～ 6 个月,两次间隔 4 周以上 FSH > 40 U/L,伴有雌激素降低及绝经症状。近年来,学界普遍认为 POF 不能体现疾病的发展过程,故目前更倾向于采用 POI。

卵巢储备功能下降(diminished ovarian reserve,DOR):辅助生殖领域中的常用名词,尚无确切定义,常指双侧卵巢的窦卵泡数 < 6 个,抗米勒管激素(AMH)水平低于 0.5 ～ 1.1ng/ml。

绝经(menopause):指妇女一生中的最后一次月经,是个回顾性概念,一般需要在最后一次月经的 12 个月之后方能确认。绝经的真正含义并非指月经的有无,而是指卵巢功能的衰竭。

【病因】

多数患者的发病原因尚不完全明确，主要包括遗传、医源性、免疫、环境及其他因素。

【临床表现】

POI 患者常以月经周期改变为先兆，主要表现为停经或月经稀发，也可出现潮热、盗汗、性交不适、阴道干涩、睡眠不佳、情绪改变、注意力不能集中、尿频、性欲低下、乏力等雌激素缺乏症状，其临床症状的严重程度各不相同，年轻患者症状较轻。手术导致的医源性 POI 患者通常症状较重、持续时间更长；但有些 POI 患者没有任何症状。临床医师对月经稀发或闭经的患者应当问诊雌激素缺乏的相关症状。除此以外，已有证据表明，与绝经者相同，POI 患者也会发生骨质疏松、血脂异常、血压波动及心血管疾病。

【诊断】

POI 以月经紊乱、高促性腺激素和低雌激素为特点。共识建议：女性年龄 < 40 岁，出现停经或月经稀发 4 个月，并有连续两次间隔 4 周以上的 FSH > 25U/L，诊断为 POI。AMH 水平可间接反映卵巢内的卵泡数量，是卵巢储备更直接的指标；但若月经规律，即使低 AMH 水平也不能诊断为 POI。超声、腹腔镜检查和卵巢活检等在 POI 诊断中的价值尚未肯定。

POI 的病因分析对临床治疗及随访有重要意义。某些性染色体缺陷及常染色体基因缺陷、自身免疫功能紊乱、感染或医源性因素等均可导致 POI 发生。然而，接近 50% 的 POI 病因不明确。

1）染色体和基因缺陷

①性染色体异常：研究表明，10% ~ 12% 的 POI 患者存在染色体的异常，其中 94% 为 X 染色体异常（X 染色体结构异常或 X 染色体非整倍体）。1 条性染色体全部缺失（45，X）或部分缺失，为特纳综合征；少数患者为多 X 染色体，往往表现为POI伴有智力低下；少数 POI 患者存在 Y 染色体，性腺肿瘤的发生风险会增加，应切除性腺，详见先天性卵巢发育不全章节。

② 脆性 X 智力低下基因（fragile-x mental-retardation 1，FMR1）前突变（premutation）：FMR1 基因的三核苷酸重复序列 CGG 在正常人群中为 8 ~ 50 拷贝数的前突变，当 CGG 达到 200 ~ 1000 拷贝数的全突变时可导致智力障碍，

称为脆性 X 综合征。携带前突变为 55 ~ 200 拷贝数的女性一般不会有智力异常，但 POI 的发病风险增加 13% ~ 26%。

③常染色体基因突变：青春期前诊断的一系列疾病，如半乳糖血症，与 POI 发生的高风险性相关。一系列常染色体基因突变可能与 POI 的发病有关，包括卵泡生成的相关基因（如 NR5A1、NOBOX、FIGLA、FOXL2 基因）、卵泡发育的相关基因（如 BMP15、GDF9、inhibin A 基因）、激素合成的相关基因（如 FSH、FSHR、LH、LHR 基因）等。然而，目前并不推荐 POI 患者行常染色体基因突变的筛查，除非有证据支持的特异性突变，如睑裂狭小 - 内眦赘皮 - 上睑下垂综合征（BPES）。

2）自身免疫性卵巢损伤：自身免疫性卵巢损伤导致的 POI 最具临床相关性的是自身免疫性艾迪生病。

①自身免疫性肾上腺疾病：自身免疫性肾上腺疾病起源的 POI 占自身免疫性 POI 的 60% ~ 80%。21- 羟化酶自身抗体（21-Hydroxylase antibody，21OH-Ab）和肾上腺皮质抗体（adrenal cortex antibody，ACA）对于自身免疫性 POI 的诊断具有高度敏感性。21OH-Ab 或 ACA 筛查阳性的患者应建议行肾上腺功能检查以排除艾迪生病。

②自身免疫性甲状腺疾病：与 POI 相关的自身免疫性甲状腺疾病占所有 POI 的 14% ~ 27%。甲状腺过氧化物酶抗体（TPOAb）是自身免疫性甲状腺疾病最敏感的检测指标。对于 TPOAb 筛查阳性的患者应该建议其每年筛查促甲状腺素（TSH）。

③ 1 型糖尿病：目前还缺乏足够的证据常规对 POI 患者进行糖尿病筛查。对于结局不良的 1 型糖尿病患者，往往在儿童或青少年时期已确诊，远在 POI 发生之前，因此不建议常规筛查糖尿病。

3）感染因素：有文献报道各种感染因素与 POI 的相关性，如流行性腮腺炎、人免疫缺陷病毒（human immunodeficiency virus，HIV）、带状疱疹病毒、巨细胞病毒、结核、疟疾、水痘及志贺菌属，但是仅见病例报告。因此，不建议感染因素的常规筛查。

4）医源性因素：主要是放疗、化疗和手术对

卵巢的损伤，因此当某项医疗措施可能导致 POI 发生的时候，需要与患者讨论并取得知情同意。放疗与 POI 发生的风险取决于放疗的区域、剂量及患者年龄。具有生殖毒性的化疗多数是有药物及剂量依赖性的，并且与患者年龄相关。然而，烷化剂对儿童或成人都具有生殖毒性。目前子宫切除术对卵巢功能影响的证据有限，没有研究表明输卵管绝育术与 POI 的相关性。卵巢子宫内膜异位囊肿手术可能影响绝经年龄，并与 POI 的发生风险相关。

5）特发性 POI 及其他：尽管 POI 的多个病因已被阐明，仍有接近 50% 的 POI 因找不到确切病因而被诊断为特发性 POI。此外，吸烟、饮酒及营养因素可能影响绝经年龄，但尚未确定为 POI 的确切病因。尽管没有证据表明吸烟与 POI 存在因果关系，但是吸烟对卵巢有毒性，且与早绝经相关，因此，建议有 POI 倾向的女性戒烟。

【长期管理及转归】

（1）骨健康：雌激素对骨健康有保护作用已是共识，所以，雌激素缺乏可因骨丢失而引起骨量减少、骨质疏松。雌激素缺乏引起的快速骨丢失在雌激素缺乏后早期（绝经 10 年内）每年为 2%～3%。POI 患者由于雌激素缺乏的程度不同，对骨的影响存在差异。大多数 POI 患者可以多年无症状，直到骨折发生时才被关注。POI 患者有骨量减少及骨质疏松的风险，大量临床研究证明了这种风险的存在。大量证据表明，适当进行激素补充治疗（hormone replacement therapy，HRT），同时进行生活方式调整，有助于改善 POI 患者的骨丢失状况，而对于那些已有骨质疏松的 POI 患者，则应同时采用抗骨质疏松治疗。

（2）心血管问题：20 世纪 50 年代末，人们已经认识到绝经前切除卵巢会增加女性心血管疾病的发生率，故此推测，POI 患者因卵巢功能的提前衰竭和内源性雌激素产生不足，也将增加心血管疾病和死亡的风险。有队列研究显示，40 岁之前自然发生 POI 的女性有早期发生冠心病的风险。特纳综合征是特殊类型的 POI，发生冠心病和（或）脑血管疾病的风险可能是普通人群的 2 倍，死于心血管疾病的概率比健康妇女高 4 倍。相对于同年龄的个体，POI 患者的心血管疾病风险较高，更早且持续的雌激素缺乏会增加心血管疾病的风险。

但目前尚缺乏有效筛查 POI 或特纳综合征女性心血管疾病风险的工具。要求对诊断为 POI 的女性进行心血管疾病风险的评估，每年至少检测血压、体重、血脂、空腹血糖和糖化血红蛋白，对其他风险因素进行有针对性的评估。除此之外，所有初诊的特纳综合征患者均应通过心脏科医师进行先天性心脏疾病的专业评估。绝经相关的多项研究表明，绝经早期的健康女性使用 HRT 的风险可能更小，获益更大。POI 患者的 HRT 对血脂、血压、胰岛素抵抗、血管内皮功能均可发挥有利的作用。尽管缺乏纵向研究数据，仍强烈建议 POI 患者早期行 HRT 以控制未来心血管疾病的风险。同时应告知 POI 患者增加心血管疾病危险性的相关因素，建议其改变生活方式，如戒烟、行定期负重运动、保持适宜的体重。

（3）神经功能相关问题：目前，直接针对 POI 及其对神经功能影响的研究有限。有研究报道，特纳综合征患者与同年龄、同身高、同等智商和同等社会经济地位的正常女性相比，在情绪识别、视觉空间、注意力、工作记忆力及执行力上均表现较差。与对照组相比，FMR1 基因前突变的女性携带者，并不增加智力发育障碍问题。X 染色体三倍体（47，XXX）和多倍体通常与学习障碍相关，如语言和运动（肌张力低下）发育迟缓、注意力、执行力及社会情绪行为问题。

关于通过干预手段改善 POI 患者神经功能的研究结果不一致，有限的数据表明，雌激素治疗是适当且必要的，雌激素可以预防自发性 POI 患者的认知功能减退或认知功能低下，但是对特纳综合征患者，尽管给予足量雌激素治疗，其空间感知能力、视觉运动整合能力的改善相对困难，影像识别、视觉记忆、注意力及执行力。一些回顾性观察研究表明，通过手术绝经的女性如不行 HRT，其认知功能会急剧下降，患痴呆和帕金森病的风险增加。2 项随机对照研究及 1 项短期小型随机对照试验结果显示，化疗和手术导致的绝经使非文字记忆功能下降，可通过高剂量经皮雌激素或雄激素治疗逆转。

IMS 2016 年的"推荐"中建议，MHT 不被用来提高绝经女性的认知功能，但对于手术导致的绝经女性，在卵巢切除后开始雌激素治疗对短期认知功能有改善作用。此外，在绝经后有抑郁症的年龄较轻女性应用 MHT 对抑郁症是否有改善作用，研究结果不一致；在绝经过渡期，短期雌激素治疗显著改善或缓解抑郁症和抑郁障碍的可能性增加，在自然绝经年龄（即 50 岁左右）之前，没有证据表明 HRT 会对大脑功能产生副作用，HRT 应该成为生活方式改变的一部分。

（4）泌尿生殖系统问题：持续的低雌激素可引起外阴阴道萎缩，但是关于自发性 POI 患者的泌尿生殖综合征的发生率没有报道。研究基本证实，全身和局部 HRT 对缓解泌尿生殖综合征有效。美国国立卫生研究院（National Institutes of Health，NIH）、欧洲绝经与雄激素协会（European Menopause and Andropause Society，EMAS）和 IMS 的相关指南均推荐雌激素可用于治疗阴道干涩。对于有 HRT 禁忌证者，阴道保湿霜或润滑剂可以用来治疗阴道不适和性交痛等。

（5）POI 患者的寿命和生命质量：多数研究结果显示，未经治疗的 POI 患者寿命缩短，其死因主要源于心血管疾病和肥胖等；HRT 可能降低其风险，但目前仍缺乏关于 HRT 对 POI 患者死亡率影响的长期前瞻性研究。因此，对 POI 患者除了 HRT 外，应该对 POI 患者如何减少心血管疾病的发生给予建议，如不吸烟、规律运动、保持适宜的体重。

【治疗】

（1）生活方式的调整：有许多可改变的高危因素可能增加年轻 POI 患者的骨折和心血管疾病发生风险，包括吸烟、缺乏锻炼、缺乏维生素 D 和钙、饮酒、低体重。对于没有骨折风险的 POI 患者，这些因素也会导致其骨密度降低。因此，平衡膳食、维生素 D 和钙的充分摄入、负重锻炼、维持适宜的体重、戒烟是重要的干预措施。

（2）HRT：POI 患者行 HRT 的目的不仅是为了缓解低雌激素相关的症状，还需考虑对心血管疾病和骨骼的有益作用。目前的证据提示，POI 患者行 HRT 可能对心血管疾病和骨质疏松起到一级预防的作用。POI 患者行 HRT 获益更多，风险更小。只要没有禁忌证，POI 患者应给予 HRT。由于诊断 POI 之后仍有 5% 的妊娠率，在 POI 早期有避孕需求者可以考虑短期应用复方口服避孕药（COC），但不宜长期应用。HRT 与 COC 相比，对骨骼及代谢更有利。

1）HRT 的总体原则：诊断和治疗原则，以及禁忌证和慎用情况参考《绝经期管理与激素补充治疗临床应用指南（2012 版）》，其提供了评估和治疗的框架。针对 POI，还应遵循以下原则。

①由于 POI 对健康的危害远高于自然绝经，且 POI 的类绝经症状相对较轻，因此，一旦明确有雌激素缺乏的问题，在无禁忌证并兼顾慎用情况的基础上，即可开始 HRT，POI 本身即可视为适应证。在自然绝经年龄（50 岁左右）前行 HRT 不增加乳腺癌的风险。

②POI 患者的 HRT 应按照相应原则持续进行，并应持续治疗至自然绝经的平均年龄，之后可参考绝经后 HRT 方案继续进行。

③与正常年龄绝经的女性相比，POI 患者行 HRT 需要更大剂量的雌激素。推荐的雌激素剂量是：17β- 雌二醇 2mg/d、结合雌激素 1.25mg/d 或经皮雌二醇 75 ~ 100μg/d。有子宫的女性雌激素治疗时应添加孕激素以保护子宫内膜。在 50 岁前，有子宫的女性推荐雌孕激素序贯疗法，以产生周期性的月经样出血。

④治疗期间需每年常规随诊，以了解患者用药的依从性、满意度、不良反应以及可能需要改变方案、剂量的需求。POI 患者需要 HRT 的时间更长，建议选用天然或接近天然的雌激素及孕激素，以减少对乳腺、代谢及心血管等方面的不利影响。

2）常用的 HRT 药物：

①雌激素。口服途径：17β- 雌二醇、戊酸雌二醇、结合雌激素等天然雌激素。经皮途径：半水合雌二醇贴、雌二醇凝胶。经阴道途径：雌三醇乳膏、结合雌激素软膏、普罗雌烯阴道胶囊或乳膏、氯喹那多 - 普罗雌烯阴道片。

②孕激素。天然孕激素包括微粒化黄体酮胶丸和胶囊。合成孕激素包括孕酮衍生物、17α- 羟孕酮衍生物和 19- 去甲睾酮衍生物，其中最接近天然孕激素的是地屈孕酮。初步研究提示，HRT 时应用天然孕激素或地屈孕酮与其他合成孕激素相比，可能具有较低的乳腺癌发生风险。

3）HRT 的具体方案

①单纯雌激素治疗：适用于已切除子宫的 POI 患者。推荐剂量：17β- 雌二醇 2mg/d、结合雌激素 1.25mg/d 或经皮雌二醇 75 ~ 100μg/d，连续应用。具体剂量还需要根据患者的具体情况进行

个体化调整。

②雌孕激素序贯治疗：适用于有完整子宫、仍希望有月经样出血的POI患者。这种用药方式是模拟生理周期，在使用雌激素的基础上，每周期加用孕激素10～14天。按雌激素的应用时间又分为周期序贯和连续序贯，前者每周期停用雌激素2～7天，后者连续应用雌激素。雌激素推荐：17β-雌二醇2mg/d、结合雌激素1.25mg/d或经皮雌二醇75～100μg/d（应根据患者的具体情况个体化调整）。孕激素多采用地屈孕酮10mg/d、微粒化黄体酮胶丸100～300mg/d或醋酸甲羟孕酮4～6mg/d。也可采用复方制剂，连续序贯方案可采用雌二醇-雌二醇地屈孕酮（2/10）片（每盒28片，前14片每片含2mg 17β-雌二醇，后14片每片含2mg 17β-雌二醇+10mg地屈孕酮），按序每天1片，用完1盒后直接开始下一盒，中间不停药。周期序贯方案可采用戊酸雌二醇-戊酸雌二醇环丙孕酮片复合包装（每盒21片，前11片每片含2mg戊酸雌二醇，后10片每片含2mg戊酸雌二醇+1mg醋酸环丙孕酮），按序每天1片，用完1盒后停药7天再开始服用下一盒。由于序贯治疗方案相对复杂，复方制剂的依从性明显好于单药的配伍，更鼓励采用复方制剂。

③雌孕激素连续联合用药：由于POI患者通常较年轻，且需要的雌激素量高于绝经后女性，易发生突破性出血，一般不采用雌孕激素连续联合方案进行HRT。但尚无资料提示上述各种药物长期（>1年）局部应用的全身安全性。长期单独应用者应监测子宫内膜的情况。

（3）POI患者的青春期诱导：当POI发生在青春期之前时（如特纳综合征），患者将自始至终没有内源性雌激素的产生，从童年、青春期直至成年期，持续治疗是必须的。如能早期发现，原发性闭经进行雌激素补充治疗以诱导青春期是重要的。因大剂量雌激素可加速骨骼成熟，当骨龄片显示身高尚有增长空间时，应结合患者的意愿，从小剂量开始进行雌激素补充。同时，应与儿科医师合作，必要时给予生长激素治疗，以改善患者的终身高。当患者无第二性征发育时，建议从12～13岁开始补充雌激素。

一般认为，起始剂量可为成人剂量的1/8～1/4，模拟正常青春期发育过程，可单用雌激素，

同时可联合使用生长激素，促进身高增长，如17β-雌二醇，经皮给药6.25μg/d，或者口服微粉化雌二醇0.25mg/d；根据骨龄和身高的变化，在2～4年逐渐增加雌激素用量，直至15岁或16岁开始雌孕激素序贯治疗以诱导月经。结合雌激素制剂和口服避孕药因其部分成分不在人体内天然存在，不适合儿童使用。治疗期间应监测骨龄和身高的变化，对于骨骺一直未愈合的患者，在达到理想身高后，应增加雌激素剂量，防止身高过高。

（4）POI患者的生育问题：POI患者并非一定不能生育，尤其是在POI诊断后的早期，约5%的POI患者可能自然妊娠，但大多数希望妊娠的患者需寻求辅助生殖治疗。随着生殖内分泌学科的发展，促排卵技术广泛应用，许多临床医师尝试采用各种促排卵方案诱发POI患者排卵，但尚无确切的证据表明其效果。在HRT的基础上进行赠卵体外受精-胚胎移植（IVF-ET）是POI的适应证，妊娠成功率与常规IVF-ET者近似。

对于年轻恶性肿瘤患者，可考虑在进行放疗、化疗前冷冻卵母细胞、卵巢组织或胚胎以保存其生育能力。有POI家族史的女性在目前还没有可靠的检查能预测卵巢功能的状况下，也可考虑冷冻卵母细胞或胚胎以解决今后的生育问题。应告知POI患者自然受孕的概率较小，但POI患者无生育要求时仍需避孕。

（5）其他治疗：部分POI患者由于各种肿瘤而进行的治疗，可导致卵巢功能衰竭，对于不愿意接受HRT或存在HRT禁忌证的女性，可选择其他非激素制剂来治疗绝经相关症状。

1）植物类药物：主要包括黑升麻异丙醇萃取物、升麻乙醇萃取物。国内外研究表明，此类药物对于绝经相关症状的缓解安全有效。常用方法为每日2次，每次1片。

2）中医药：目前，临床应用较多的中成药，在缓解绝经相关症状方面有一定的效果。其他的中医治疗还包括按摩理疗、药膳、针灸及耳穴贴压等，也可能起到辅助治疗的作用。

3）选择性5-羟色胺再摄取抑制剂、选择性5-羟色胺和去甲肾上腺素双重再摄取抑制剂、可乐定、加巴喷丁等辅助和替代药物：现有的资料表明，这些治疗对缓解绝经相关症状有一定的效果，但其效果和副作用与HRT不同，现阶段尚不能作

为 HRT 的替代方案。因此，对于长期使用上述治疗的安全性和疗效有待进一步研究。

4）治疗骨质疏松的药物：包括双膦酸盐类阿仑膦酸钠、依替膦酸二钠（其他名称：羟乙二膦酸钠）和利塞膦酸钠，以及选择性 ER 调节剂。雷洛昔芬和甲状旁腺激素肽均能减少患有骨质疏松妇女椎体骨折的风险。

（六）特纳综合征

特纳综合征（Turner syndrome，TS）是最常见的染色体异常疾病之一，也是人类唯一能生存的单体综合征。TS 典型临床表现为第二性征发育不全、原发性闭经、身材矮小、躯体畸形、不能生育等，还可伴发一系列内分泌异常如糖代谢紊乱、甲状腺疾病等。TS 临床表型多样，涉及多个学科。

TS 又称先天性卵巢发育不良综合征，由美国医师 Turner 在 1938 年首次描述，由全部或者部分体细胞中的一条 X 染色体完全或者部分缺失所致，患者卵巢被条索状纤维组织所取代，雌激素分泌不足，导致第二性征不发育和原发性闭经，此外还有身材矮小、内分泌异常及躯体畸形等多种临床表现。

TS 的外生殖器表型为女性，国外数据显示在活产女婴中的发病率约为 1/2500，活产婴儿的发病率约为 1/4000。国内相关数据尚缺乏。

【病因】

TS 的发生是由于在细胞减数分裂或有丝分裂时，完全或部分丢失 1 条 X 染色体，不同时期产生的染色体异常所产生的遗传效应不尽相同，临床表现主要取决于遗传物质的丢失量。在临床工作中，约 50% TS 为 X 单体型（45，XO），20%～30% 为嵌合型（45，XO/46，XX），其余为 X 染色体结构异常。约 99% 核型为 45，XO 的胎儿在母亲妊娠早期或妊娠中期自然流产，而 45，XO/46，XX 嵌合体的胎儿病情相对较轻，易成活。X 染色体数目或结构异常可导致矮小同源盒（short-stature homeobox-containing，SHOX）基因、致淋巴发育不良基因和致卵巢功能发育不良基因的单倍体缺失，从而产生矮小、特殊骨骼畸形、淋巴性水肿、颈蹼及卵巢发育不良等临床表现。

TS 患者常伴发各种自身免疫性疾病，包括自身免疫性甲状腺炎、1 型糖尿病、自身免疫性肠炎等，其中最常见是自身免疫性甲状腺炎。目前认为可能的机制有：①染色体的非整倍性诱发自身免疫性疾病；② X 染色体上可能包含大量自身免疫性疾病相关基因，当 X 染色体单倍体剂量不足时自身免疫性疾病的风险增加。

TS 发生 2 型糖尿病风险较普通人群增加 4 倍，1 型糖尿病风险增加 1 倍。可能与其向心性肥胖、久坐的生活习惯、染色体核型和 Xp 染色体单倍体剂量不足有一定关系。

TS 的其他临床表现可能由 X 连锁遗传性疾病、基因组印记以及其他基因的单倍体缺失所致。

【临床表现】

（1）原发性性腺发育不全：女性幼稚外阴，第二性征发育不能正常启动，乳腺及乳头无发育，乳距增宽。无阴毛和腋毛生长，原发性闭经。少数患者可有青春期第二性征发育和月经来潮，多见于嵌合体核型患者，但成年后易发生卵巢早衰。

（2）身材矮小：大部分 TS 患儿矮小，宫内轻度生长滞后，出生时身长短、体重低，部分为小于胎龄儿；1～2 岁生长缓慢；3～13 岁生长明显缓慢，身长明显低于标准曲线；无青春期身高骤增，未经治疗的终身高较靶身高落后约 20cm，一般不超过 150cm。

（3）发育异常：皮肤常有黑痣，多分布在面、颈、胸和背部，通贯手掌纹。头面部呈特殊面容，常有内眦赘皮和眼距过宽，塌鼻梁，偶有上眼睑下垂。有时耳轮突出，鲨鱼样口，腭弓高尖，下颌小，可伴牙床发育不良。易发生中耳病变，听力下降，常有传导性耳聋。常见颈蹼、颈粗短和后发际低。部分存在智力低下、语言障碍。

（4）畸形：胸部呈盾性，部分患者有肘外翻、第 4 掌骨短、指（趾）弯曲、股骨和胫骨外生骨疣及指骨发育不良，偶见膝外翻和脊柱侧弯。17%～45% 的 TS 患者合并心血管畸形，其中最常见的是主动脉缩窄、二尖瓣和主动脉瓣病变。30%～40% 的 TS 患者存在泌尿系统先天性畸形，彩超常见集合系统畸形、马蹄肾和旋转不良。

【诊断】

（1）产前诊断：胎儿 TS 可有胎儿形态学改变和解剖结构畸形，因此应用超声筛查 TS 具有重要意义。妊娠中期超声检查发现胎儿颈部囊性淋巴瘤、全身水肿、胸膜腔积液、腹膜腔积液、颈项透明带或颈后部皮肤皱褶增厚等异常表现提示有胎儿 TS 的可能性。有学者报道 TS 胎儿的母亲中期妊娠血清中的一些特异性蛋白可升高或降低，这些特异性生物标志物可能有助于产前诊断，但敏感度和特异度仍需进一步研究。新近报道的大规模平行测序和单核苷酸多态性靶向测序分析母体外周血 DNA 方法，在诊断包括 TS 在内的所有常见非整倍性染色体异常疾病方面显示出更高的敏感度和特异度。如果非侵入性检查多次或高度提示胎儿 TS 的可能，则建议母亲行羊水穿刺术检查染色体核型以明确诊断。

（2）出生后诊断：97% 的婴儿期 TS 筛查的原因是淋巴水肿和颈蹼，82% 儿童期和青少年 TS 筛查的原因是身材矮小。尽管 TS 的确诊年龄整体在提前，大部分的 TS 患者出生后数年才被确诊，至成年时方被确诊者占 38%。女性身材矮小、第二性征发育不全、特征性躯体发育异常提示 TS 可能。外周血染色体核型分析是诊断 TS 的金标准，需行 30 个标准细胞的核型分析；但是当高度怀疑 TS 而外周血核型正常时，应对机体其他组织进行基因检测。

1）病史：询问患者母亲妊娠期彩超检查有无胎儿颈部囊性淋巴瘤、全身水肿、浆膜腔积液、颈项透明带或颈后部皮肤皱褶增厚等异常表现，出生时身长和体重，有无先天性心脏和肾脏疾病，每年生长速度，有无青春期身高增长加速，有无阴毛及腋毛生长，有无乳腺发育和月经来潮。

2）体格检查：测量血压，视力和听力检查，有无 TS 相关的特殊容貌（颈蹼、肘外翻等），脊柱检查（排除脊柱侧弯或后凸畸形），髋关节脱位检查（0 ～ 4 岁），测定身高、上下部量、指间距、体重和体重指数，乳腺、外生殖器 Tanner 分期。

3）辅助检查如下。

一般检查：肝、肾功能，空腹血糖，血脂。

性激素：LH 及 FSH 在婴儿期及儿童早期即已升高，6 岁前逐渐降低，其后在正常青春期年龄又再次升高，血雌激素水平低下。

甲状腺自身抗体及甲状腺激素：TS 患者甲状腺自身抗体，如甲状腺过氧化物酶抗体（TPOAb）、甲状腺球蛋白抗体（TgAb）阳性率明显增高，且阳性率随年龄增长而增加。抗体阳性的 TS 患者甲状腺功能异常例数远多于抗体阴性患者。若抗体

和甲状腺功能无异常，每年复测 1 次。

生长激素：TS 患者的生长激素分泌模式多正常；只有身高和 TS 患儿自然生长曲线差异显著的患者需要行生长激素激发试验。

心血管检查：心脏超声可见主动脉缩窄或扩张、二叶主动脉瓣、部分肺静脉异常回流等改变。青少年和成年人推荐心脏磁共振成像（MRI）检查，MRI 的优点是可以更完整和清楚地观察主动脉弓和胸主动脉，利于发现主动脉弓反转和主动脉夹层。心电图可见电轴右偏、T 波异常、QT 间期延长等非结构异常改变。高血压可累及 25% 青少年和 50% 成人 TS，以收缩压和夜间血压升高为主。高血压是心血管事件的一个主要危险因素，每次就诊时都应测量血压，必要时行动态血压监测。

超声检查：肾脏可见马蹄肾、肾不发育、肾盂和输尿管异常及肾血管畸形等；子宫及双附件常见始基子宫或子宫小、卵巢未探及或呈条束状。

胃肠道检查：> 4 岁需筛查消化道人抗组织转谷氨酰胺酶抗体，应每 2 ～ 5 年筛查 1 次消化道疾病。

骨密度：骨量减少在 TS 患者中常见，与雌激素缺乏等因素有关，骨折发生率也明显高于同龄人。> 18 岁的患者需行骨密度检查测定。

遗传学检查：羊水细胞或外周血淋巴细胞染色体核型分析是诊断的金标准。约 50% 的 TS 为 X 单体型（45，XO），20% ～ 30% 为嵌合型（45，XO/46，XX），其余多为 X 染色体结构异常。此外，5% 的 TS 患者存在 Y 染色体物质，3% 的患者存在染色体标志物（来源于 X 或 Y 染色体的片段）。当高度怀疑 TS 而外周血核型正常时，应该对机体其他组织进行染色体核型分析。

【鉴别诊断】

（1）低促性腺激素性性腺功能减退症：由各种原因（肿瘤、组织增生症及先天性等）导致下丘脑促性腺激素释放激素和（或）垂体促性腺激素合成、分泌或作用障碍进而引起性腺功能不全的一类疾病。临床上也可表现为女性第二性征发育不全、生长障碍及青春期加速生长缺如，特发性低促性腺激素性性腺功能减退症患者可合并嗅觉障碍，但无 TS 特殊容貌。性激素检查提示促性腺激素（FSH 和 LH）水平低或正常，雌二醇水平低。

（2）Noonan 综合征：一种临床表现多样的

遗传综合征，又称先天性侏儒痴呆综合征或翼状颈综合征，以特殊面容、身材矮小、智力障碍伴先天性心脏病、骨骼发育异常、出血倾向、淋巴管发育不良为特征，在新生儿中发病率为 $1/2000 \sim 1/1500$。发病机制与大鼠肉瘤蛋白/丝裂原活化的蛋白激酶（RAS/MAPK）信号通路的相关基因突变，导致该通路异常激活有关。其与 TS 有诸多相似之处，如特殊面容、骨骼异常、身材矮小及低骨量等，但 TS 多为散发病例，无家族史，绝大多数智力正常和性腺发育不全；而 Noonan 综合征大多为常染色体显性遗传，有家族史，部分有正常的性发育。染色体核型检查对鉴别诊断有重要意义，Noonan 综合征染色体核型正常（46，XX）。

（3）营养状态、慢性系统性疾病对身高、青春发育的影响：过度节食、长期腹泻、肾病综合征、严重甲状腺功能减退症、肝硬化、炎性肠病等病因会引起身高滞后和女性青春发育延迟。纠正营养状态或去除原发疾病后，身高和青春发育可恢复正常。

（4）垂体性侏儒：除身材矮小外，无 Turner 综合征的特殊表现，且有正常性腺及第二性征发育。生长激素、甲状腺激素、性激素检测及染色体核型分析可鉴别。

（5）46，XX 型单纯性性腺发育不全：呈常染色体隐性遗传或散发性，部分患者是由 FSH 受体基因突变而致病。临床表现、性激素改变和 Turner 综合征相似，但染色体核型为 46，XX。

（6）其他原因的高促性腺激素性性腺功能减退症：其他原因（自身免疫性卵巢炎、卵巢抵抗、半乳糖血症及感染等）导致的原发性性腺发育不良或功能衰竭，辅助检查亦提示性激素水平降低和促性腺激素水平明显升高。无 Turner 综合征的特殊面容和畸形，染色体核型分析正常。

【治疗】

（1）促生长治疗：身材矮小是 TS 最常见和易被识别的临床表现，现认为与位于 X 染色体短臂末端的 SHOX 基因单倍体剂量不足有关。SHOX 基因通过调控软骨细胞的分化和成熟来控制骨骼的生长，其剂量不足不仅可导致身材矮小，与肘外翻、短掌骨、高腭穹及短颈等骨骼畸形亦有关。临床试验已表明生长激素是治疗矮小 TS 女童的常规治疗方案，可以有效改善终身高。在一项随机对照研究中，生长激素治疗组身高在平均 5.7 年后较对照组增高 7.3cm。除改善成年身高外，生长激素尚可改善 TS 患儿机体成分比例、血脂水平和骨密度，可能对舒张压和胰岛素抵抗也有改善。

1）治疗目标：①尽早获得与年龄匹配的正常身高；②重塑青春期加速生长；③最终达到正常成年身高。

2）治疗时机：生长激素治疗的起始时间尚未确立。既往广为接受的观点是 TS 患者身高落后生长曲线第 5 百分位数时，通常在 9 岁左右，即建议启动生长激素治疗。但越来越多的临床试验证明了生长激素治疗在更年幼 TS 患者中的有效性和安全性。一项针对身高落后 TS 女童（9 个月～4 岁）的随机对照多中心研究中，治疗组在 2 年后达到正常身高，且研究对象均未出现应用生长激素相关的并发症。2011 年法国的一项研究表明对小于 4 岁的 TS 患者应用生长激素治疗 4 年后，80% 的患者可以达到正常身高。因此，目前的观点是 TS 患儿一旦出现生长落后（即在正常生长曲线身高百分位图上呈下降趋势）就需要尽快启动生长激素治疗，但潜在的风险和受益需与家属充分沟通。

3）药物剂量：为追赶落后的身高，TS 患者常应用比生长激素缺乏症更大剂量的生长激素，目前推荐的起始治疗剂量为 0.15U/（kg·d），建议每晚皮下注射，治疗剂量需要根据患者的生长速度、胰岛素样生长因子 1（insulin-like growth factor-1，IGF-1）水平和生长预测模型进行调整。更大剂量的生长激素治疗虽然获得了额外的小增益，却常导致高于年龄相匹配的 IGF-1 水平。长期增高的 IGF-1 水平与肿瘤风险的关系尚未明确，因此不推荐超过 0.20U/（kg·d）的生长激素治疗。

4）疗程：推荐生长激素治疗持续至达到满意身高，但对于生长潜力微小的患者，如骨龄＞14 岁或治疗后身高增长＜2cm/ 年，可考虑停止治疗。

5）疗效：最终治疗效果和多种因素相关，父母身高、生长激素起始治疗时间、治疗初始身高、治疗前期对生长激素的反应、平均治疗剂量和疗程均有关系。

6）治疗不良反应：关节疼痛、水肿、腕管综合征、甲状腺功能减退、糖脂代谢异常、脊柱侧凸和后凸的发生等。

7) 联合治疗方案

①对于 9 岁以上或身材极矮的 TS 女童，可考虑非芳香化蛋白同化类固醇激素和生长激素联合治疗，目前研究较多的是氧甲氢龙、司坦唑醇。氧甲氢龙是一种源自双氢睾酮的人工合成类固醇激素，可以通过直接作用于骨骺和增加 IGF-1 浓度两种机制来改善身高。研究表明，氧甲氢龙和生长激素联合方案可以进一步加快身高生长速度和增加终身高。推荐的治疗起始时间是 8 ~ 10 岁，治疗剂量为 0.03 ~ 0.05mg/（kg·d），需要监测的不良反应包括女性男性化症状、肝功能异常、乳腺发育滞后和血脂异常。

②雌激素联合生长激素治疗：雌激素对身高的影响呈双向作用，大剂量可抑制身高，小剂量可促进身高。大多数研究表明生长激素和小剂量雌激素联合应用，通过模拟正常女孩青春期的雌激素水平，可明显改善终身高。一项低至 5 岁（平均 9.3 岁）TS 患儿补充小剂量乙炔雌二醇的研究显示，单用生长激素组身高增加了 5cm，联合组则多增加了 2.1cm。雌激素替代治疗建议从 12 岁开始，初始剂量为成人替代剂量的 1/10 ~ 1/8。

（2）诱导并维持第二性征发育：在 TS 患者中，20% ~ 30% 可有自发青春期启动，2% ~ 5% 可有自发性月经初潮及自然受孕，但 90% 以上成年后出现卵巢衰竭，因此多需要雌孕激素替代治疗。

1) 治疗目标：①诱导并维持第二性征发育；②促进子宫发育，获得生育潜能；③促进骨骼生长及骨密度增加；④降低心血管疾病风险；⑤促进大脑发育，提高认知功能；⑥促进其他雌激素依赖的器官发育和生理功能（如肝功能）。

2) 起始治疗时机：目前国际上公认 TS 患者雌激素替代治疗的起始年龄为 12 ~ 13 岁，部分研究认为血清 LH 及 FSH 水平高于正常范围时即可启动雌激素替代治疗，从而尽可能使 TS 患者青春期发育过程与正常同龄人保持一致。雌二醇有促进骨骺闭合的作用，既往临床工作中通常在 TS 患者接受生长激素替代治疗满足身高需求后，再启动雌激素诱导青春期发育治疗。然而近些年大量临床研究发现，小剂量雌激素联合生长激素治疗并不影响 TS 患者终身高。另外，尽早启动青

春期诱导治疗还可改善患者认知功能、骨量峰值、子宫终体积、肝功能和生活质量。但不同个体对雌激素替代的反应不同，尽早启动小剂量雌激素替代治疗可能仍会促进部分患者骨骺闭合，因此对于骨龄较小身高增长潜力较大、以身高增长为主要诉求的 TS 患者，可将雌激素起始治疗延迟至 14 ~ 15 岁。

3) 雌激素替代剂量：需生长激素治疗的 TS 患者，雌激素初始剂量可为成人替代剂量的 1/10 ~ 1/8。目前国内诱导女性青春期发育应用最广泛的药物是口服戊酸雌二醇（商品名：补佳乐，单片剂量为 1mg），起始剂量可为 0.25 ~ 0.5mg，之后每 6 个月可增加 0.25 ~ 0.5mg。雌激素替代剂量根据血清雌二醇水平、LH/FSH 水平或子宫发育情况进行调整，最大剂量通常不超过 2mg/d。如果患者治疗起始即无身高需求，雌激素起始剂量及剂量递增速度均可相应增加。有文献报道雌激素替代剂量与 TS 患者子宫终体积成正比，并可增加子宫体积发育至正常的概率及改善利用供卵进行辅助生殖的结局。

4) 雌激素给药时间：对于正在进行生长激素治疗的青少年 TS 患者，有研究显示夜间给药对于胰岛素、IGF-1、胰升糖素的调节有利。而对于不需要生长激素治疗的 TS 患者，雌激素给药时间无相关获益证据。

5) 雌激素剂型：雌激素剂型主要有经皮贴剂、肌内注射用及口服雌激素。经皮贴剂及注射用雌激素可使 TS 患者血清雌二醇水平达到正常水平，有助于患者子宫发育至正常体积。而口服雌激素服用后需经历肝脏首过消除，且在体内转换为雌酮，因此应用口服雌激素诱导青春期发育时，血清雌二醇水平通常低于或处于正常女性卵泡期雌激素水平低限。目前尚无明确证据证实何种剂型疗效更佳，结合我国目前 TS 诊疗现状及患者用药的便利性及依从性，口服戊酸雌二醇仍为首选。

6) 孕激素添加时机：通常在雌激素应用 2 ~ 4 年后或子宫内膜有突破性出血后，可添加孕激素建立月经周期。常用的治疗方案：①每天口服戊酸雌二醇 1 ~ 2mg，共服用 21 天，在最后 5 ~ 7 天每天加用 10mg 甲羟孕酮。②雌孕激素合剂：α 戊酸雌二醇片/雌二醇环丙孕酮片复合包装（商品名：克龄蒙），包含有 11 片白色片（含戊酸雌二

醇 2mg）及 10 片红色片（含戊酸雌二醇 2mg 及醋酸环丙孕酮 1mg），服用 21 天后停药 7 天，即可发生撤退性出血。28 天为 1 个疗程，不管是否出现撤退性出血，第 29 天开始下一个周期。β 雌二醇片 / 雌二醇地屈孕酮片复合包装（商品名：芬吗通），包含 14 片白色片（内含雌二醇 1mg）及 14 片灰色片（内含雌二醇 1mg 和地屈孕酮 10mg）。一个疗程 28 天结束后，第 29 天开始下一个疗程。不推荐应用避孕药替代治疗。

7）疗程：建立人工周期后雌孕激素联合治疗至正常绝经期年龄，以维持女性第二性征和防治骨质疏松。

8）安全性：目前方案用药剂量并未增加包括乳腺癌在内的癌症风险。

（3）TS 患者的生育问题：2%～5% 的 TS 患者可有自发月经来潮及自然受孕，45，X 的 TS 患者也可多次自然妊娠。美国 146 例加入供卵系统 TS 患者中，101 例受孕，94 例顺利生产，受孕率 69%，流产率仅为 6.4%。受伦理限制，国内目前尚无合法供卵系统，故不能自然受孕的 TS 患者几乎无生育可能。国外研究显示 TS 患者早期可有少量卵子，而卵子可快速凋亡，因此多数患者确诊时检测不到卵泡或卵子。对确诊较早且能检测到卵子存在的 TS 患者进行卵子的收集及冷冻，届时通过辅助生殖技术实现生育目标。疾病自身性质、合法供卵系统的缺乏及首诊时机较晚等多个因素导致在国内 TS 患者基本上无生育可能，但告知 TS 患者通过治疗使子宫达最佳状态，从而具备生育能力，可给患者一定程度的心理支持。

（4）含 Y 染色体物质的 TS 患者：对于有男性化体征或确定存在性染色体标志物的 TS 患者推荐筛查 Y 染色体物质，因为含 Y 染色体物质的 TS 患者发展为性母细胞瘤的风险为 5%～30%，此类患者建议行性腺切除术。

（5）心理评估及治疗：身材矮小和第二性征发育不良可导致患者自卑心理，患者社交孤立、焦虑情绪风险增加。促生长和青春期诱导治疗后，随着身高增长和第二性征发育，情绪会有所改善。因此在诊治过程中要同时给予心理支持。

（6）长期随访：TS 具有临床表现多样、症状出现时间多变、涉及学科较多的特点，因此 TS 患者诊断后需要长期随访，结合患者的年龄和发育阶段行相关项目检查。

第三节　子宫内膜异位症的诊治

子宫内膜异位症（erdometriosis，EMT，简称"内异症"）是指子宫内膜组织（腺体和间质）在子宫腔被覆内膜及子宫以外的部位出现、生长、浸润，反复出血，继而引发疼痛、不孕及结节或包块等。内异症是生育年龄妇女的多发病、常见病。内异症病变广泛、形态多样、极具侵袭性和复发性，具有性激素依赖的特点。内异症的真正患病率尚无确切的数据。综合文献报道，约 10% 的生育年龄妇女患有内异症，即全球约有 1.76 亿妇女为内异症患者；20%～50% 的不孕症妇女合并内异症，71%～87% 的慢性盆腔疼痛妇女患有内异症。内异症是导致痛经、不孕症和慢性盆腔痛的主要原因之一，不仅对患者的生命质量产生负面影响，还对社会卫生资源造成重大负担。

【病因】

内异症的发生与性激素、免疫、炎症、遗传等因素有关，但其发病机制尚不明确。以 Sampson 经血逆流种植为主导理论，逆流至盆腔的子宫内膜需经黏附、侵袭、血管性形成等过程得以种植、生长、发生病变；在位内膜的特质起决定作用，即"在位内膜决定论"；其他发病机制包括体腔上皮化生、血管及淋巴转移学说以及干细胞理论。最新的研究观点为：内异症与基因、表观遗传学、血管新生、神经新生、上皮间质转化、孕激素抵抗、异常增殖和凋亡、炎症等多种因素密切相关。

【临床表现、诊断】

内异症是妇科常见的慢性疾病之一，普遍存在诊断延迟的情况。诊断延迟则可导致病情加重，进一步影响疾病治疗及预后，增加复发风险，降低患者的生命质量。因此，早期诊断内异症尤为重要。临床诊断对于内异症的早期干预和治疗有非常重要的意义。

（1）内异症的临床表现为以下 1 种或多种：①痛经，影响日常活动和生活；②慢性盆腔痛；③性交痛或性交后疼痛；④与月经周期相关的胃肠道症状，尤其是排便痛；⑤与月经周期相关的泌尿系统症状，尤其是血尿或尿痛；⑥合并以上至少 1 种症状的不孕。具有以上 1 种或多种症状可以临床诊断内异症。

（2）其他症状：侵犯特殊器官的内异症常伴有其他症状。肠道内异症常有消化道症状，如便频、便秘、便血、排便痛或肠痉挛，严重时可出现肠梗阻。膀胱内异症可出现尿频、尿急、尿痛甚至血尿。输尿管内异症常发病隐匿，多以输尿管扩张或肾积水就诊，甚至会出现肾萎缩、肾功能丧失。如果双侧输尿管及肾受累，可有高血压症状。肺及胸膜内异症可出现经期咯血、气胸。剖宫产术后腹壁切口、会阴切口内异症表现为瘢痕部位结节伴有与经期密切相关的疼痛。

（3）体征：通过妇科检查（双合诊、三合诊）了解盆腔情况，内异症的典型体征为子宫后倾固定、附件可扪及活动度欠佳的囊性肿块，阴道后穹隆、直肠子宫陷凹、宫骶韧带痛性结节、阴道后穹隆紫蓝色结节。妇科检查的结果受医师的经验及技巧影响极大，但对诊断内异症有重要意义，尤其是深部浸润型内异症（deep infiltrating endometriosis，DIE）病灶多位于后盆腔，因此三合诊显得尤为必要，阴道后穹隆、阴道直肠隔痛性结节可考虑 DIE。三合诊不适用于无性生活的患者，对于早期、比较表浅的病灶也无法做出诊断。

（4）影像学检查：敏感度因内异症的病灶部位不同而有差异。对于卵巢子宫内膜异位囊肿和深部内异症的诊断，超声检查敏感。

1）超声检查：首选经阴道超声检查。对于不适合行经阴道超声检查者（如无性生活史），可考虑腹部超声或经直肠超声检查。经阴道超声检查与患者的症状、病史和（或）妇科检查结果联合时能提高诊断准确率。对于位于宫骶韧带、直肠 - 乙状结肠的内异症病灶，经阴道和经直肠超声检查同等作为一线检查手段，两者的敏感度和特异度相似。

2）MRI 检查：对于有临床症状或体征的疑似内异症，不推荐首选盆腔 MRI 检查进行确诊；为评估累及肠、膀胱或输尿管的深部内异症的病灶范围，可考虑使用盆腔 MRI 检查（基于指南专家委员会的经验和观点）。MRI 检查的综合敏感度可达到 82%，特异度为 87%。早期的内异症病灶影像学检查多无特殊发现，因此即使腹部或盆腔检查、超声或 MRI 检查正常，也不应排除内异症的诊断。若症状持续存在或高度怀疑内异症，需要做进一步评估。

（5）生物标志物：迄今为止，外周血及子宫内膜的多种标志物，尚无一种能准确诊断内异症。CA125 水平检测对早期内异症的诊断意义不大。CA125 水平升高更多见于重度内异症、盆腔有明显炎症反应、合并子宫内膜异位囊肿破裂或子宫腺肌病者。

（6）其他特殊检查：可疑膀胱内异症或肠道内异症，术前应行膀胱镜或肠镜、经肠道超声检查并行活检，以除外器官本身的病变特别是恶性肿瘤。

【手术诊断】

（1）手术诊断与评估：腹腔镜手术是内异症通常的手术诊断方法。通过腹腔镜可以对病变部位及范围进行探查，并能获得病变组织以进行组织病理学诊断。虽然组织病理学结果是内异症确诊的基本证据，但是临床上有一定数量病例的确诊未能找到组织病理学证据。手术诊断还需包括内异症分期、分型及生育力等情况的评估。

（2）腹腔镜手术分期：目前常用的内异症分期方法是美国生殖医学学会（American Society for Reproductive Medicine，ASRM）分期。

ASRM 分期：主要根据腹膜、卵巢病变的大小及深浅，卵巢、输卵管粘连的范围及程度，以及直肠子宫陷凹封闭的程度进行评分。共分为 4期，Ⅰ期（微小病变）：1 ～ 5 分；Ⅱ期（轻度）：6 ～ 15 分；Ⅲ期（中度）：16 ～ 40 分；Ⅳ期（重度）：> 40 分。ASRM 分期是目前最普遍使用的内异症临床分期。

（3）临床病理分型：

1）腹膜型内异症或腹膜内异症（peritoneal endometriosis）：指盆腔腹膜的各种内异症种植病灶，主要包括红色病变（早期病变）、棕色病变（典型病变）以及白色病变（陈旧性病变）。

2）卵巢型内异症（ovarian endometriosis）或卵巢子宫内膜异位囊肿（ovarian endometrioma）：根据子宫内膜异位囊肿的大小和粘连情况可分为Ⅰ型和Ⅱ型。

Ⅰ型：囊肿直径多 < 2cm，囊壁多有粘连、层次不清，手术不易剥离。

Ⅱ型：又分为 A、B、C 3 种。ⅡA 型：卵巢表面小的内异症种植病灶合并生理性囊肿如黄体囊肿或滤泡囊肿，手术易剥离；ⅡB型：卵巢囊肿壁有轻度浸润，层次较清楚，手术较易剥离；ⅡC型：囊肿有明显浸润或多房，体积较大，手术不易剥离。

3）DIE：指病灶浸润深度≥5mm，包括宫骶韧带、直肠子宫陷凹、阴道穹窿、阴道直肠隔、直肠或结肠壁的内异症病灶，也可侵犯至膀胱壁和输尿管。

4）其他部位的内异症（other endometriosis）：包括瘢痕内异症（腹壁切口及会阴切口）以及其他少见的远处内异症，如肺、胸膜等部位的内异症。

（4）生育力评估：内异症生育指数（endometriosis fertility index，EFI）主要用于预测内异症合并不孕患者腹腔镜手术分期后的自然妊娠情况，评分越高，妊娠概率越高。预测妊娠结局的前提是男方精液正常，女方卵巢储备功能良好且不合并子宫腺肌病。需注意的是，对青春期及生育年龄患者需在术前及术后均进行生育力评估。

【治疗】

（1）治疗目的：减灭和消除病灶，减轻和消除疼痛，改善和促进生育，减少和避免复发。

（2）治疗原则

1）应长期管理，坚持以临床问题为导向，以患者为中心，分年龄阶段处理，综合治疗。

2）基于临床诊断尽早开始经验性药物治疗。

3）规范手术时机，注意保护卵巢功能和生育力，使患者的手术获益最大化。

4）保守性手术后进行药物长期管理，综合治疗，预防复发。

5）内异症患者应定期复查，对有恶变高危因素的患者应警惕恶变。

（3）内异症的药物治疗：内异症的长期管理应最大化发挥药物治疗的作用。内异症的治疗药物主要分为非甾体抗炎药（non-steroid anti-inflammatory drug，NSAID）、孕激素类、复方口服避孕药（COC）、促性腺激素释放激素激动剂（GnRH-a）及中药五大类。因内异症无法治愈，药物治疗需有效并安全，持续使用到绝经或计划妊娠时；计划妊娠的患者完成生育后，应尽快继续恢复药物长期管理。药物治疗以长期坚持为目标，选择疗效好、耐受性好的药物。

1）NSAID

①作用机制：抑制前列腺素的合成；抑制淋巴细胞活性和活化的T淋巴细胞的分化，减少对传入神经末梢的刺激；直接作用于伤害性感受器，阻止致痛物质的形成和释放。但不能延缓内异症的进展。

②用法：推荐与孕激素或COC联用；根据需要应用，间隔不少于6h。

③副作用：主要为胃肠道反应，偶有肝肾功能异常。长期应用要警惕胃溃疡的可能。

2）孕激素类

①作用机制：孕激素可引起子宫内膜蜕膜样改变，最终导致子宫内膜萎缩，同时，可负反馈抑制下丘脑-垂体-卵巢轴（hypothalamic-pituitary-ovarian axis，HPO）。

②用法：地诺孕素（2mg/d，口服），甲羟孕酮，注射用长效甲羟孕酮，左炔诺孕酮宫内缓释系统（LNG-IUS），地屈孕酮[10～20mg，每月21天（第5～25天）]，孕三烯酮（2.5mg，2～3次/周，共6个月）等。新型孕激素地诺孕素（2mg/d）有中枢和外周的双重作用机制，缓解内异症痛经的同时可以缩小卵巢子宫内膜异位囊肿，并且随用药时间的延长，缩小异位囊肿的效果更显著。由于其日剂量低，对肝肾功能及代谢影响小，耐受性好，长期应用1年以上的有效性和安全性证据充足，可作为内异症长期管理的首选药物。

③副作用：主要是突破性出血、乳房胀痛、体重增加、消化道症状及肝功能异常。

3）COC

①作用机制：抑制排卵；负反馈抑制HPO轴，形成体内低雌激素环境。

②用法：连续或周期用药。

③副作用：较少，偶有消化道症状或肝功能异常。40岁以上或有高危因素（如糖尿病、高血压、血栓史及吸烟）的患者，要警惕血栓的风险。

4）GnRH-a

①作用机制：下调垂体功能，造成暂时性药物去势及体内低雌激素状态。也可在外周与GnRH-a受体结合，抑制在位和异位内膜细胞的活性。

②用法：依不同的制剂有皮下注射或肌内注射，每28天1次，共用3～6个月或更长时间。

③副作用：主要是低雌激素血症引起的围绝经期症状，如潮热、阴道干燥、性欲下降、失眠

及抑郁等。长期应用则有骨质丢失的可能。

④ GnRH-a+ 反向添加（add-back）方案：理论基础——"雌激素窗口剂量理论"学说，不同组织对雌激素的敏感度不一样，将体内雌激素的水平维持在不刺激异位内膜生长而又不引起围绝经期症状及骨质丢失的范围［雌二醇水平在146 ～ 183pmol/L（即 40 ～ 50pg/ml）］，则既不影响治疗效果，又可减轻副作用。

反向添加方案

雌孕激素方案：雌孕激素连续联合用药。雌激素可以选择：戊酸雌二醇 0.5 ～ 1.0mg/d，或每天释放 25 ～ 50μg 的雌二醇贴片，或雌二醇凝胶 1.25g/d 经皮涂抹；孕激素多采用地屈孕酮 5mg/d 或醋酸甲羟孕酮 2 ～ 4mg/d。也可采用复方制剂雌二醇屈螺酮片，1 片 /d。

连续应用替勃龙，推荐 1.25 ～ 2.5mg/d。

反向添加的注意事项：何时开始反向添加尚无定论。β 应用反向添加可以延长 GnRH-a 使用时间。治疗剂量应个体化，有条件者应监测雌激素水平。

⑤ GnRH-a 与联合调节：3 个月内的 GnRH-a 短期应用，只为缓解症状的需要，也可以采用植物药，如黑升麻异丙醇萃取物、升麻乙醇萃取物，每天 2 次，每次 1 片。

⑥ GnRH-a 与序贯治疗：GnRH-a 在长期管理中还可以与其他药物序贯使用，不仅可以维持治疗，还能减轻后续药物治疗初期的副作用。例如，不规则出血是孕激素应用初期的常见问题，GnRH-a 短期预处理可强效萎缩子宫内膜，可以减少孕激素治疗初期的不规则出血。证据显示，GnRH-a 预处理可以降低 LNG-IUS（levonorgestrel intrauterine system，左炔诺孕酮宫内节育系统）的脱落率，延长续用。

5）中药：中药可以有效缓解痛经症状。

（4）内异症的手术治疗

1）手术治疗的目的：①切除病灶；②恢复解剖；③促进生育。

2）手术种类及选择原则

①病灶切除术：即保守性手术。保留患者的生育功能，手术尽量切除肉眼可见的异位病灶、剔除卵巢子宫内膜异位囊肿，分离粘连，恢复解剖，解除压迫甚至梗阻。适合于年龄较轻或需要保留生育功能者。保守性手术以腹腔镜手术作为首选。

②子宫切除术：切除全子宫，保留卵巢。主要适合无生育要求、症状重或者复发经保守性手术或药物治疗无效，但年龄较轻希望保留卵巢内分泌功能者。

③子宫及双侧附件切除术：切除全子宫、双侧附件以及所有肉眼可见的病灶。适合年龄较大、无生育要求、症状重或者复发经保守性手术或药物治疗无效者。

3）手术前的准备

①充分的术前准备及评估。

②充分地理解、认知和知情同意手术的风险、手术损伤特别是泌尿系统以及肠损伤的可能性。

③对于 DIE 患者，应做好充分的肠道准备。

④阴道直肠隔内异症患者，术前应行影像学检查，必要时行肠镜检查及活检以除外肠本身的病变。有明显宫旁深部浸润病灶者，术前要常规检查输尿管、肾是否有积水，如果有输尿管肾盂积水，要明确积水的部位及程度以及肾功能情况。

⑤必要时多学科团队（multi-disciplinary treatment，MDT）协作诊治。

（5）内异症相关疼痛的治疗

1）治疗原则：①未合并不孕及附件包块直径＜ 4cm 者，首选药物治疗；②合并不孕或附件包块直径≥ 4cm 者考虑手术治疗；③药物治疗无效可考虑手术治疗。

2）药物治疗：见前文"（3）内异症的药物治疗"。

3）手术治疗：手术以腹腔镜手术为首选。应有仔细的术前评估和准备，良好的手术设备，合理的手术方式，熟练的手术技术，以及合适的术后处理方案。

手术方法包括盆腔粘连松解术，内异症病灶切除术，卵巢囊肿剥除术，一侧附件切除术，子宫腺肌病病灶切除术，子宫全切除加双侧附件切除术，深部浸润型子宫内膜异位症（deep infiltrating endometriosis，DIE）（肠、膀胱、阴道、盆腔等）病灶切除术等。保守性手术后复发率较高，故手术后应采取辅助药物治疗并长期管理。

（6）卵巢子宫内膜异位囊肿的治疗

1）药物治疗

①适应证：卵巢子宫内膜异位囊肿直径＜

4cm；有盆腔疼痛。卵巢子宫内膜异位囊肿诊断应比较明确，不能除外为卵巢其他肿物时应行腹腔镜手术治疗。

②治疗药物：可选择口服避孕药物、孕激素类药物、孕三烯酮、GnRH-a 及中药等。循证医学证据表明，上述西药治疗内异症痛经效果相差不大，然而副作用各不相同，价格也有较大差异，因此，在选择用药时应与患者充分交流沟通，共同制订治疗方案。上述药物中，有证据可以缩小卵巢子宫内膜异位囊肿的药物主要是孕激素类药物（地诺孕素）及 GnRH-a。若患者近期有生育要求，可以使用地屈孕酮治疗。地屈孕酮 10～20mg/d 可缓解内异症痛经，不抑制排卵。对于疑有黄体功能不足者黄体期使用地屈孕酮还可能提高自然受孕率。

药物治疗期间，建议每 3 个月复查临床症状、妇科检查和超声检查；应注意药物副作用的监控、药物治疗期间囊肿增大达到手术指征时则建议手术治疗。

2）手术治疗

①适应证：卵巢子宫内膜异位囊肿直径≥4cm；合并不孕；疼痛药物治疗无效。

②术前生育力评估：卵巢子宫内膜异位囊肿剥除术，容易造成卵巢储备功能的降低。故对年轻有生育要求及不孕患者，手术前应全面评估考虑手术对卵巢储备功能的影响，尤其是年龄 >35 岁、双侧卵巢子宫内膜异位囊肿患者。如已合并卵巢功能低下者，宜妇科医师与生殖医师会诊后积极治疗。对于复发性囊肿，不建议反复手术。证据表明，单纯剥除单侧直径 6cm 的卵巢子宫内膜异位囊肿并不会明显提高患者的自然妊娠率。对 Ⅲ～Ⅳ 期内异症患者手术是否能提高妊娠率仍缺乏证据。

③术前预处理：一般不建议术前药物治疗。但对粘连较重、子宫较大（如合并子宫腺肌病或子宫肌瘤）或合并 DIE 估计手术困难者，术前可 GnRH-a 短暂应用 3 个月，可减少盆腔充血并缩小病灶，从而一定程度上降低手术难度，提高手术的安全性。

④手术方式：手术以腹腔镜手术为首选，推荐囊肿剥除术。术中应先分离与周围的粘连，吸尽囊内巧克力样液体，正确分离囊肿与卵巢皮质

的分界，并将囊内壁冲洗干净后剥除囊壁。手术时要注意组织的解剖层面，尽量保护正常的卵巢组织。术毕大量生理盐水对盆腔进行彻底冲洗，手术创面可用防粘连制剂预防粘连。对于无生育要求的年长患者（如年龄≥45 岁），可以考虑行患侧附件切除术。循证医学证据表明，与囊肿穿刺术及囊内壁电凝术比较，囊肿剥除术术后复发率更低，妊娠率更高。

对于合并不孕的患者如果直肠子宫陷凹封闭应分离粘连，在安全的前提下尽可能切除病灶，开放直肠子宫陷凹；但完全切净 DIE 病灶会增加周围器官损伤的风险，术前应充分告知，术中要注意防范，及时发现，及时处理。

⑤术后管理：卵巢子宫内膜异位囊肿保守性手术后复发率高，应药物治疗并长期管理。证据显示，患者术后连续使用地诺孕素 24 个月，可显著降低复发率。

⑥有生育计划的患者，且术中病灶切除彻底，建议患者积极试孕，术后 6～12 个月是妊娠的最佳时期。有痛经者，试孕期间可口服地屈孕酮。疑有黄体功能不足者可在月经后半期使用黄体酮或地屈孕酮补充治疗。

（7）内异症合并不孕的治疗

1）治疗原则：内异症易于复发，对女性生育力影响较大，内异症合并不孕应积极治疗；内异症合并的不孕症常是多因素共同作用的结果，应进行全面评估，并据此制订个体化方案。

2）内异症合并不孕的管理

①符合不孕症诊断标准的内异症患者，首先应按照不孕症的诊疗路径进行全面的不孕症检查和生育力评估，包括：病情程度（既往治疗过程、卵巢囊肿大小、是否合并子宫腺肌病）；生育力评估 [年龄、窦卵泡数、抗米勒管激素（anti-Müllerian hormone，AMH）水平、基础内分泌水平等]；输卵管通畅性检查；男方精液检查；排卵情况。如需行输卵管通畅性检查时，建议优先采用宫腹腔镜联合检查。

②年龄 > 35 岁的不孕症患者，存在男方精液异常或配子运输障碍等其他辅助生殖治疗适应证，卵巢疑似子宫内膜异位囊肿，建议直接行体外受精 - 胚胎移植（IVF-ET）。

③EFI 综合了内异症严重程度、病史因素和

输卵管功能，可有效评估和预测内异症患者的自然生育能力，并考虑到了所有 ASRM（American Society for Reproductive Medicine，美国生殖医学学会）分期；但现有的评分体系未考虑患者的卵巢储备功能，未考虑合并子宫腺肌病的情况。对于 EFI 评分 ≥ 5 分的患者，腹腔镜手术后可期待半年，给予自然妊娠的机会，如患者积极要求，也可以直接进行辅助生殖治疗。对于Ⅰ～Ⅱ期患者术后使用 GnRH-a 与未使用 GnRH-a 临床妊娠率无显著差异。对于 EFI 评分 ≤ 4 分者，建议直接行 IVF-ET。对于Ⅲ～Ⅳ期患者，可依据具体情况在术后行辅助生殖技术之前使用或不使用 GnRH-a 治疗。

④复发性卵巢子宫内膜异位囊肿合并不孕者不主张反复手术，手术本身不能明显改善术后妊娠率，而且有可能加重卵巢储备功能的损害。临床评估卵巢子宫内膜异位囊肿无恶变的前提下，建议直接行 IVF-ET。如卵巢子宫内膜异位囊肿影响取卵操作，可考虑 B 超引导下穿刺治疗。

⑤对于 DIE 合并不孕的患者，手术不会增加妊娠率，且创伤大、并发症多；疼痛症状不明显的患者，尤其是 DIE 复发患者，首选 IVF-ET 治疗不孕。但若患者疼痛症状严重影响日常生活及性生活或考虑因 DIE 导致的反复胚胎种植失败，可先手术治疗。

⑥对于子宫腺肌病合并不孕的患者，诊治流程见《子宫腺肌病诊治中国专家共识》，需行子宫腺肌病评估和全面的生育力评估，一般推荐 IVF-ET。若患者年轻（≤ 35 岁），具备自然试孕条件，子宫腺肌病病情较轻，可 GnRH-a 治疗 3 ～ 6 个月后短期自然试孕，如未孕可考虑 IVF-ET。IVF-ET 中如果子宫状况不适宜新鲜胚胎移植，可行全胚冷冻，之后经药物或手术治疗使子宫达到可妊娠状态后，再行冻融胚胎移植，胚胎移植建议行单囊胚移植。反复胚胎种植失败的年轻患者可能从手术中获益，但年龄 ≥ 40 岁者手术获益不明显。

⑦对于有生育需求但未诊断不孕症的内异症患者，包括未婚患者，建议进行卵巢储备功能及男方精液评估；对于已有生育力下降的患者，内异症可造成获卵数减少和输卵管管腔中精子数量减少等，因此在生殖医师与妇科医师联合会诊后需尽快积极治疗。

⑧疑似内异症的不孕症患者，尤其是疑似卵巢子宫内膜异位囊肿者，建议对卵巢储备功能进行评估后行宫腹腔镜联合检查，以确定内异症的诊断、分型、分期并行生育力的全面评估，包括输卵管通畅性。对于要求剥除卵巢囊肿的患者，术前应告知手术的相关风险，术中应尽量保护卵巢功能。

（8）内异症复发

1）内异症的复发率及高危因素：内异症复发，是指经规范的手术和药物治疗，病灶缩小或消失以及症状缓解后再次出现临床症状且恢复至治疗前的水平或加重，或再次出现内异症病灶。近年的文献报道的内异症复发率差异很大，2 年平均复发率为 20%（0 ～ 89%）、5 年平均复发率为 50%（15% ～ 56%）。患病年龄轻、既往内异症药物或手术治疗史、分期重、痛经严重、初次手术的彻底性不足、DIE、术后未予药物巩固治疗、合并子宫腺肌病等均可能是复发的高危因素。

2）内异症复发的治疗：包括手术治疗和药物治疗。治疗原则基本遵循初始治疗，但应个体化，结合患者的生育要求制订相应的治疗策略。

①有生育要求的内异症复发患者的治疗：这类患者相对年轻，需要保留生育功能，建议先进行卵巢储备功能和生育力评估，在排除恶变可能的前提下，应避免再次手术继发卵巢储备功能减低，建议药物保守治疗；如卵巢储备功能已下降或卵巢囊肿体积较大者，可选择超声引导下穿刺术，术后给予药物治疗或辅助生殖技术治疗；如复发合并不孕，则药物治疗或手术治疗并不增加妊娠率，且反复手术治疗将减低卵巢储备功能，在排除必须手术治疗的前提下，推荐辅助生殖技术治疗，可增加妊娠概率；如 DIE 复发合并不孕，还推荐 GnRH-a 治疗后行 IVF-ET。

②无生育要求的内异症复发患者的治疗：手术后如疼痛复发，药物治疗为首选，且需长期使用，停药后疼痛的复发率高。如术后子宫内膜异位囊肿复发，则早期给予孕激素治疗（地诺孕素），可能避免重复手术。药物治疗可在一定程度上延缓病情进展，推延手术时间，避免手术并发症，但无法明确病灶性质、不能有效缩小病灶。药物治疗失败且病情进展者，或年龄 > 45 岁、囊肿性质

可疑者，建议手术治疗；如年龄大、无生育要求且症状严重者，可考虑行子宫全切除加双侧附件切除术。

3）内异症复发的预防：预防是减少内异症复发的最好方法。要减少内异症复发，重在初始治疗。预防复发有效的常用药物有 COC、口服孕激素、GnRH-a 和 LNG-IUS 等。

① GnRH-a：使用 6 个月 GnRH-a 降低复发率优于使用 3 个月。GnRH-a+ 反向添加治疗可以较安全地延长 GnRH-a 用药时间 3～5 年甚至更长时间。考虑到 GnRH-a 对青少年骨质丢失的影响，16 岁以前不推荐使用。

② COC：对于有生育要求者，可选择 COC 口服，可降低囊肿复发风险，但应注意相关的禁忌证，也可用于青少年内异症的治疗。

③ LNG-IUS：对于无生育要求者，可选择 LNG-IUS。术后放置 LNG-IUS 或术后 GnRH-a 治疗后再序贯放置 LNG-IUS 可有效预防内异症疼痛的复发。对于内异症术后无生育要求者，建议使用 LNG-IUS 或 COC 至少 18～24 个月，作为内异症痛经的二级预防，直至有生育要求时。

④口服孕激素：长期口服地诺孕素，可减少内异症术后疼痛复发。GnRH-a+ 反向添加治疗 6 个月后长期序贯 COC 的疗效与地诺孕素的疗效相当，但地诺孕素更易出现阴道点滴出血的不良反应。地诺孕素可适用于 > 40 岁或不宜使用 COC 的患者。

⑤ DIE 复发的预防：缺少大规模的临床试验和相应的系统评价。DIE 术后予以 GnRH-a 或 COC 治疗 6 个月，能有效地降低术后 2 年的复发率。高效孕激素和 COC 可明显缓解 DIE 疼痛症状，有效预防术后复发，但需长期使用。

（9）DIE 的治疗：DIE 典型的临床症状包括中重度痛经、性交痛、排便痛和慢性盆腔痛；侵犯结肠、直肠、输尿管及膀胱等，引起胃肠道及泌尿系统相关症状。体征：阴道后穹隆或子宫颈后方触痛结节。大部分 DIE 病灶位于后盆腔，累及宫骶韧带、直肠子宫陷凹和阴道直肠隔。

1）诊断：根据临床症状和体征可做出 DIE 的初步诊断，组织病理学结果是确诊的依据。MRI 检查对 DIE 的诊断价值较高，经直肠超声检查诊断直肠 DIE 具有较高的敏感度和特异度。输尿管 DIE 影像学检查首选泌尿系统超声检查，静脉肾盂造影（intravenous pyelography，IVP）、CT、泌尿系统 CT 重建（CTU）、MRI、泌尿系统 MRI 造影（MRU）等有助于进一步明确梗阻部位。膀胱 DIE 诊断依赖超声、MRI 及膀胱镜检查。

2）治疗：DIE 的手术指征①疼痛症状，药物治疗无效；②合并卵巢子宫内膜异位囊肿和（或）不孕；③侵犯肠、输尿管等器官致梗阻或功能障碍。对年轻需要保留生育功能的患者，以保守性病灶切除术为主，保留子宫和双侧附件。对年龄大、无生育要求，或者病情重特别是复发的患者，可以采取子宫切除术或子宫及双侧附件切除术。

DIE 手术的要点：对可疑肠道 DIE，术前可进行乙状结肠镜或直肠镜检查，主要目的是排除肠道肿瘤的可能。对提示盆腔粘连的患者，应进行双肾超声检查除外肾盂输尿管积水，必要时行 CTU、MRU 等检查。充分显露手术视野。如有盆腔粘连和卵巢囊肿，应首先分离盆腔粘连，剔除囊肿，以恢复解剖结构。手术应尽量切净病灶。肠道 DIE 目前的手术主要有肠壁病灶削切术、碟形切除及肠段切除加吻合术。无肠狭窄，手术以病灶减灭为宜，尽量保证肠壁完整性和功能。肠道 DIE 最佳的手术方案目前仍有争议。手术决策时，要权衡手术安全性与手术效果。

3）特殊类型的 DIE

①输尿管 DIE：较为少见，指与内异症相关的输尿管扩张或肾积水。临床特点：发病隐匿，临床表现不特异；症状与病变程度不平行，早期诊断很困难。诊断：诊断需根据内异症病史及影像学检查，并除外其他原因造成的输尿管梗阻。影像学检查：主要用于评价输尿管肾盂积水程度和狭窄部位。术前肾血流图可以分别评价左右肾功能。治疗：输尿管内异症的治疗以手术切除为主，术前、术后可辅助药物治疗。手术以切除病灶、恢复解剖、尽量保留和改善肾功能为主要目的，尽量切除盆腔其他部位内异症病灶以减少复发。保守性手术后药物治疗可以有效减少复发。

②膀胱 DIE：指异位内膜累及膀胱逼尿肌，较少见，多位于膀胱后壁和顶部。典型的临床症状为膀胱刺激症状，血尿罕见，可合并不同程度的疼痛症状。术前膀胱镜检查的主要目的是除外膀胱肿瘤，以及确定病灶与输尿管开口的关系。治疗以手术切除为主。病灶切除术是目前膀胱

DIE 的首选治疗方法。手术的关键是尽量切净病灶；手术的难易程度与病灶的大小、部位，特别是与输尿管开口的关系密切相关。术中需特别注意病灶与输尿管开口的关系。术后导尿管通畅是保证膀胱创口愈合的关键。主张使用较粗的导尿管，保持持续开放，术后留置 10～14 天。如果合并盆腔其他部位内异症，术后建议药物治疗。

（10）青少年内异症的治疗：对于青少年内异症患者，要警惕合并梗阻性生殖器官畸形如阴道闭锁或阴道斜隔综合征。

1）临床特点：痛经或周期性腹痛，可伴有胃肠道或膀胱症状，可出现卵巢子宫内膜异位囊肿，但 DIE 少见。

2）临床诊断：青少年内异症诊断延迟率高。对于有痛经和（或）不规则腹痛、内异症家族史等高危因素者应尽早行 B 超等相关检查。临床诊断内异症即可开始药物治疗，必要时腹腔镜手术确诊。

3）青少年内异症的长期管理：青少年内异症主要的问题是疼痛和卵巢囊肿。长期管理的目标主要是控制疼痛、保护生育、延缓进展、预防复发。

①疼痛的控制以药物治疗为主：药物选择应考虑青少年的发育特点。COC 是青少年内异症患者的一线治疗药物。孕激素类和 GnRH-a 治疗成年内异症有效，但长期使用需要警惕骨质丢失，因此，骨密度未到峰值的青少年内异症患者应慎用。地诺孕素对骨量影响小，可供选择。对于年龄 ≤ 16 岁的青少年内异症患者，选用连续或周期性 COC 作为药物治疗的一线方案，> 16 岁的患者可考虑使用 GnRH-a。

②青少年子宫内膜异位囊肿的治疗：青少年内异症患者的卵巢子宫内膜异位囊肿手术方式首选腹腔镜手术，但要注意掌握手术指征和手术时机，更应积极药物治疗。单侧囊肿，直径 < 4cm，可经验性使用 COC 或地诺孕素缓解疼痛，减缓疾病进展。用药后，如症状缓解或改善，可长期药物治疗。对合并有梗阻性生殖器官畸形的患者，应及时解除梗阻。

③青少年内异症长期管理的随访：建议青少年内异症患者每 6 个月随访 1 次，随访内容应包括：疼痛控制情况、药物副作用、妇科超声检查、有卵巢囊肿者应复查肿瘤标志物。同时，应对青少年患者及其家属进行健康教育，告知内异症复发率高和不孕率高，有条件的患者建议尽早完成生育。

（11）围绝经期内异症的长期管理：围绝经期内异症需关注与内异症相关的肿瘤，特别是警惕内异症恶变的风险，应积极治疗，有手术指征时应积极手术治疗，可行患侧附件切除术或子宫及双侧附件切除术，对 DIE 病灶最好一并切除或至少活检行病理检查。对于既往有内异症病史的围绝经期患者如何管理围绝经期症状，目前还缺乏高质量的研究证据，激素补充治疗对内异症复发和恶变的风险目前还未知，无禁忌证的患者若行绝经激素治疗，治疗方案应为雌孕激素连续联合。

围绝经期内异症患者长期管理的随访建议：建议围绝经期内异症患者每 3～6 个月随访 1 次。随访的重点应包括：内异症症状的控制情况、卵巢囊肿变化情况。随访内容包括妇科检查、盆腔超声检查、卵巢肿瘤标志物（如 CA125、CA19-9）、卵巢功能等。

（12）其他及少见部位的内异症的治疗

1）瘢痕内异症：发生在腹壁切口及会阴切口瘢痕处的内异症，称为瘢痕内异症；是一种特殊类型的内异症。

主要临床表现：腹壁切口或会阴切口瘢痕处痛性结节，与月经相关的周期性疼痛和包块增大。会阴部瘢痕内异症可伴有肛门坠痛、排便时肛周不适或性交痛等。

临床诊断主要依据：①病史。剖宫产术史，内异症手术史，会阴侧切或撕裂史等。②瘢痕部位与月经周期相关的痛性结节。③辅助诊断方法包括体表肿物超声、MRI 检查等，确诊需要组织病理学结果。④治疗。手术切除是最主要的治疗方法，病情严重者术前可以短暂用药；应彻底切净病灶包括病灶周围陈旧的瘢痕；正确的组织修补：对齐解剖层次，对于组织结构缺损明显者予以修补（包括合成或生物补片修补大的腹壁缺损、修补肛门括约肌等）；正确的术后处理：预防感染，伤口管理。会阴部瘢痕内异症术后还需要饮食管理和排便管理。

2）其他少见的盆腹腔外内异症：内异症可侵犯胸膜、肺、腹股沟、脐、横膈、坐骨神经、外耳、头皮等身体的各部位。

盆腹腔外内异症的临床表现：常伴有周期性变化的相关部位症状。如胸腔内异症可表现为经期气胸、咯血、胸腔积液等；腹股沟内异症表现为发生在圆韧带腹膜外部位不能还纳的腹股沟包块，易误诊为腹股沟疝或圆韧带囊肿。发生部位的超声、CT 或 MRI 检查等影像学检查对诊断和评估有一定的意义。诊断需除外这些部位的常见疾病。胸腔内异症中，应排除肺部其他疾病，特别是炎症、肿瘤和结核，以及血管炎等免疫性疾病；肺部 X 线片或 CT 检查可有气胸、肺部斑片状磨玻璃样影、肺部结节等，通常在月经后消失。非经期影像学特征较经期的改善以及 GnRH-a 治疗后影像学的改善有助于诊断。

治疗：根据临床表现可采取手术治疗或药物治疗，因发生的部位在盆腔外常需要 MDT 协作诊治。腹股沟内异症以手术治疗为主。胸腔内异症可采取药物或手术治疗；药物治疗建议 GnRH-a 3～6 个月诊断性治疗，症状缓解、影像学病灶消失可继续用 COC、地诺孕素等药物维持治疗。有生育要求者建议妊娠。停药后有复发的可能。建议长期管理。

（13）内异症恶变的治疗：内异症的恶变率约为 1%。恶变主要来源于腺上皮，部位在卵巢，多称为内异症相关卵巢恶性肿瘤（endometriosis-associated ovarian carcinoma，EAOC）；其他部位如阴道直肠隔、腹壁或会阴切口内异症恶变较少。内异症间质恶变形成的肉瘤更少见，大多数为子宫外子宫内膜间质肉瘤。目前的证据表明，内异症增加卵巢上皮性癌（卵巢癌）如卵巢子宫内膜样癌和透明细胞癌的风险，但不增加卵巢高级别浆液性癌及黏液性癌的风险。

1）诊断：Sampson 于 1925 年提出了诊断标准：①癌组织与内异症组织并存于同一病变中；②两者有组织学的相关性，有类似于子宫内膜间质的组织围绕于特征性的内膜腺体，或有陈旧性出血；③排除其他原发性肿瘤的存在，或癌组织发生于内异症病灶而不是从其他部位浸润转移而来。1953 年，Scott 又补充了第④条诊断标准：有内异症向恶性移行的形态学证据，或良性内异症组织与恶性肿瘤组织相连接。

不典型内异症：属于组织病理学诊断，可能是 EAOC 的癌前病变，但病理诊断标准尚未统一。

其中卵巢交界性子宫内膜样瘤，可能是内异症相关卵巢子宫内膜样癌的癌前病变。对于定义不典型内异症的病理特点存在争议。

临床有以下情况应警惕 EAOC：年龄，≥ 45 岁；绝经后；内异症病程长，≥ 10 年；内异症相关的不孕；疼痛节律改变：由痛经转为慢性盆腔痛；卵巢囊肿过大，直径 ≥ 8cm；影像学检查，提示卵巢囊肿内部实性或乳头状结构，彩超检查病灶血流丰富，阻力低；合并子宫内膜病变。

2）治疗：EAOC 治疗应遵循卵巢癌的治疗原则。由于 EAOC 发病年龄较轻，期别较早，预后较非 EAOC 要好。

3）预防：重视对内异症的规范诊治，对具有高危因素的内异症患者积极手术探查。

（14）子宫腺肌病的治疗：子宫腺肌病是指子宫内膜（包括腺体和间质）侵入子宫肌层生长而产生的病变，主要临床症状包括月经过多（甚至导致严重贫血）、严重痛经和不孕，会对患者身心健康造成严重影响。其诊疗见《子宫腺肌病诊治中国专家共识》。

1）子宫腺肌病合并内异症的确切机制未明，均为雌激素依赖性疾病，综合目前文献报道，子宫腺肌病合并内异症的发生率为 21.3%～91.1%。

2）临床症状：①子宫腺肌病合并内异症会导致患者症状加重：盆腔疼痛严重与多样化；②异常子宫出血：月经过多、经期延长或不规则出血；③生育力进一步下降：子宫腺肌病是促使内异症患者生育力低下的独立高危因素，子宫腺肌病也是内异症患者术后妊娠率低的独立高危因素；④合并子宫腺肌病是内异症患者术后疼痛症状缓解不佳甚至持续存在的关键因素之一。

3）诊断：根据患者的病史、临床症状、体征以及相关的辅助检查结果（包括影像学和生化指标）可以做出子宫腺肌病合并内异症的临床诊断，但确诊仍然是腹腔镜检查或手术及组织病理学。合并子宫腺肌病后 EFI 不适用于内异症合并不孕患者的评分。

①影像学诊断

超声：非侵袭性的超声影像学来诊断子宫腺肌病，将作为诊断的标准方法之一，尤其对于早期病灶，临床尚未出现症状者，影像学的诊断价值更突出。推荐采用 2018 年国际妇产科协会（Federation

International of Gynecology and Obstetrics，FIGO）授权子宫形态超声评价（morphological uterus sonographic assessment，MUSA）协作组制定的基于 TVUS 影像诊断子宫腺肌病的标准。共 8 项超声特征，分别为子宫肌层不对称增厚；子宫肌层囊性灶；岛状高回声信号；扇形阴影；子宫内膜下线状或点状回声；病灶内有条状血流信号穿过；结合带形态不规则；结合带不连续，结合带的评价建议结合 3D-TVUS 检查来确认。如超声检查存在 2 项或 2 项以上上述征象则拟诊子宫腺肌病。

MRI：子宫腺肌病在 MRI 上有特征性表现。局限型子宫腺肌病在 T_2WI 表现为肌层内卵圆形、不规则形或类圆形肿块，边界不清，与结合带相近的低信号，病变内亦可见散在点状或片状高信号，表现为病灶中的囊性扩张或出血。弥漫性子宫腺肌病在 T_1WI 上呈等信号，部分病灶内可见点状高信号，T_2WI 表现为子宫内膜 - 肌层结合带受到破坏，呈弥漫性增厚，当结合带厚度＞ 12mm 时高度怀疑子宫腺肌病；结合带厚度 8 ～ 12mm，如合并有高信号斑点或结合带边界不规则等表现，也可诊断为子宫腺肌病。但结合带厚度易受月经周期、是否绝经、激素状态（口服避孕药等）及子宫肌层收缩等因素的影响。另外，20% ～ 30% 的患者无法清晰地显示结合带。

②组织学病理诊断：既往通过手术或病灶穿刺活检取材进行病理检查是金标准。但由于其为有创操作、手术本身风险及穿刺病灶取材活检阳性率不高等原因，限制了其在疾病诊断中的应用。

③血清 CA125 水平：CA125 是来源于上皮组织中的一种高分子糖蛋白，EMS 患者血清 CA125 水平一般不超过 100U/ml，在子宫腺肌病患者中可正常亦可升高，尤其是严重子宫腺肌病的患者，CA125 可高达 800U/L。由于该指标在部分卵巢肿瘤以及其他一些疾病中亦可升高，故作为诊断指标意义不大。但可协助诊断，了解病灶活跃程度，也可作为疗效观察的一个重要指标。

4）治疗：应根据患者的年龄、生育要求、卵巢储备功能以及疾病的严重程度采取个体化治疗，其主要目标是缓解疼痛，减少出血，促进生育。

①内异症合并子宫腺肌病伴不孕患者的治疗：子宫腺肌病合并内异症可使患者的生育力进一步

下降，因此，两者共存的处理要点如下：内异症病变轻微、而是以子宫腺肌病为主的患者，则总体应按子宫腺肌病合并不孕的流程，首先选择 IVF-ET 治疗；如患者年轻且卵巢储备功能良好或患者不愿行 IVF-ET（尤其是子宫腺肌病病变也不严重的患者），则也可应用 GnRH-a 治疗 3 ～ 6 个月后自然试孕或促排卵指导同房试孕 6 个月，如未孕，再推荐行 IVF-ET；子宫腺肌病病变轻微、而是以内异症为主的患者，可以按内异症合并不孕的相关流程处理；子宫腺肌病与内异症两者病变均严重的患者，则总体原则是兼顾内异症合并不孕与子宫腺肌病合并不孕的指南或共识进行综合考虑，但首先推荐 IVF-ET；子宫腺肌病合并内异症伴不孕的患者需要全程生育管理以及生育完成后的药物长期管理。

②内异症合并子宫腺肌病无生育要求患者的治疗

a. 药物治疗：可 GnRH-a 预处理后序贯 COC、地诺孕素或放置 LNG-IUS。

b. 手术治疗：年轻要求保留子宫的患者在内异症手术的同时行子宫腺肌病病灶切除或子宫楔形切除术，术后给予 GnRH-a 序贯地诺孕素或 LNG-IUS 治疗；年龄较大且症状明显者可行子宫切除术（或加双侧附件切除术）。

c. 介入治疗：对于以子宫腺肌病为主的患者还可行高强度聚焦超声等治疗，但应严格掌握适应证，介入治疗后仍需药物长期管理。

5）助孕治疗

① IVF-ET 适应证：子宫腺肌病合并输卵管缺如、阻塞或通而不畅，导致配子运输障碍等输卵管因素不孕；子宫腺肌病合并排卵障碍，成功诱导排卵 3 个周期和（或）宫腔内人工授精（intrauterine artificial insemination，IUI）3 个周期仍无法获得妊娠。

子宫腺肌病合并 EMS，对于复发型 EMS、深部浸润型 EMS 者，其自然妊娠概率低至 2% ～ 4%，建议 GnRH-a 治疗 3 ～ 6 个月后行 IVF-ET 助孕。

对于 Ⅰ / Ⅱ 期的轻度 EMS 患者，首选手术治疗，术后 GnRH-a 治疗子宫腺肌病 3 ～ 6 个月后试孕 6 个月，若未妊娠或 EMS 复发，则应积极进行 IVF-ET 助孕。

子宫腺肌病合并男性因素不育症，包括少、弱、畸形精子症，不可逆的梗阻性无精子症，生精功能障碍。

子宫腺肌病合并卵巢储备功能减退，建议连续多个周期取卵储存胚胎，GnRH-a 治疗后胚胎移植。

子宫腺肌病不孕症患者 > 35 岁，或 ≤ 35 岁人工授精 3 个周期仍无法获得妊娠者。

②相对禁忌证及禁忌证：子宫腺肌病子宫体积 ≥ 孕 12 周的体积且肌层厚未行处理。

子宫腺肌病病灶切除术后时间短（如 3 个月内）、子宫肌层过薄存在子宫破裂高风险；其他非子宫腺肌病因素的男女方 IVF/ 卵胞质内单精子注射（intracytoplasmic sperm injection, ICSI）禁忌证。

③预处理方法：既往研究证实子宫腺肌病对患者的 IVF/ICSI 结局有不利影响，使种植率、临床妊娠率、持续妊娠率和活产率均明显降低，而流产率明显增加。IVF 前采取保守手术或应用 GnRH-a 治疗（预处理）均可改善辅助生殖技术结局。与手术切除相比，IVF 前进行 GnRH-a 预处理是无侵入性和更实际的治疗方式。在新鲜周期中应用 GnRH-a 超长方案的缺点是卵巢刺激较长，促性腺激素使用剂量较高，在 FET 移植周期之前使用，可能更具成本效益。

④助孕方案的选择：对于卵巢功能正常的患者，可用于子宫腺肌病 IVF/ICSI 的促排卵方案有多种，包括 IVF 治疗前长期 GnRH-a 的使用（超长方案）、长方案、短方案和拮抗剂方案。经过超长方案降调节后，子宫腺肌病患者可获得与对照组相似的妊娠率。有研究表明超长方案组的妊娠率和种植率均明显高于长方案和短方案组，而三组的流产率差异无明显统计学意义。另有研究显示，子宫腺肌病患者应用超长方案，其种植率和临床妊娠率显著高于长方案。因此，子宫腺肌病患者采用超长方案应该是更优的选择。先用 GnRH-a 治疗 2 ～ 3 个月（超长方案）或 GnRH-a 预处理后的拮抗剂方案等行 IVF-ET，反复失败者再考虑行病灶切除术。

Meta 分析表明长方案可使子宫腺肌病患者获得与无子宫腺肌病者类似的临床妊娠率，长方案助孕明显优于短方案。Thalluri 等通过超声波诊断子宫腺肌病，对照组为非子宫腺肌病患者，结果显示采用拮抗剂方案，子宫腺肌病组临床妊娠率显著低于对照组。

子宫腺肌病患者采用超长方案可能是更优的选择。

子宫腺肌病患者行 IVF/ICSI 助孕，长方案明显优于短方案，而拮抗剂方案可能不适于未经 GnRH-a 预处理的子宫腺肌病患者。

目前尚无子宫腺肌病伴卵巢储备功能减退患者 IVF/ICSI 适宜的促排卵方案，考虑到 GnRH-a 长时间预处理（如 2 个月以上）及超长方案均需长时间应用 GnRH-a 抑制卵巢，部分患者可能面临低反应或自此绝经的可能，故治疗前应充分告知患者相关风险。也可在应用 2 ～ 3 次常规促排卵方案或微刺激方案失败后再采用 GnRH-a 长时间预处理及超长方案。

⑤助孕方案中的移植策略

新鲜胚胎移植：目前尚无充分的循证医学证据证实子宫腺肌病患者新鲜或解冻移植方案的优劣。新鲜周期中高雌激素水平可能加重子宫腺肌病病情，影响胚胎种植成功率。但由于 FET 会使患者到达妊娠的时间延长、增加患者冷冻胚胎的费用及胚胎解冻不存活的风险。因此对于年轻、卵巢功能正常的患者，建议选择 1 次或多次长效 GnRH-a 降调节的超长方案促排卵，进行新鲜胚胎移植，如未经任何预处理的新鲜周期的妊娠结局较差。

FET：对于以下情况的患者，可以考虑先进行取卵，储存胚胎后解冻移植。a. 子宫腺肌病伴不孕患者年龄偏大和（或）卵巢储备功能低下。由于 GnRH-a 降调节对垂体的抑制作用，可能导致这些患者取卵较少、取不到卵。因此，可先选择拮抗剂方案、微刺激方案取卵储存胚胎。b. 对于子宫体积 ≥ 孕 12 周或腺肌瘤 ≥ 6cm 的患者，经长效 GnRH-a 降调节的促排卵方案后子宫状况仍不宜移植的患者，也可选择冻存胚胎，经 GnRH-a 继续治疗或手术后择期行冻融胚胎移植。

子宫腺肌病患者 FET 前建议进行预处理。多数学者建议应用 ≥ 1 支长效 GnRH-a 进行预处理。GnRH-a 降调节比非降调节激素替代周期 FET 有较高的种植率、临床妊娠率和持续妊娠率。

6）手术治疗：对子宫腺肌病伴不孕症患者的手术治疗为保守性手术，其治疗原则和首要手术目的是为妊娠创造有利条件，在尽可能剔除子宫腺肌病病灶的同时更应兼顾子宫结构修复、功能重建手术及最大程度降低妊娠后子宫破裂的风险。

①术前预处理：子宫腺肌病从大体观上可分为局限型、弥漫型和混合型 3 种。需要手术治疗的子宫腺肌病伴不孕症患者，若子宫体积增大、病灶弥散或合并贫血，卵巢功能尚可的情况下，术前可酌情行 GnRH-a 治疗 3 ～ 6 个周期，使子宫腺肌病病灶萎缩，在保守性手术中更容易鉴别病灶组织与正常肌层组织，减少术中出血，有利于相对完整地剔除子宫腺肌病病灶和术后子宫成形。但对于那些月经量正常、腺肌瘤界线较清楚且无贫血患者，术前亦可不进行 GnRH-a 预处理。

②手术适应证：子宫腺肌病伴不孕症患者行保守手术的适应证，药物治疗无效或其他不适合药物治疗的严重痛经和（或）月经量过多；辅助生殖助孕在胚胎移植前子宫体积较大，GnRH-a 处理后子宫体积或腺肌瘤无明显缩小，子宫腺肌病病灶＞6cm；排除其他原因后的反复早期流产或胚胎种植失败。

③手术禁忌证：子宫腺肌病伴不孕者除严重心肺功能障碍无法耐受手术外无绝对禁忌证，相对禁忌证主要包括 GnRH-a 治疗 3 ～ 6 个周期后子宫仍大于孕 12 周，且呈弥漫性增大，手术后子宫成形困难；既往有盆腹腔手术史或考虑盆腔粘连严重，发生肠管、膀胱等脏器损伤的风险大；既往已行子宫腺肌病保守手术，术后短期内复发。另外，弥漫型子宫腺肌病的保守手术依然会影响到卵巢的血供。对于合并卵巢功能低下尚无胚胎冻存的患者选择手术治疗仍需谨慎考虑。

④手术方式：手术路径可选择经腹腔镜或经腹。腹腔镜手术因其切口小、术后恢复快及住院时间短有其优势。但因为术者经腹腔镜子宫腺肌病手术治疗中缝合困难、没有触感，以及电设备的应用，电凝止血的组织焦化，增加了子宫腺肌病组织的残留，切口愈合不良等风险。故腹腔镜下子宫腺肌病保守手术目前更推荐用于局灶型子宫腺肌病，对于弥漫型子宫腺肌病，推荐经腹手术。因子宫腺肌病病灶位置和大小等个体差异性很大，并没有固定的手术方式，不论经腹腔镜还是经腹手术，术者需根据患者子宫腺肌病病灶具体情况进行个体化处理，目前主要的术式有如下几种。

楔形切除术：子宫体矢状切开后根据子宫腺肌病与正常肌层的界限，使用楔形切口尽可能切除病灶。这种术式有利于缝合成形子宫和快速止血，是目前临床上对于局限性腺肌瘤最常用的术式。掌握腹腔镜下快速缝合技能的医师也可在腹腔镜下完成该手术。该术式多用于弥漫型或者混合型子宫腺肌病。

不对称性病灶切除术：该术式为靠近病灶侧不对性地纵行切开子宫，从切口开始，子宫肌层像挖空子宫腔一样进行对角切开。然后横切口打开子宫腔，将示指插入子宫腔，子宫腺肌病病灶被切除到距子宫内膜的 5mm 处，外侧病变切除至距子宫浆肌层 5mm。最后缝合并闭合宫腔，进行子宫重建，左侧浆肌层覆盖右侧，连续缝合。

三瓣法：三瓣法是基于传统手术的一个改良手术方式，既可用于局灶型子宫腺肌病，也可应用于弥漫型子宫腺肌病，将切口双侧肌瓣及子宫浆膜侧肌瓣叠加，用正常子宫肌肉重建子宫壁的缺损，可达到预防术后及术后妊娠中子宫破裂发生的作用。

双瓣法：该术式是在三瓣法基础上进行改良而来的，如果在手术过程中无须打开宫腔，子宫壁由浆膜侧子宫肌肉肌瓣叠加而成，称为双瓣法，在保留生育功能的术式中与三瓣法一样相对病灶切除比较彻底，多用于弥漫型子宫腺肌病。

PUSH 术式（重症子宫腺肌病病灶切除＋重叠法子宫成形术）：国内学者在"三瓣法"基础上改良提出了 PUSH 术式，其核心要点是自宫底部纵行切开宫壁全层，打开内膜腔，直视下基本上可彻底切除肉眼可见病灶（包括宫底、前后壁、宫角及宫颈内口周围），间断缝合子宫黏膜下层，原位缝合切口，关闭宫腔，以肌层填补病灶挖除后的空腔，肌层重叠法成形子宫。本法主要应用于弥漫型子宫腺肌病患者。

不管采取何种术式，在保守性手术过程中术者要尽量避免打开子宫内膜腔，并在不破坏内膜的情况下将病灶清除干净。缝合过程中要注意避免穿透至内膜层，且不留无效腔，使缝合紧实，止血充分，修复子宫，缩短手术时间，减少术中并发症发生。因子宫腺肌病的保守性手术治疗无法完全切除病灶，因此为了最大程度降低复发的可能性，建议术后先使用 3 ～ 6 个周期 GnRH-a。

⑤术后妊娠的产科风险：子宫腺肌病伴不孕症患者行保守手术治疗后，视术中切除病灶的范围、子宫缝合成形的状态及术后影像学检测子宫愈合的情况综合决定患者避孕的时间。一般建议患者避孕1年以上。术后妊娠患者最大风险是妊娠期和分娩期的子宫破裂，因此在妊娠中晚期应适当增加产检的次数，严密监测剩余肌层厚度，剩余肌层厚度7mm被认为是警戒线，较为安全的厚度范围是9～15mm。在妊娠晚期和分娩期建议适当放宽剖宫产指征。

7）物理治疗：近年来物理治疗的应用为子宫腺肌病合并不孕患者提供了一种保留子宫的治疗新方法，主要包括射频消融（radiofrequency ablation，RFA）、高强度聚焦超声（high intensity focused ultrasound，HIFU）消融及微波消融（microwave ablation，MWA）等。由于这些物理治疗技术缺乏长期疗效观察及临床前瞻性随机对照试验，其对妊娠及卵巢功能的影响，尚需进一步深入研究。

（15）内异症的预防：临床医师在专注内异症诊疗的同时，应同时做好预防，将治疗关口前移。内异症确切的病因及发病机制尚未完全阐明，但经血逆流种植学说已被公认。鉴于阻止或减少经血逆流可以减少腹膜内异症病灶形成，因此有痛经或月经过多者使用短效COC、手术操作中注意规范操作、保护术野，都有助于内异症的预防。同时，对内异症早诊断、早治疗也有助于控制疾病进展、保护生育力、避免不良结局。在年轻女性盆腔痛的诊断中，应尽早考虑内异症的可能，符合内异症临床诊断无须手术确诊即可开始药物治疗。

要重视内异症的预防，争取避免内异症的手术或推迟内异症的手术时间，在合适的时机做适宜的手术，让手术治疗获益最大化。

（16）内异症患者教育：内异症临床表现多种多样，对患者的身心健康影响较大，复发率高，社会卫生经济负担重。目前，内异症已被视为一种需要长期管理的慢性疾病，患者需要长期的综合管理。依从性是提高慢性病诊治效果的关键因素之一，患者教育是必不可少的环节。患者教育和长期随访有利于开展临床研究，可为疾病的治疗和预防提供更高级别的证据。

患者教育应以患者为中心，医患双方共同参与。患者教育的内容包括内异症的临床表现、药物治疗的作用机制及可能出现的副作用、术后用药的必要性、定期复查的必要性、整个生育年龄长期用药、合并不孕应积极治疗不宜等待，以及适当告知患者内异症恶变的风险等。内异症患者焦虑、抑郁等心理情绪障碍的发生率升高，临床诊疗中往往被忽视，因此帮助患者识别自己的焦虑抑郁情绪并建立社会支持系统很重要，患者及其亲属一起参加健康教育，可以帮助患者获得更好的社会支持。内异症患者教育的形式可多样化，可以通过传统方式以及新媒体加强医患联系。内异症患者教育的目的是实现医患双方共同制订诊疗方案，促使患者积极参与到治疗中来，定期及长期随访，做自己的健康管理专家，最终实现内异症的长期管理。

第四节　复发性流产的诊治

复发性流产（recurrent spontaneous abortion，RSA）指与同一性伴侣连续发生2次及2次以上的自然流产（包括生化妊娠）。RSA大多数为早期流产，少数为晚期流产。

【病因】

RSA的病因十分复杂，主要包括遗传因素、解剖因素、内分泌因素、感染因素、免疫功能异常、血栓前状态、孕妇的全身性疾病及环境因素等。妊娠不同时期的RSA，其病因有所不同，妊娠12周以前的早期流产多由遗传因素、内分泌异常、生殖免疫功能紊乱及血栓前状态等所致；妊娠12～28周的晚期流产且出现胚胎停止发育者，多见于血栓前状态、感染、妊娠附属物异常（包括羊水和胎盘异常等）、严重的先天性异常（如巴氏水肿胎、致死性畸形等）。晚期流产但胚胎组织新鲜，甚至娩出胎儿仍有生机者，多数是由子宫解剖结构异常所致，根据具体情况又可分为两种：一是宫口开大之前或胎膜破裂之前没有明显宫缩，其病因主要为子宫颈功能不全；二是先有宫缩，其后出现宫口开大或胎膜破裂，其病因多为生殖道感染、胎盘后血肿或胎盘剥离等。

（1）流行病学因素：临床上自然流产的发生率为15%～25%，而其中80%以上为发生在妊娠 12 周前的早期流产。发生 2 次或 2 次以上流产的患者约占生育期妇女的 5%，而 3 次或 3 次以上者约占 1%。RSA 的复发风险随着流产次数的增加而上升，研究表明，既往自然流产史是导致后续妊娠失败的独立危险因素，曾有 3 次以上连续自然流产史的患者再次妊娠后胚胎丢失率接近 40%。此外，孕妇的年龄及肥胖也是导致自然流产的高危因素。

应详细询问夫妇双方的病史，包括年龄、月经、婚育史、既往史、家族史。并依照时间顺序描述既往流产情况，包括发生流产时的孕周、有无诱因及特殊伴随症状、流产胚胎有无畸形及是否进行过染色体核型分析等，并计算其体质指数（BMI）。

（2）解剖结构因素：子宫解剖结构异常包括各种子宫先天性畸形、子宫颈功能不全、宫腔粘连、子宫肌瘤、子宫腺肌病等。有研究数据显示，RSA 患者中子宫异常发生率可达 1.8% ～ 37.6%，此外，解剖因素所致的 RSA 多为晚期流产或早产。回顾性研究显示，未经治疗的子宫畸形妇女再次妊娠时流产率或早产率将显著升高。子宫颈功能不全是导致晚期自然流产的重要原因。

对所有早期 RSA 患者及有 1 次或 1 次以上晚期自然流产史者进行盆腔超声检查，明确子宫发育有无异常、有无子宫肌瘤或子宫腺肌病、是否存在盆腔病变等。对怀疑存在子宫解剖结构异常者需通过宫腔镜、腹腔镜或三维超声等进一步检查以明确诊断。

（3）患者的血栓前状态：目前，血栓前状态引起自然流产的具体机制尚未完全明确，普遍认为，妊娠期高凝状态使子宫胎盘部位血流状态改变，易形成局部微血栓，甚至引起胎盘梗死，使胎盘组织的血液供应下降，胚胎或胎儿缺血缺氧，最终导致胚胎或胎儿的发育不良而流产。遗憾的是,存在血栓前状态的妇女并没有明显的临床表现，其血液学检查也没有明确的诊断标准。

临床上的血栓前状态包括先天性和获得性两种类型。

1）先天性血栓前状态：是由于与凝血和纤溶有关的基因突变所造成，如Ⅴ因子和Ⅱ因子（凝血素）基因突变、蛋白 S 缺乏等。荟萃分析显示，晚期自然流产与Ⅴ因子和Ⅱ因子（凝血素）基因突变、蛋白 S 缺乏所致的先天性血栓形成密切相关。但Ⅴ因子和Ⅱ因子（凝血素）基因突变在汉族人群中罕见。

2）获得性血栓前状态：主要包括抗磷脂综合征（antiphospholipid syndrome，APS）、获得性高半胱氨酸血症以及其他各种引起血液高凝状态的疾病。检测血栓前状态的指标包括凝血常规检查 [凝血酶时间（thrombin time，TT）、活化部分凝血活酶时间（activated partial thromboplastin time，APTT）、凝血酶原时间（prothrombin time，PT）、纤维蛋白原及 D- 二聚体]、相关自身抗体 [抗心磷脂抗体（anti cardiolipin antibody，ACA）、抗 β₂ 糖蛋白 1（anti-beta 2 glycoprotein 1 antibody，β₂ GP1）抗体及狼疮抗凝物（lupus anticoagllant，LA）] 及同型半胱氨酸（homocysteine，Hcy）。蛋白 C、蛋白 S、Ⅻ因子、抗凝血酶Ⅲ（antithrombin，AT- Ⅲ）等血栓状态标志物的检测不作为常规检测项目。

（4）遗传因素

1）夫妇染色体异常：有 2% ～ 5% 的 RSA 夫妇中至少一方存在染色体结构异常，包括染色体易位、嵌合体、缺失或倒位等，其中以染色体平衡易位和罗氏易位最为常见。临床上染色体平衡易位者的表型正常，但研究发现，其妊娠后流产的发生风险明显增加，且子代更易出现异常。同源染色体罗氏易位者理论上不能产生正常配子，而非同源染色体罗氏易位者的生殖细胞经减数分裂后可产生 6 种配子，受精后有 1/6 是正常核型，1/6 为平衡易位携带者。

2）胚胎染色体异常：是 RSA 最常见的原因。根据国内外文献报道，在偶发性早期自然流产中约有 50% 以上的胚胎存在染色体异常，但随着流产次数的增加，胚胎染色体异常的可能性则随之降低。此外，有报道显示，流产发生越早，其胚胎染色体异常的发生率越高。对有 RSA 史的夫妇进行外周血的染色体核型分析，观察染色体有无数目和结构的畸变，以及畸变类型，以便推断其 RSA 概率；同时进行遗传咨询。对其流产物行染色体核型分析。

（5）内分泌因素：RCOG（Royal College of Obstetricians and Gynaecologists，英国皇家妇产科医师学院）指南认为，多囊卵巢综合征（PCOS）

可增加自然流产的发生率，虽然 PCOS 导致 RSA 的机制尚不完全明确，但有研究认为，此类患者出现 RSA 可能与胰岛素抵抗、高胰岛素血症及高雄激素血症有关。然而，美国生殖医学学会则认为，PCOS 是否导致 RSA 发生仍有争议。美国生殖医学学会认为，高催乳素血症与 RSA 有关，通过影响卵母细胞的发育，引起黄体功能不全从而导致 RSA 的发生。此外，孕妇的内分泌疾病如未控制的糖尿病、甲状腺疾病等均与 RSA 的发生有关。常用的检查项目有生殖激素水平，包括月经第 3 天检测催乳素（PRL）、FSH、LH、雌激素、雄激素，排卵后第 7 ～ 12 天检测孕激素水平。此外，还应检测甲状腺功能及空腹血糖，行糖耐量试验。

（6）感染因素：任何能够造成菌血症或病毒血症的严重感染均可以导致偶发性流产，然而生殖道各种病原体感染以及 TORCH（Toxoplasma、Rubella.Virus、Cytomegalo.Virus、Herpes.Virus、弓形虫、风疹病毒、巨细胞病毒、单纯疱疹病毒、其他病原微生物，如梅毒螺旋体、带状疱疹病毒、细小病毒 B19、柯萨奇病毒等）感染与 RSA 的发生虽有一定相关性，但不一定存在因果关系。细菌性阴道病是晚期流产及早产的高危因素，但与早期流产的关系仍不明确。不推荐对 RSA 患者常规进行 TORCH 筛查，对于既往有晚期 RSA 病史的孕妇，则建议妊娠期定期检测生殖道感染的相关指标。

（7）免疫因素：近年来，生殖免疫研究表明，RSA 的病因约 50% 以上与免疫功能紊乱有关。不同因素导致流产的免疫病理变化也不尽相同，可将免疫性流产分为自身免疫型 RSA 及同种免疫型 RSA 两种。

1）自身免疫型 RSA：①组织非特异性自身抗体产生，如抗磷脂抗体、抗核抗体、抗 DNA 抗体等；②组织特异性自身抗体产生，如抗精子抗体、抗甲状腺抗体等。

2）同种免疫型 RSA：①固有免疫紊乱，包括自然杀伤（natural killer，NK）细胞数量及活性升高、巨噬细胞功能异常、树突状细胞功能异常、补体系统异常等；②获得性免疫紊乱，包括封闭抗体缺乏，T、B 淋巴细胞异常，辅助性 T 淋巴细胞（Tlymphocyte，Th）1/2 细胞因子异常等。APS 是一种非炎症性自身免疫性疾病，以体内产生大量的抗磷脂抗体（APL），包括 ACA、LA 及抗 β_2 GP1 抗体为主要特征，临床表现包括动静脉血栓形成、病理妊娠、血小板计数减少等，是 RSA 最为重要且可以治疗的病因之一。临床上有 5% ～ 20% 的 RSA 患者可检出抗磷脂抗体，其中未经治疗者再次妊娠的活产率将降低至 10%。此外，临床上还有一种继发于系统性红斑狼疮（system lupus erythematosus，SLE）或类风湿关节炎（rheumatoid arthritis，RA）等的自身免疫性疾病，称为继发型 APS。关于甲状腺自身抗体阳性与流产的关系，目前已有大量循证医学证据证明两者有显著相关性，有研究发现，RSA 患者的甲状腺自身抗体阳性率显著增高，其他研究也发现，甲状腺自身抗体阳性妇女的 RSA 发生率增高。

目前，对同种免疫型 RSA 仍处于研究阶段，因此，常称之为"原因不明复发性流产"（unexplained recurrent spontaneous abortion，URSA）。目前认为，封闭抗体缺乏、NK 细胞数量及活性异常与 URSA 密切相关。

对所有早期 RSA 患者及曾有 1 次或以上不明原因的妊娠 10 周以后胎儿丢失者均行抗磷脂抗体的筛查，包括 ACA、LA 及抗 β_2 GP1 抗体，其阳性诊断标准是指间隔 12 周或以上出现 2 次及以上的 LA 阳性或 ACA、抗 β_2 GP1 抗体滴度 > 第 99 百分位数。对于诊断 APS 患者还应检查抗核抗体、抗双链 DNA 抗体、抗干燥综合征（Sjögren syndrome，SS）A 抗体、抗 SSB 抗体等，以排除 SLE、RA 等自身免疫疾病。

对原因不明确的 RSA 患者进行自身抗体筛查，如抗甲状腺抗体，包括甲状腺过氧化物酶抗体（TPOAb）和甲状腺球蛋白抗体 TgAb 的检查。

排除上述各种非免疫因素及自身免疫紊乱后的不明原因 RSA，应当考虑是否与同种免疫紊乱有关。可行封闭抗体检查及外周血中 NK 细胞的数量和（或）活性检查。

（8）其他不良因素：RSA 还与许多其他不良因素相关，包括不良环境因素，例如有害化学物质的过多接触、放射线的过量暴露等；不良心理因素，例如妇女精神紧张、情绪消极抑郁，以及恐惧、悲伤等，各种不良的心理刺激都可以影响神经内分泌系统，使得机体内环境改变，从而影响胚胎的正常发育；过重的体力劳动、吸烟、酗酒、饮用过量咖啡、滥用药物及吸毒等不良嗜好。在流产病因筛查时，应注意询问患者是否有上述其他不良因素暴露，指导患者在下次妊娠时尽量避免。值得注意的是，部分患者可能同时存在多种致病因素，应尽可能全面地对各种因素进行排查。

【治疗】

（1）解剖结构异常

1）子宫颈功能不全：子宫颈环扎术是治疗子宫颈功能不全的主要手段，可以有效预防妊娠 34 周前的早产。有报道显示，对 2091 例患者的临床资料进行荟萃分析后发现，对有早产风险的单胎孕妇进行子宫颈环扎术或许可以降低其妊娠丢失率及新生儿死亡率。ACOG（American College of Obstetricians and Gynecologists，美国妇产科医师学会）发布的子宫颈环扎术诊治指南指出：1 次以上无痛性子宫颈扩张、没有进入产程和无胎盘早剥的中期妊娠流产史，前次妊娠因无痛性子宫颈扩张行环扎术的单胎孕妇，即可在妊娠 13 ～ 14 周实施子宫颈环扎术，也就是预防性子宫颈环扎术。对存在子宫颈功能不全的 RSA 患者，在妊娠 13 ～ 14 周行预防性子宫颈环扎术。

2）先天性子宫发育异常：目前，尚无手术治疗子宫畸形对改善妊娠结局的相关随机对照试验研究；同时，RCOG 指南中认为，尚无充分证据支持子宫纵隔切除术可以有效预防 RSA 患者再次流产。对于双角子宫 RSA 患者，可行子宫矫形术；子宫纵隔明显者可采用宫腔镜切除纵隔；单角子宫患者无有效的手术纠正措施，应加强妊娠期监护，及时发现并发症并予以处理。

3）其他的子宫病变：宫腔粘连、子宫黏膜下肌瘤等疾病，由于宫腔形态发生改变而不利于受精卵的着床和生长发育，也是导致 RSA 的因素。对于宫腔粘连的 RSA 患者行宫腔镜粘连分离术，术后放置宫内节育器，防止再次粘连，或周期性使用雌激素及人工周期，以促进子宫内膜生长。子宫黏膜下肌瘤患者宜在妊娠前行宫腔镜肌瘤切除术，体积较大的肌壁间肌瘤应行肌瘤剔除术。

（2）血栓前状态：Cris 等（2004 年）针对孕 10 周后不明原因流产妇女的随机对照试验研究表明，低分子肝素的抗凝效果明显优于阿司匹林。Mantha 等对 5 项随机对照试验进行系统性回顾分析发现，使用低分子肝素的 RSA 患者，其胎儿活产率较对照组的风险比为 0.95 ～ 3.00。尽管使用低分子肝素防治 RSA 后活产率有上升趋势，但是，目前尚无足够的证据表明有血栓前状态的早期 RSA 妇女常规应用低分子肝素可以改善其妊娠结局。①治疗血栓前状态的方法是低分子肝素单独或联合阿司匹林用药。低分子肝素一般用法是 5000U 皮下注射，每天 1 ～ 2 次。用药时间可从妊娠早期开始，一般在检测血 β-hCG 诊断妊娠即开始用药，在治疗过程中如监测胎儿发育良好，治疗可持续至整个妊娠期，在终止妊娠前 24 小时停止使用。妊娠期使用低分子肝素对母胎均有较高的安全性，但有时也可引起孕妇的不良反应，例如过敏反应、出血、血小板计数减少及发生骨质疏松等，因此，在使用低分子肝素的过程中，对药物不良反应进行监测。②小剂量阿司匹林于妊娠前使用，推荐剂量为 50 ～ 75mg/d，在治疗过程中要注意监测血小板计数、凝血功能及纤溶指标。③除以上抗凝治疗之外，对于获得性高同型半胱氨酸血症，补充叶酸、维生素 B_{12}。

（3）染色体异常：夫妇染色体核型分析发现有染色体重排者（如染色体易位）应进行遗传咨询，为夫妇提供再次妊娠发生染色体异常的发生率情况以及临床上的选择。因同源染色体罗氏易位患者理论上不能产生正常配子，同源染色体罗氏易位携带者避孕，以免反复流产或分娩畸形儿，抑或接受供卵或供精通过辅助生殖技术解决生育问题。常染色体平衡易位及非同源染色体罗氏易位携带者，有可能分娩染色体核型正常及携带者的子代，妊娠后，应行产前诊断，如发现胎儿存在严重染色体异常或畸形，应考虑终止妊娠。

（4）内分泌异常：美国生殖医学学会认为，有内分泌异常的患者，如甲状腺功能亢进（甲亢）、临床甲状腺功能减退症（甲减）及亚临床甲状腺功能减退症（亚甲减）、糖尿病等，应该在妊娠前及妊娠期积极监测及治疗。

1）甲亢：有甲亢病史的 RSA 患者在控制病情后方可受孕，但轻度甲亢患者在妊娠期应用抗甲状腺药物，如丙基硫氧嘧啶（propylthiouracil，PTU）比较安全，不会增加胎儿畸形的发生率。

2）甲减：凡是已经确诊为甲减的 RSA 患者均需接受甲状腺激素治疗，甲状腺功能恢复正常 3

个月后再考虑妊娠，妊娠期坚持服用甲状腺激素。

3）亚甲减：应酌情补充左甲状腺素钠，使促甲状腺激素（TSH）控制在正常水平，并可适当补充碘剂。

4）糖尿病：已经确诊的糖尿病患者在血糖未控制之前采取避孕措施，于计划妊娠前3个月尽可能将血糖控制在正常范围，并于计划妊娠前3个月停用降糖药，改为胰岛素治疗。

5）PCOS：PCOS是否导致RSA发生目前仍有争议。二甲双胍治疗不常规应用。

（5）感染：生殖道感染与晚期RSA及早产关系密切，因此，对有生殖道感染病史的患者，应在妊娠前常规对生殖道分泌物进行细菌性阴道病、支原体、衣原体等的筛查。存在生殖道感染的RSA患者应在妊娠前根据病原体的类型给予针对性治疗，感染控制后方可受孕，尽量避免在妊娠早期使用全身性抗生素。

（6）免疫功能紊乱：需要根据患者的免疫功能紊乱类型进行有针对性的治疗。

1）自身免疫功能紊乱

①APS：典型APS的诊断必须至少有1项临床标准包括3次或3次以上小于妊娠10周的RSA；1次或1次以上大于妊娠10周的流产；1次或1次以上妊娠34周前的胎盘功能不全性疾病；以及至少1项实验室指标包括连续2次及以上间隔12周或以上LA阳性，或者ACA或抗β_2GP1抗体滴度＞第99百分位数。

一项针对典型APS的RSA患者妊娠结局的荟萃分析结果显示，经阿司匹林和肝素治疗后，APS妇女再次妊娠的胎儿活产率显著升高，并将流产率降至54%。与之相比，使用糖皮质激素及静脉用丙种球蛋白对抗磷脂抗体阳性的RSA患者并不能显著降低流产的再次发生风险。2011年由中华医学会风湿病学分会制定的"抗磷脂综合征诊断和治疗指南"中指出，对于原发性APS的RSA患者应给予抗凝治疗，且不建议给予激素或免疫抑制剂治疗。

非典型产科APS的概念：APL阳性，但临床表现不典型（如2次小于妊娠10周的不明原因流产；3次或3次以上非连续不明原因的流产）；有典型APS临床表现，但APL间歇性阳性者；APL实验室指标不满足中高滴度阳性（＞第99百分位

数），仅是低滴度阳性（第95～99百分位数）。有专家提出疑问，这些患者是否需要抗凝治疗？对此研究表明，对于非典型产科APS用低分子肝素治疗具有良好的妊娠结局。

对于既往无流产史或单次流产发生在妊娠10周以前者，可不予特殊治疗，或予小剂量阿司匹林（75mg/d）。

对于有RSA病史的患者及有1次或1次以上妊娠10周后流产者，在确诊妊娠后可给予肝素抗凝治疗，5000U皮下注射，每日2次，直至分娩前停药。

对于有血栓病史的RSA患者，应在妊娠前就开始抗凝治疗，抗凝治疗应持续至产后6～12周，既往有血栓者产后可改用华法林。

对非典型产科APS患者进行抗凝治疗，应按个体化处理，即治疗过程中严密监测胚胎发育情况，定期复查APL情况，胚胎发育良好且APL连续3次阴性时方可考虑停药。

②抗核抗体阳性：对于合并SLE等自身免疫性疾病的患者需要在风湿免疫科及产科医师的共同指导下，在病情缓解后方可选择适当时机受孕，妊娠期密切监测SLE病情活动及胎儿发育情况，合理用药，适时终止妊娠。对抗核抗体阳性的RSA患者采用肾上腺皮质激素治疗，泼尼松10～20mg/d。

③抗甲状腺抗体阳性：甲状腺自身抗体滴度升高，可能与流产、早产等妊娠期并发症的发生有关，但是对其进行干预治疗的循证医学证据甚少，因此，目前国内对甲状腺自身抗体阳性的孕妇仅定期监测血清TSH水平，当TSH水平升高并且超过妊娠期参考值范围时，给予甲状腺素治疗，然而对于有RSA病史者可酌情采取较为积极的处理方案。对甲状腺自身抗体阳性的RSA患者可考虑使用小剂量甲状腺素治疗。

2）同种免疫功能紊乱：同种免疫紊乱目前研究较多的是保护性抗体，即封闭抗体缺乏和NK细胞数量及活性升高。以往多个研究认为，淋巴细胞免疫治疗（lymphocyte immunotherapy，LIT）及静脉注射丙种球蛋白可明显改善同种免疫功能紊乱导致的流产患者的妊娠结局。然而，目前对LIT及静脉注射丙种球蛋白这两种免疫治疗的有效性尚存在较大争议。一项对5个随机对照

试验（246 例）的荟萃分析显示，静脉注射丙种球蛋白并不能增加 RSA 患者的活产率（OR=0.98；95%CI：0.45 ～ 2.13）。2011 年英国皇家妇产科协会（RCOG）发表的指南也认为，LIT 及静脉注射丙种球蛋白等免疫疗法并不能显著提高 RSA 患者的活产率，因此，不建议对 RSA 患者常规进行免疫治疗。已经排除各种明确致病因素，考虑存在同种免疫功能紊乱的不明原因 RSA 患者，尤其是封闭抗体阴性及 NK 细胞数量及活性升高者，给予 LIT 或静脉注射丙种球蛋白仍可作为一种治疗手段。

【妊娠后监测及管理】

有 RSA 病史者一旦妊娠要进行严密的监测和适当的处理。

（1）激素水平监测：一般认为，早孕期若 β-hCG 呈持续低水平和（或）倍增不良或下降者再次流产的可能性大，孕激素水平明显低下者也提示妊娠结局不良。对于 RSA 患者是否需要黄体支持及孕激素补充，2013 年的 1 项荟萃分析认为，虽然妊娠期对孕妇常规补充黄体酮并不能有效降低总体流产率，但证据显示，RSA 患者在妊娠期补充黄体酮（纳入了 4 个随机对照或半随机对照研究，225 例患者）可显著降低 RSA 的发生率。最近发表的一项随机双盲对照研究提示，RSA 孕妇应用孕酮并未改善妊娠结局。对 RSA 患者妊娠后定期检测 β-hCG 水平，每周 1 ～ 2 次。

（2）超声检查：早孕期 B 超监测胎心搏动情况对诊断 RSA 有一定的预测价值。在排除受孕延迟后，妊娠 7 周孕囊直径达 20mm 时，如未见到卵黄囊则提示妊娠预后不良；妊娠 8 周时 B 超仍未发现胎心搏动或孕囊较正常为小，则预示流产可能性极大。于妊娠 6 ～ 7 周时首次行 B 超检查，如见异常应每隔 1 ～ 2 周定期复查直至胚胎发育情况稳定，可见胎心搏动。

（3）其他：RSA 患者的胎儿出生缺陷发生率高，应做好遗传咨询。此外，有免疫性流产史的患者，妊娠晚期易并发胎盘功能损害，必须严密监测胎儿情况，适时终止妊娠。RSA 患者孕 12 周后注意胎儿先天性缺陷的筛查，必要时应行产前诊断。有免疫性流产史的患者，妊娠 38 周可考虑终止妊娠。

第五节　不孕女性亚临床甲状腺功能减退的诊治

临床甲状腺功能减退（简称"甲减"）对生育结局有显著的负面影响，并发症包括不孕、流产、不良产科与胎儿结局等。甲减如果治疗不当可导致不孕、流产、产科并发症和胎儿神经系统发育异常风险增加。亚临床甲状腺功能减退（subclinical hypothyroidism，SCH，简称"亚甲减"）的经典定义是促甲状腺素（thyroid stimulating hormone，TSH）高于正常上限而游离甲状腺素（free thyroxine，fT4）水平正常。2010 年中国十城市流行病学调查显示，我国成人 SCH 的患病率为 16.7%。国外报道成人 SCH 的患病率为 5% ～ 10%，且患病率随年龄增长而增高，女性多见，有国外报道育龄女性 SCH 的发生率为 4% ～ 8%。目前 SCH 与不孕症关系的证据不够充分，但可能为风险因素，鉴于筛查阳性者可经简单有效的治疗使妊娠结局有较好的获益，建议对不孕女性常规筛查血清 TSH 水平。

1. 诊断　SCH 通常缺乏明显的临床症状和体征，诊断主要依据实验室检查，是指血清 TSH 高于人群正常上限水平（通常为 4 ～ 4.5mU/L）而 fT4 水平正常。

不孕及计划妊娠的女性诊断 SCH 的界值推荐使用成人 SCH 的诊断标准，TSH 的诊断界值高于人群实验室检测范围的上限（通常为 4 ～ 4.5mU/L）。

诊断 SCH 需要在内分泌科排除其他原因引起的血清 TSH 增高，2 ～ 3 个月重复测定 TSH 及 fT4、总甲状腺素（total thyroxine，TT4）水平，TSH 升高且 fT4、TT4 正常，方可确诊为 SCH。

根据 TSH 水平，亚临床甲减可分为两类：轻度 SCH，TSH < 10mU/L；重度 SCH，TSH ≥ 10mU/L。其中，轻度 SCH 占 90%。

TSH 每天都会在均值的 50% 左右波动，一天中同一时段连续采集血样，TSH 的变异率可达 40%。TSH 最低值出现在傍晚，睡眠时最高。鉴于此，血清 TSH 水平在正常范围的 40% ～ 50% 波动时并不足以反映甲状腺功能的变化。

2. 亚临床甲减的甲状腺自身抗体的测定　有研究报道甲状腺过氧化物酶抗体（thyroid peroxidase antibody，TPOAb）和甲状腺球蛋白抗体（thy-

roglobulin antibody，TgAb）均阳性者在人群中的发生率为 10% ～ 12%，但仅 TPOAb 与甲状腺功能失调相关而有临床意义。TPOAb 和 TgAb 是确定原发性甲减病因的重要指标和诊断自身免疫甲状腺炎（包括桥本甲状腺炎、萎缩性甲状腺炎等）的主要指标。

亚临床甲减的诊断不推荐常规检测甲状腺自身抗体，但对不孕及计划妊娠的女性如反复检测血 TSH > 2.5mU/L 或存在其他甲状腺疾病的风险因素时可进行检测 。

单纯甲状腺自身抗体阳性，不伴有血清 TSH 升高和 fT4 降低，称为甲状腺自身性免疫（thyroid autoimmunity，TAI）或称为甲状腺功能正常的甲状腺自身抗体阳性。

甲状腺自身抗体阳性与不孕可能相关；甲状腺自身抗体阳性与流产风险增加相关。

3. 亚临床甲减与母婴妊娠结局　目前有比较好的证据显示妊娠期的 SCH 有明显增加自然流产的风险，包括一项 meta 分析提示妊娠女性甲状腺抗体阳性增加了不明原因不孕（OR：1.5，95% CI：1.1 ～ 2.0）、自然流产（OR：3.73，95%CI：1.8 ～ 7.6）、复发性流产（OR：2.3，95% CI：1.5 ～ 3.5）的风险。

SCH，尤其是妊娠早期的 SCH，有增加自然流产、早产、子痫前期、胎盘早剥、胎膜早破、妊娠期糖尿病、臀位妊娠的风险。目前没有充分的证据显示 SCH 和前置胎盘、剖宫产率的风险增加相关。

4. 亚临床甲减增加围生儿的风险　SCH 可能增加围生儿死亡、胎儿窘迫和子代神经智力发育异常的风险。目前没有充分的证据显示 SCH 和胎儿宫内生长受限、低出生体重儿、小于孕周儿、低 APGAR 评分的风险相关。

5. 亚临床甲减治疗后与母婴妊娠结局的改善

（1）亚临床甲减经治疗可以降低自然流产的风险：SCH 女性，包括不孕女性，补充甲状腺素治疗后可以降低自然流产的风险。目前无足够的证据显示 SCH 女性补充甲状腺素治疗后可以降低早产的风险和改善其他妊娠期并发症。

目前无足够的研究讨论妊娠 SCH 经补充甲状腺素治疗后妊娠期并发症改善的相关情况。

（2）亚临床甲减经治疗后子代的结局：目前没有足够有效的证据显示 SCH 女性补充甲状腺素治疗后可以改善子代的神经智力发育。目前无足够的研究探讨 SCH 女性补充甲状腺素治疗后降低围生儿死亡、胎儿窘迫等风险。

6. 亚临床甲减与辅助生育技术

（1）亚临床甲减对卵巢储备功能的影响：无充分证据显示亚临床甲减影响卵巢储备功能。亚临床甲减与卵巢刺激的相互影响：控制性卵巢刺激后部分女性甲状腺功能发生改变，表现为 TSH、游离甲状腺素和甲状腺素结合球蛋白水平明显升高。目前缺乏 SCH 对卵巢刺激反应性影响的研究，但甲状腺自身性免疫对卵巢反应无明显影响。卵巢刺激前或刺激后 1 ～ 2 周测定甲状腺功能。已采用 LT4 治疗的女性应在计划怀孕前测定 TSH，并根据 TSH 水平调整 LT4 剂量，使 TSH 维持介于参考值范围低值和 2.5mU/L 之间。对于促排卵治疗后 TSH 轻度升高者，若未怀孕则 2 ～ 4 周后复查 TSH，此时 TSH 可能降至正常。

（2）亚临床甲减对卵子和胚胎质量的影响：无充分证据显示亚临床甲减对卵子和胚胎质量有影响。甲状腺自身性免疫可能对卵子和胚胎质量有一定负面影响。

（3）亚临床甲减对 IVF 助孕结局的影响：充分证据显示正常范围的 TSH 水平影响 IVF 助孕结局。有充分的证据显示甲状腺自身性免疫异常影响 IVF 助孕结局，表现为流产率升高和活产率降低。

（4）亚临床甲减药物治疗后 IVF 的助孕结局：亚临床甲减不孕女性在 IVF 助孕前左旋甲状腺素治疗，可降低流产率，提高临床妊娠率和活产率，但其治疗目标是否为血清 TSH < 2.5mU/L 尚不明确。甲状腺功能正常、仅有甲状腺自身抗体阳性的女性不推荐左旋甲状腺素治疗，因其未能明显改善 IVF 助孕结局。

7. 亚临床甲减不孕女性目前的治疗方案

（1）需要治疗的亚临床甲减不孕女性人群：亚临床甲减不孕女性 IVF 助孕时给予左旋甲状腺素治疗，尝试自然受孕女性可给予左旋甲状腺素治疗，尤其伴甲状腺自身抗体阳性时。对于仅甲状腺自身抗体阳性但甲功正常的不孕女性，不用左旋甲状腺素治疗。

（2）主要的治疗药物与辅助治疗药物：左旋甲状腺素（LT4）作为亚临床甲减治疗的主要药物，不需要其他辅助药物。

8. 亚临床甲减具体治疗方案　亚临床甲减不孕女性 LT4 的具体治疗方案建议参照"2017 年中华医学会内分泌学分会指南"和"2017 年美国甲状腺学会 ATA 指南"。

2017 年中华医学会内分泌学分会指南指出 LT4 治疗的起始剂量和达到完全替代剂量所需的时间要根据病情、年龄、体重及心脏功能状态确定，要个体化治疗。补充 LT4 治疗初期，每间隔 4～6 周测定血清 TSH 及 fT4。根据 TSH 及 fT4 水平调整 LT4 剂量，直至达到治疗目标。治疗达标后，至少需要每 6～12 个月复查 1 次上述指标。

（1）2017 年 ATA 指南对妊娠期亚临床甲减女性治疗意见

1）强烈推荐 LT4 治疗：TPO-Ab 阳性伴 TSH 高于妊娠期参考值范围者、TPO-Ab 阴性伴 TSH ＞ 10.0mU/L。

2）弱推荐 LT4 治疗：TPO-Ab 阳性伴 TSH ＞ 2.5mU/L 但低于妊娠期参考值范围上限、TPO-Ab 阴性伴 TSH 高于妊娠期参考值范围但 ＜ 10.0mU/L。

3）强烈不推荐 LT4 治疗：TPOAb 阴性伴 TSH 在妊娠期参考值范围内或 ＜ 4.0mU/L。弱推荐促排卵后怀孕的女性参照此标准治疗 TSH 升高。妊娠后 LT4 剂量需增加 20%～30%，或是在原剂量上每周增加 2 粒。强烈推荐临床甲减、治疗或未治疗的亚临床甲减、甲减高风险者（如甲状腺功能正常但 TPOAb 或 TgAb 阳性者、放射碘治疗者）妊娠后每 4 周测定 TSH，直至妊娠中期和至少接近妊娠 30 周时。分娩后 LT4 剂量应调整至妊娠前水平，并在产后 6 周时重新评估甲状腺功能。部分妇女产后可能无须 LT4 治疗，尤其是剂量≤50μg/d 者。若停用 LT4 治疗，停药 6 周后需重新评估 TSH 水平。

（2）药物治疗的副作用：不孕女性采用低剂量 LT4 治疗是安全的。

第六节　高龄女性辅助生殖策略

【概述】

女性年龄是影响生育力及妊娠结局的独立危险因素。基于国内外相关研究证据，2018 年中华医学会生殖医学分会（CSRM）规范指南将 ≥ 35 岁定为女性生殖高龄的分界线。≥ 35 岁的女性，

其自然流产风险开始显著增加，不孕症发生率逐渐增加，妊娠率和活产率开始显著下降，各种妊娠合并症、并发症以及新生儿出生缺陷的发生风险不断上升。随着年龄的增长，女性生育力下降，不孕症的发生率逐渐升高：20～24 岁女性不孕症发生率约为 6%，25～29 岁约为 9%，29～34 岁约为 15%，34～39 岁约为 30%，39～44 岁约为 64%。这种生育力的下降，除了主要和卵巢内卵泡数目、质量随女性年龄升高而降低有关之外，子宫疾病增加也是降低妊娠率的重要原因，包括子宫肌瘤、子宫腺肌病、子宫内膜病变发生率都随着年龄增长而增加。

2012 年加拿大妇产科学会指南指出：自然状态下女性的妊娠率随年龄的增长而降低，当达到 46 岁左右时，妊娠率基本趋于 0；与此同时，35～44 岁的妊娠女性自然流产率可达 40%，45 岁以上的妊娠女性为 60%～65%；在活产率方面，38～39 岁女性活产率为 19.2%，39～42 岁迅速降为 12.7%，42～44 岁为 5.1%，而 ＞ 44 岁仅为 1.5%，≥ 45 岁以后活产率下降更为显著。此外，高龄女性的妊娠相关风险也显著升高。45 岁左右的孕妇慢性高血压、糖尿病合并妊娠、妊娠期糖尿病和妊娠期高血压的发生率分别较 25～29 岁的孕妇高 2.7、3.8、10 和 1.89 倍。40 岁及以后妊娠的女性未来会面临更高的卒中和心脏病发生风险。同时新生儿出生后缺陷如唐氏综合征、小儿脑瘫等的发生风险也会随着年龄的增长而增高。

年龄 ≥ 35 岁的女性在未避孕尝试 6 个月或更久仍未能成功妊娠时，需要进行全面的不孕检查及相应治疗。

对于年龄 ≥ 35 岁的女性，在未避孕尝试 6 个月或更久仍未能成功妊娠时，需要全面进行不孕症的临床评估及相应治疗。

对于年龄 ＞ 40 岁的女性，可以考虑立即进行类似的评估和指导治疗。评估内容主要为卵巢储备功能（血清学和超声检查）的评估，也包括不孕症的其他评估项目，如输卵管通畅度、排卵是否正常、有无子宫及内膜的器质性病变以及配偶精液检查等。治疗方案可以采用辅助生殖技术。对于准备行辅助生殖的高龄女性，应告知辅助生殖的成功率会随着年龄的增长而降低，最适宜行 IVF 的年龄为 23～39 岁。对于辅助生殖成功的高

龄女性患者，要注意排查胎儿的不良结局及风险，预防因母亲高龄而导致的不良预后。

接受 IVF 治疗年龄 ≥ 35 岁的女性，随着年龄的增长，其 IVF 的累积妊娠率和活产率会降低，流产率会增加。

对于进行辅助生殖的 > 35 岁的高龄女性，随着年龄每增长 1 ~ 2 岁，其 IVF 胎儿活产率降低约 10%、IVF 胎儿流产率增加约 10%，累积妊娠率降低约 10%。有统计数据表明，对于 < 35 岁的女性，每个 IVF 治疗周期的活产率为 33.1%，35 ~ 37 岁的女性为 26.1%，38 ~ 40 岁的女性为 16.9%，41 ~ 42 岁的女性为 8.3%，43 ~ 44 岁的女性为 3.2%，> 44 岁的女性仅为 0.8%。

2014 年我国一项研究选取 ≥ 35 岁患者的 IVF 周期，研究年龄因素与 IVF 胚胎种植率和临床妊娠率的关系，结果发现 > 43 岁行 IVF 助孕者 IVF 成功率为 0。35 ~ 37 岁（n=63，67 个周期），37 ~ 40 岁（n=55，60 个周期）以及 ≥ 40 岁（n=37，57 个周期）3 组患者中，≥ 40 岁组胚胎种植率（8.3%）显著低于 35 ~ 36 岁组（26.2%）及 36 ~ 40 岁组（22.4%）。

建议对接受辅助生殖治疗的高龄女性进行健康教育，必要时进行相关的心理咨询或干预。

进行辅助生殖的高龄女性患者往往存在抑郁、焦虑等情绪，应进行心理因素的评估，必要时进行适当干预。国内一项 2016 年二胎政策放开以后的调查（n=110）显示：行 ART 的高龄女性，抑郁（47.37±7.36，23.63%）、焦虑（43.95±6.32，32.72%）得分显著高于国内常规人群（P < 0.05）。临床医师应采取针对性的心理干预策略，帮助高龄不孕女性积极调整心理状态。例如：在治疗中心开展辅助生殖治疗方面的健康宣教；定期安排知识讲座；让患者对辅助生殖治疗的流程以及治疗过程中的注意事项建立正确的认知，取得患者的配合，增强患者治疗的信心，提高高龄不孕女性患者的心理健康水平。

当前尚无公认的卵巢储备功能低下诊断标准，推荐从年龄、性激素、抗米勒管激素（AMH）和 B 超下卵巢窦卵泡计数等方面对卵巢储备功能进行综合评估。

年龄 ≥ 35 岁的女性在未避孕、尝试 6 个月或更久未能妊娠时，可尽早进行卵巢储备功能的评估。

随着年龄的增长，女性生育力下降，卵巢中卵泡的数量逐渐降低，卵泡对促性腺激素也变得不敏感，卵巢储备功能下降，年龄 > 30 岁，卵泡数目下降近 1/2，当年龄 > 35 岁时，卵泡数目下降至 30 岁时的 1/6。因此，对于 ≥ 35 岁、6 个月以上未避孕未孕的女性，建议进行卵巢储备功能的评估。

可用基础卵泡刺激素（FSH）、雌二醇（E2）、FSH/ 黄体生成激素（LH）和抗米勒管激素（AMH）等指标综合评估卵巢储备功能（2C）。但该评估更主要地是反映了卵巢对促性腺激素的反应能力，与生育结局不一定相关。不推荐抑制素 B（INH B）作为卵巢储备功能的评估指标。

一般认为，若 FSH 水平正常 ≤ 10U/L，可能为卵巢储备正常，若基础 FSH 水平介于 10 ~ 15U/L，卵巢储备功能处于正常的边界线；若 FSH 水平处于 15 ~ 25U/L，则预示卵巢储备功能异常，但与测定时的参考标准和方法有关。大多数研究以 FSH ≥ 10U/L 作为卵巢储备功能低下的诊断标准，也有研究以 FSH 水平 > 12 或 > 15U/L 作为诊断标准。虽然 FSH 水平预测卵巢储备的敏感度和特异度偏低，但 FSH/LH 预测卵巢储备低下的敏感度和特异度都较高，FSH/LH 文献报道数据并不统一，介于 2.0 ~ 3.6，一般认为 FSH /LH 值 > 3.6 卵巢对促排卵反应较差，周期取消率增加。

基础 E2 是指月经周期第 2 ~ 3 天的血清 E2 水平。基础 E2 水平升高常提示卵巢储备功能降低，其升高早于基础 FSH 水平的升高，一篇非随机临床对照研究（n=225）显示：基础 E2 水平 < 80pg/ml 表明卵巢储备功能正常，月经第 3 天 E2 水平 > 80pg/ml 者，其超促排卵周期取消率可能较高，而妊娠率较低。由于高 E2 水平可以抑制垂体 FSH 的产生，它有时可掩盖围绝经期妇女卵巢储备降低时 FSH 升高的现象，因此同时测量 FSH 和 E2 水平有助于避免 FSH 测试假阴性的情形。

AMH 是迄今为止发现的唯一抑制始基卵泡生长的细胞因子，是最接近反映始基卵泡数的指标，也是目前认为反映卵巢储备功能最可靠的指标。一般认为：AMH < 0.5ng/ml 时，预示着 IVF 周期中卵巢储备减少，通常少于 3 个窦卵泡；AMH < 1.0ng/ml 时，预测着基线卵巢储备低，患者对促性腺激素可能反应不良；AMH 1.0 ~ 3.5ng/ml 时，提

示对促性腺激素有良好的反应；AMH > 3.5ng/ml 时，预测对卵巢刺激有高反应，超促排卵时应谨慎行事，以避免发生卵巢过度刺激综合征。由于 AMH 水平在月经周期中波动特别小，因此在月经周期任意一天都可以检查，未检索到多久需要复查 AMH 的相关证据。但是，最近发表于 JAMA 的一篇文献表明，上述对卵巢储备功能的评估检查可能更倾向于反映卵巢的反应性，而与女性的生育结局不一定相关。

建议行经阴道超声检测基础窦卵泡数（AFC），不推荐卵巢体积（OV）作为评估卵巢储备功能的指标。

基础窦卵泡数（AFC）一般指月经第 2 ～ 4 天的双侧卵巢直径 2 ～ 10mm 的卵泡数，是预测卵巢储备功能的最佳指标之一，但其预测卵巢储备功能低下的界值仍然存在争议，范围在测卵巢储备功能的最佳指标之一，但其预测卵巢储备功能低下的界值仍然存在争议，范围在 5 ～ 10 个不等。

此外，在评估卵巢储备功能时，应注意放、化疗，手术损伤等因素对卵巢的影响。迄今为止，卵巢储备功能低下的预测指标阈值并无统一标准，临床不同情况需要将不同检查手段和指标进行结合，才能够更好地评估 DOR。

【治疗】

针对卵巢储备功能低下的患者，脱氢表雄酮（DHEA）可能能够改善卵巢的反应性，提高卵子或胚胎质量，增加获卵数，提高临床妊娠率，但目前证据尚不充分。研究显示：DHEA 作为雄激素前体可能增加雌激素或雄激素相关的恶性肿瘤发生率。因此 DHEA 的有效性和安全性证据仍然存在不一致，也不够充分。

针对卵巢储备功能低下、卵巢低反应的患者，生长激素（GH）可能能够改善卵巢的反应性，提高活产率，但目前证据尚不充分。

对于自然排卵正常的不孕女性，在行宫腔内人工授精（IUI）时联合促排卵措施进行治疗，可以改善其妊娠率。

年龄与 IUI 治疗后的妊娠率密切相关，对于 > 30 岁的女性，其 IUI 临床妊娠率随年龄增长而逐渐下降，> 40 岁者尤其明显。故对于 > 40 岁的患者不建议行 IUI 治疗，而应该直接进行 IVF 以提高妊娠概率。可能的原因为：> 40 岁的患者的

卵子染色体异常产生增多、卵子线粒体数量减少、卵胞质 ATP 含量下降和卵子的细胞凋亡改变增加。同时可能与老化卵子透明带变硬，精子不易穿透或胚胎不易孵出有关。而且随女性年龄增长，子宫内膜容受性下降，卵子的受精能力、胚胎发育潜能和着床能力均降低，导致临床低妊娠率。男性年龄对 IUI 治疗结局有一定影响，随着男性年龄增长，周期妊娠成功率相对较低，流产率随之升高。

对于年龄 ≥ 35 岁且使用促性腺激素激动剂（GnRH-a）长方案进行控制性卵巢刺激的高龄女性，推荐在卵泡中晚期 LH < 2mU/ml 时添加重组促黄体生成素（r-LH），以提高临床妊娠率与种植率等指标，改善助孕结局。

对于年龄 ≥ 35 岁且使用促性腺激素拮抗剂（GnRH-antagonist）方案进行控制性卵巢刺激的高龄女性，尚无证据显示添加 r-LH 有利于其妊娠结局。

卵胞质内单精子注射（ICSI）不能改善高龄女性辅助生殖的结局，选择 IVF 还是 ICSI 与患者年龄无关。

对于非男性因素导致不孕的患者，ICSI 与 IVF 相比，并没有改善受精后的妊娠结局，而相同周期 ICSI 费用比 IVF 高，因此建议行 IVF 治疗。

ICSI 不能改善高龄女性辅助生殖的结局，选择 IVF 还是 ICSI 与患者年龄无关。目前没有关于高龄女性选择 ICSI 作为授精方式能否获益的研究。

2017 年中华医学会生殖医学分会高通量基因测序植入前胚胎遗传学诊断和筛查技术规范提出 PGS 的指征。高通量测序 PGS 的适应证：自然流产 ≥ 3 次或 2 次自然流产且其中至少 1 次流产物检查证实存在病理意义的染色体或基因异常的女性，反复种植失败（移植优质胚胎 3 次及以上，或移植不少于 10 个可移植胚胎）的女性，也可用于 > 38 岁的高龄且需要采用辅助生殖技术女性。

对于预后情况良好的 35 ～ 37 岁女性，建议选择性单胚胎移植，以降低多胎妊娠率和母婴并发症。

对于 35 ～ 37 岁预后良好（经历第 1 个 IVF 周期且有额外的冷冻胚胎）的女性，单胚胎移植比双胚胎移植有着更好的围生期结局。因此预后

良好的女性建议选择性单胚胎移植（可指形态学上的选择，也可指基于 PGS 的选择），以降低多胎妊娠率以及低体重儿、早产儿等并发症。

对于预后情况不佳或 > 37 岁的女性，可考虑双胚胎移植，但需告知多胎妊娠和母婴并发症的风险。

双胚胎移植较单胚胎移植有更高的活产。但有必要向患者和医师提供关于双胎妊娠风险以及选择性单胚胎移植和双胚胎移植的累积活产率相似的教育，以促进选择性单胚胎移植的接受度。

对于进行辅助生殖的高龄女性，可以以肌内注射、阴道或口服黄体酮的形式进行黄体支持，尚无证据证明不同的黄体支持用药途径在活产率、临床妊娠率、持续妊娠率、流产率及多胎妊娠率等方面存在统计学差异。

黄体酮肌内注射时局部会产生硬结、红肿、感染等不良反应，且随着用药剂量的增大，不良反应发生率增高。

黄体支持途径存在患者偏好，使用时可以根据患者意愿进行选择。

建议双胎妊娠的高龄女性接受减胎术，将双胎减为单胎，可降低早产率和新生儿低体重发生

率，提高足月产率、平均妊娠孕周和新生儿体重均值。若患者不愿意接受减胎，应向其充分告知可能风险。

建议减胎时机为妊娠早期，具有高危因素（≥ 40 岁高龄，或有反复胚胎自然流产、遗传病家族史或有分娩遗传病胎儿高风险）的女性可期待至妊娠中期再行减胎术。

第七节　男性不育相关疾病的诊治

医师应该对男性不育患者进行规范的检查和正确的诊断，制订合理的治疗方案，首选药物治疗或手术治疗等常规治疗以改善精子质量，增加自然妊娠率，必要时再运用 ART。基本原则：首先选择简单、便宜、创伤小的方法和技术，再选择较复杂、昂贵、创伤大的方法。优先考虑自然生育，再依次考虑 IUI、IVF、ICSI 和 PGT 等辅助生殖技术。根据不同的适应证，选择有针对性的辅助生殖技术。注意女方生育力、降低子代治疗风险、降低夫妇及社会治疗成本。

诊断流程详见图 2-6-1、图 2-6-2。

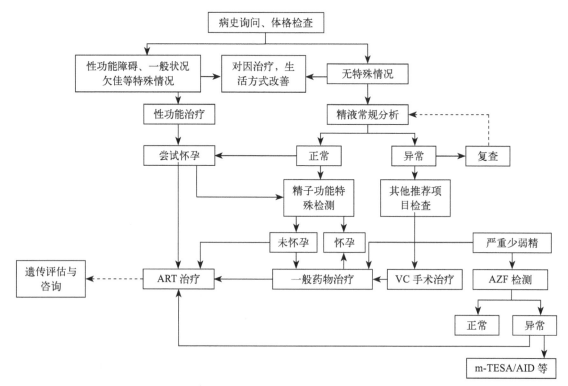

图 2-6-1　男性不育症诊疗策略流程（一）

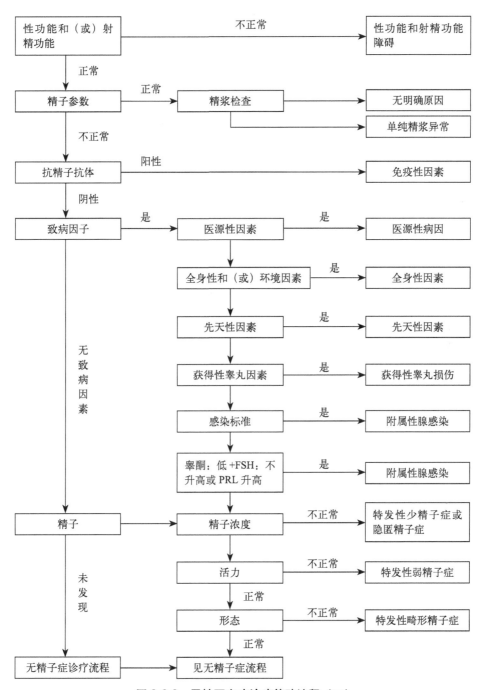

图 2-6-2　男性不育症诊疗策略流程（二）

（一）男子性功能障碍

男子性功能障碍包括性欲唤起、阴茎勃起、阴茎插入阴道、性欲高潮－射精和性满足 5 个环节中任何一个环节中发生的障碍。

【临床表现】

（1）阴茎勃起障碍。

（2）射精功能障碍，包括早泄、不射精和逆行射精。不射精症表现为性交正常但没有性欲高潮和精液射出。逆行射精表现为性交正常有性欲高潮，但无精液射出体外，而是进入膀胱，这种病症表现为无精子症，如果有少量精液射出，则表现为精液量少，或者严重少精子症。检测性交后尿液发现精子。

（3）性欲障碍（性欲低下、性厌恶、性欲倒错）和性感觉障碍（性交疼痛、性高潮缺乏等）。

【治疗】

（1）当不育的主要原因为勃起功能障碍时，推荐按照中华医学会男科学分会制定的勃起功能障碍诊疗指南进行三线治疗。

（2）不射精症

1）对患者病因进行器质性和心理性原因评估，并进行病因治疗。

2）若无效，用按摩器或经直肠电刺激仪取精后，首选宫腔内人工授精（IUI）。

3）若 IUI 失败，或精液质量差的患者可选择行 IVF 或 ICSI 治疗。

4）若以上方法无效，则选择按摩患者精囊收集患者前列腺液可选择 IVF 或 ICSI 治疗。

5）如果上述方法都失败，则选择附睾、输精管或者睾丸取精行 ICSI 治疗。

（3）逆行射精

1）如果可能应进行病因治疗。一些逆行射精可能是主动脉旁淋巴结切除并且损伤全身神经系统造成的，可采用 α- 肾上腺素能交感神经兴奋剂治疗。

2）若无效，则收集碱化的性高潮后尿液中精子，行 AIH 或者辅助生殖技术治疗。具体办法：当天早上饮用 250ml 内含 3 ～ 5g 碳酸氢钠的水以碱化尿液；或者在回收精子之前 8 ～ 12h 让患者每隔 2h 喝一杯含有 2 汤匙碳酸氢钠的水。然后让患者手淫，当达到性高潮后把尿液收集到含有缓冲液的瓶子里。

3）若以上方法无效，则选择按摩患者精囊收集患者前列腺液可选择 IVF 或 ICSI 治疗。

4）如果上述方法都失败，则选择附睾、输精管或者睾丸取精行 ICSI 治疗。

（二）单纯精浆异常

【临床表现】

（1）精液中精子正常，但精浆的物理性状、生化、细菌内容物、白细胞数目或者精液凝集异常。

（2）MAR 法或免疫珠试验检测阴性。

（3）无法判定是否有附属性腺的感染或者其他疾病。

【治疗】

（1）首先对女方进行病因学筛查。

（2）或精液处理后行 AIH 治疗。

（3）无效时采取 IVF 及其衍生技术。

（三）医源性不育

精子异常考虑由药物或手术因素引起的不育为医源性不育。

【临床表现】

有可能影响生育能力的药物使用史和（或）手术史。

【治疗】

（1）尽可能更换治疗方案，替代影响生育的药物。

（2）在接受化疗或者放疗前，在精子库冻存精子。

（3）输精管结扎者行显微外科复通术。

（4）复通术失败，按特发性无精子症或者特发性少精子症治疗，但遗传学筛查无须进行。

（5）精管结扎术后显微外科手术失败后，进行第二次手术也值得考虑。

（6）根据精液质量按特发性不育治疗。

（四）全身性原因

【治疗】

（1）治疗现有疾病，避免环境因素对精子的进一步影响，避免酗酒和吸毒，培养良好生活习惯。

（2）若无效，按照特发性不育症治疗。

（3）纤毛不动综合征，可经电子显微镜确认。可对患者进行遗传咨询后行 ICSI 治疗。

（五）先天性或遗传学异常

有隐睾或睾丸下降不全、染色体核型异常、先天性输精管缺如或其他先天性疾病导致的无精子症。

【临床表现】

（1）隐睾或睾丸下降不全：睾丸不在阴囊内或者睾丸缺如，至少一侧睾丸不可触及，合并或不合并睾丸的外伤史，无睾丸切除史。

（2）染色体核型异常：克氏综合征或其嵌合型、Y 染色体微缺失。

（3）先天性双侧输精管缺如：精液量 < 2ml，pH < 7；体检没有触及输精管（双侧）。

【治疗】

（1）隐睾

1）如果患者已过青春期，且年龄 < 32 岁，行睾丸下降固定手术。

2）如果 > 32 岁睾丸仍没有下降，建议睾丸活检（至少对无精子和严重少精子症的患者如此），排除患睾丸原位癌。

3）治疗同时存在的病因，如精索静脉曲张、感染等。

4）根据精液的质量，按特发性不育处理。

（2）染色体核型异常，或克氏综合征或其嵌合型、Y 染色体微缺失、47，XYY 综合征等。

1）Klinefelter 综合征（克兰费尔特综合征）涉及多学科综合治疗，主要涉及生长发育及生育治疗。随着辅助生殖技术的发展，许多 Klinefelter 综合征患者可通过辅助生殖技术获得子代。大多数 Klinefelter 综合征患者临床表现为无精子症，少数患者可表现为隐匿精子症或重度少精子症，有些嵌合比例低的个体甚至可以有几乎正常的精子发生，并有自然生育子代的报道。40%～70% 的临床表现为无精子症的非嵌合型 Klinefelter 综合征患者通过睾丸显微取精术能获得精子，通过体外受精 - 胚胎移植生育子代。已有的研究表明，Klinefelter 综合征患者精子的异常核型为 0～21.7%，个体之间存在差异。因此，大多数的精子核型是正常的，多数患者性染色体异常的精子比例低于 5%，低于理论上的 50%。但考虑到 Klinefelter 综合征患者精子性染色体和常染色体异常的比例仍较正常生育人群高，其正常胚胎的比例也较正常生育组低（54.0% vs 77.2%），必要时建议考虑行 PGD 或产前诊断。

2）47，XYY 综合征的临床特征及处理策略：47，XYY 综合征患者通常身材高大，智力正常或轻度低下，性格孤僻，易发生攻击行为，生育力正常至无精子症均可发生。47，XYY 理论上可形成 4 种类型的精子（X、Y、YY、XY），但实际上异常核型精子比例很低，通常不超过 1%，因此临床上通常按常规程序处理。

3）Y 染色体微缺失的临床处理策略

① AZFa 区域缺失：通常导致唯支持细胞综合征（sertoli cell only syndrome，SCOS），临床表现为睾丸体积的缩小、无精子症等。AZFa 区域完全缺失合并无精子症者，建议供精人工授精（artificial insemination by donor，AID）。

② AZFb 区域缺失：患者睾丸组织病理学表现为精子发生阻滞，主要停留在精母细胞阶段，AZFb+c 缺失会导致 SCOS 或精子发生阻滞，患者多为无精子症，故 AZFb 完全缺失（含 AZFb + c 缺失）的无精子症者，建议行 AID 助孕。

③ AZFc 区域缺失：单独 AZFc 缺失患者可以表现为正常精子数目、少精子症及无精子症，AZFc 微缺失可以遗传给其男性后代。对于 AZFc 区缺失的无精子症患者，可以行睾丸手术取精获得精子行 ICSI。对于 AZFc 区缺失合并严重少精子症患者，可以直接行 ICSI，助孕时建议行 PGD 生育女孩，以避免遗传缺陷的垂直传播。另外，有研究发现 AZFc 区域缺失的少精子症患者，其精子数目有进行性下降的趋势，最后发展为无精子症。因此，对此类患者建议及早生育或冷冻保存精子。

④ sY145 及 sY152：有研究报道 sY145 及 sY152 可能与精子形态异常相关，缺失可能导致少精子症或者精子形态异常。但目前尚缺乏国人大样本（包括正常生育人群及无精子症患者）的研究数据，故 sY145 及 sY152 的临床意义尚需进一步研究，建议参考已发表的相关文献，对该位点与临床表型之间的关系及相应的睾丸组织病理学特征进行深入研究，为男性不育患者提供更加全面的遗传学诊断。

（3）输精管缺如

1）对于输精管缺如患者，可进行纤维囊性病变的筛查。

2）经过遗传学咨询后，应用睾丸或附睾穿刺的精子进行 ICSI 治疗。

3）如果夫妇双方都存在基因缺陷，可考虑行 PGD。

（4）其他先天性疾病如神经和代谢异常，应充分考虑传递给子代的遗传模式和风险，推荐选择 PGD 和产前诊断。

（六）继发性睾丸损伤

由腮腺炎引发睾丸炎或其他原因。

【临床表现】

至少有一侧的睾丸体积小于 15ml 或者睾丸不能触及。

【治疗】

根据精液质量，按特发性不育处理。

（七）精索静脉曲张性不育

【临床表现】

（1）伴有精液参数异常的精索静脉曲张（可触及或亚临床）应作为导致不育的因素之一。

（2）如果患有精索静脉曲张，但精液分析正常，此时不认为精索静脉曲张为不育的因素，而是不明原因不育。

【治疗】

（1）亚临床型精索静脉曲张一般不推荐手术。成年临床型精索静脉曲张，考虑手术治疗，需同时具备以下3个条件：①存在不育；②精液质量异常；③女方生育能力正常，或虽患有引起不孕的相关疾病，但可能治愈（推荐）。女方患有明确不孕因素，男方精液质量异常伴有精索静脉曲张者，经过1～2个辅助生育周期未成功，其原因为精卵结合异常导致者，可以考虑行精索静脉曲张手术，等待男方精液质量改善后再继续辅助生育。

（2）虽暂无生育要求，但检查发现精液质量异常者，也可以考虑手术治疗。

（3）精索静脉曲张所伴发的相关症状（如会阴部或睾丸的坠胀、疼痛等）较严重，明显影响生活质量，经保守治疗改善不明显，可考虑行手术治疗（可选）。

（4）Ⅱ度或Ⅲ度精索静脉曲张，血清睾酮水平明显下降，排除其他疾病所致者。

（5）如果有下列合并症，精索静脉曲张的手术治疗对于最终的妊娠益处有限。

1）亚临床和Ⅰ度精索静脉曲张伴有睾丸总体积减小（< 30ml）。

2）无精子症伴有正常睾丸体积，而且FSH正常，怀疑梗阻性无精子症。

3）无精子症伴有FSH升高。

（6）如果精索静脉曲张手术成功后12～24个月没有妊娠，根据精液结果按特发性不育处理。

（八）男性附属性腺感染

【临床表现】

（1）有尿路感染、附睾炎症及性传播疾病史。

（2）体检发现附睾增厚或有触痛感、输精管增粗、直肠检查结果异常。

（3）前列腺按摩后尿液异常。

（4）细菌培养检测出致病菌，或沙眼衣原体或解脲支原体培养结果阳性。

【治疗】

敏感抗生素治疗。

（九）内分泌因素

由内分泌因素引起的不育常有性腺功能低下的表现。

【临床表现】

患者FSH正常或增高、睾酮低和（或）催乳素反复增高。

【治疗】

（1）促性腺激素治疗低促性腺性性腺功能低下。

（2）高催乳素血症诊断明确，应用多巴胺能药物，如溴隐亭；有垂体催乳素瘤者，必要时手术治疗。

（3）根据需要给予雄激素补充治疗。

（4）若经过治疗后仍为少精子症或无精子症，则应采用IVF－ET或ICSI技术。

（5）若治疗失败，则供精人工授精或领养孩子。

（十）特发性少精子症

【临床表现】

（1）前述诊断均不符合，性功能及射精功能正常。

（2）精子密度< 15×10^6/ml。

【治疗】

（1）若血清FSH正常，则抗雌激素治疗，如他莫昔芬等。进行药物治疗应该至少覆盖1～2个生精周期（即3～6个月），同时进一步评价药物治疗的适应证和疗效。

（2）如药物治疗效果不佳，根据精液特征，选择AIH或其他辅助生殖技术。

（十一）特发性弱精子症

【临床表现】

（1）患者有正常的精子密度，但前向运动精子的百分率低于实验室的参考值，重复一次精液分析（当天或几天后）仍为相似结果。

（2）且不符合其他诊断。

【治疗】

（1）进行药物治疗1～2个生精周期（即3～6个月），同时进一步评价药物治疗的适应证和疗效。

（2）如药物治疗效果不佳，根据精子处理后的参数，选择AIH或其他辅助生殖技术。

（十二）特发性畸精子症

【临床表现】

精子密度、活力均正常，但精子形态正常率低于参考值，且不符合其他诊断。

【治疗】

（1）进行药物治疗 1～2 个生精周期（即 3～6 个月），同时进一步评价药物治疗的适应证和疗效。

（2）如药物治疗效果不佳，如果精子畸形率中等，则尝试施行 AIH 或 IVF。

（3）如果 AIH、IVF 反复失败，或严重畸精子症，经系统的遗传学评价和遗传咨询后，选择 ICSI。

（十三）特发性隐匿精子症

【临床表现】

若精液常规检查未发现精子，但离心沉淀中可发现精子，且不符合其他诊断。

【治疗】

经遗传分析及遗传咨询后，使用精子进行 ICSI。

（十四）梗阻性无精子症

【临床表现】

（1）精液分析为无精子症，而睾丸活检显示生精小管中精子发生正常。

（2）且具备以下情况

1）睾丸活检标本中有精子。

2）睾丸总体积 ＞30ml 或单侧体积 ＞15ml。

3）血清 FSH 基本正常。

4）不符合其他诊断。

【治疗】

（1）实施阴囊探查术，推荐显微外科复通术。

（2）经遗传学诊断及咨询后，使用附睾精子或睾丸精子进行 ICSI。

（3）治疗失败，建议采用供精人工授精或领养孩子。

（十五）非梗阻性无精子症的处理

【临床表现】

诊断标准为精液分析为无精子症，而睾丸活检显示在任一生精小管中无精子发生，且具备以下情况：

（1）睾丸活检标本无精子。

（2）睾丸总体积 ＜30ml 或单侧体积 ＜15ml。

（3）血清 FSH 升高。

（4）常见疾病：克兰费尔特综合征患者；隐睾术后患者；Y 染色体缺失患者；睾丸体积过小不宜行睾丸活检的非梗阻性无精子症患者；睾丸活检未找到精子患者。

【治疗】

（1）睾丸穿刺取精术适应证：考虑非梗阻性无精子症患者。睾丸体积 ＞6ml。

（2）显微取精术（m-TESA）：是通过显微外科的技术在手术显微镜下从非梗阻性无精子症患者的提取精子进行辅助生殖的手术。需要与患者和家属充分沟通和告知，包括成功率和遗传（如 Y 染色体 c 区缺失在男性胚胎会遗传）等事宜。

显微取精适应证：克兰费尔特综合征患者；隐睾术后患者；Y 染色体缺失（c 区或 c+d 区）患者；睾丸体积过小不宜睾丸活检的非梗阻性无精子症患者；睾丸活检未找到精子患者。

（十六）特发性无精子症

由于无精子发生的原因不明，而诊断为特发性无精子症（图 2-6-3）。

【临床表现】

（1）血清 FSH 升高。

（2）和（或）睾丸总体积 ≤30ml 或单侧睾丸体积 ≤15ml。

（3）精液离心检查无精子，睾丸活检中没有发现精子。

（4）不符合其他诊断。

【治疗】

（1）对特发性、完全性精子发生和成熟障碍，或唯支持细胞综合征（生精细胞发育不良），目前无法治疗，采用供精人工授精或领养孩子。

（2）如局部生精小管存在局灶性精子发生，或部分生精小管中精子发生正常，经系统的遗传学评价和遗传咨询后，使用睾丸精子进行 ICSI。显微镜下睾丸切开取精术（microdissectiontesticular sperm extraction，mTESE）

（十七）特发性低促性腺激素性性腺功能减退症

【病因】

特发性促性腺激素性性腺功能减退症（idiopathic hypogonadotropic hypogonadism，IHH），是一种逐渐被认识的内分泌疾病，发病机制、临床表现和治疗方法较复杂，系由于先天性下丘脑促性腺激素释放激素（GnRH）神经元迁徙/功能障碍，GnRH 合成、分泌或作用障碍，导致垂体促性腺激素分泌异常，引起性腺功能不足，导致青春期发育延迟，第二性征缺乏，生殖系统发育/成熟障

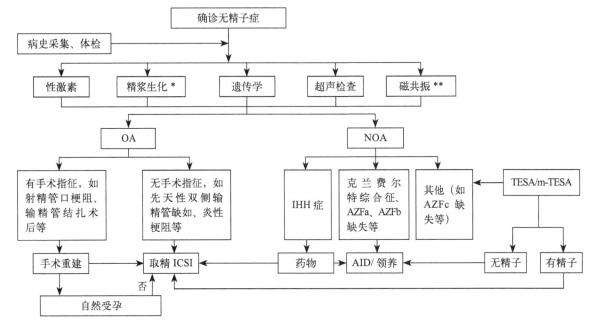

图 2-6-3　无精子症诊疗策略流程图

* 精浆生化和超声检查：根据患者情况可选
** 磁共振检查对部分患者在鉴别有无射精管开口梗阻时选择，并非全部患者需要检查

碍。也称为先天性低促性腺激素性性腺功能减退症（congenital hypogonadotropical hypogonadism, CHH）。国外数据显示，IHH 总体发病率为（1～10）/100 000，男女比例为 5∶1。

目前已知的遗传缺陷约占所有 IHH 病例的 30%，余病因不甚明确。相关的遗传基因研究较多，如 KAL1、FGFR1、TAC3、TACR3、GNRHR、FSHR、LHR、DAX1、HESX-1、POLR3A、POLR3B 等。传统上，IHH 分为两类：卡尔曼综合征（Kallmann syndrome, KS）和嗅觉正常的 IHH（normosmic IHH, nIHH）。

【临床表现】

临床表现具有异质性，主要有：①第二性征不发育和配子生成障碍：男性表现为童声、小阴茎、无阴毛生长、小睾丸或隐睾、无精子生成；②骨骺闭合延迟，上部量/下部量＜1，指间距＞身高，易患骨质疏松症；③嗅觉障碍：因嗅球和嗅束发育异常，40%～60% 的 IHH 患者合并嗅觉减退甚至丧失，不能识别气味；④其他表现：面中线发育缺陷，如唇裂、腭裂、孤立肾，短指（趾）、并指（趾）畸形，骨骼畸形或牙齿发育不良，超重和肥胖，镜像（连带）运动等。

【诊断】

男性骨龄＞12 岁或生物年龄≥18 岁尚无第二性征出现和睾丸体积增大，睾酮水平＜3.47nmol/L（100ng/dl），且促性腺激素 [促卵泡激素（FSH）和黄体生成素（LH）] 水平低或正常。

此疾病主要需要与青春期延迟（delayed puberty, DP），尤其体质性青春期延迟（constitutional delay of growth and puberty, CDGP）相鉴别：CDGP 本身并不是疾病，而是人群标准的极端水平上的发育成熟延迟，是一种排除性诊断方法，区分这两种诊断通常需要长期的检查和观察。

【治疗】

补充外源性/内源性促性腺激素释放激素，促进性腺发育，成熟，视性腺功能恢复情况决定生育策略。治疗措施如下。

（1）皮下埋植 GnRH 泵：通过 GnRH 泵模拟 GnRH 神经元节律性释放 GnRH，刺激腺垂体节律性分泌 FSH、LH，促进靶性腺的发育、成熟。

（2）直接注射外源性促性腺激素（hMG+hCG）：通过长期注射外源性促性腺激素，刺激靶性腺发育成熟。

（3）睾酮替代治疗：主要适用于无生育要求

的患者，睾酮替代治疗可促进男性化表现。初始口服十一酸睾酮胶丸 40mg/d（1～3 次/天），或十一酸睾酮注射剂 125mg 肌内注射每月 1 次。6 个月后增加到成人剂量：十一酸睾酮胶丸，80mg/d（2～3 次/天）或十一酸睾酮注射剂 250mg 肌内注射每月 1 次。此方案逐渐增加睾酮剂量，模拟正常青春发育过程，让患者逐渐出现男性化表现，避免睾酮升高过快导致痛性勃起。

疗效：用药 6 个月后可有明显男性化表现，2～3 年后可接近正常成年男性水平。随访：起始 2 年内，2～3 个月随访 1 次，监测第二性征、睾丸体积、促性腺激素和睾酮变化。此后可每年 1 次随诊，常规体检，包括身高、体重、睾丸体积、促性腺激素、睾酮、前列腺超声检查和前列腺特异抗原（PSA）、血红蛋白和骨密度；如睾丸体积有进行性增大，应停药观察，警惕下丘脑 - 垂体 - 性腺轴功能逆转为正常的可能性。

IHH 筛查及治疗方案选择流程见图 2-6-4。

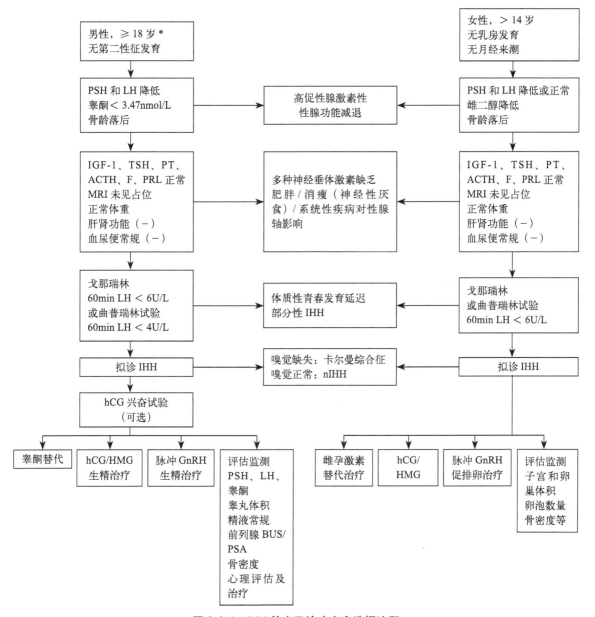

图 2-6-4　IHH 筛查及治疗方案选择流程
*14 岁尚无青春发育的男性，应进行青春发育相关检查

（十八）男性生殖相关基因检测

不孕不育已成为一个全球性的社会问题，而遗传学异常是男性不育的重要病因之一，涉及多种疾病，例如由于染色体异常或基因变异导致的非梗阻性无精子症可高达 25%，并且随着二代测序（next generation sequencing, NGS）技术开始应用于男性生殖领域，其比例逐年升高。遗传学检测已进入多个欧美男性生殖相关临床指南和共识。对致病基因进行检测，可明确男性不育病因，有助于治疗药物选择，预测睾丸外科取精成功概率以及判断辅助生殖技术治疗预后，并为患者提供遗传学咨询。

各指南与共识均建议对严重少精子症和无精子症患者进行 Y 染色体微缺失筛查。根据缺失模式，AZF 主要划分为 AZFa、AZFb、AZFc 3 个区域。最常见的缺失类型为 AZFc b2/b4 亚型，占 60.32%。AZFa 区完全缺失导致唯支持细胞综合征；AZFb 区以及 AZFb、AZFc 区完全缺失会导致 SCOS 或者精子成熟阻滞（maturation arrest,

MA）。以上两类患者通过手术获得精子的概率几乎为零。AZFa、AZFb 区部分缺失类型可保留基因全部或部分编码区，有可能正常产生精子。AZFc 区缺失患者临床表现异质性高，50% 的 NOA 患者可通过睾丸手术取精获得精子。AZFc 区缺失将遗传至男性后代，缺失区域可进一步扩大。AZFc 区缺失患者的精子数目有进行性下降的趋势，应及早生育或冷冻保存精子。

根据中华医学会男科学分会编撰的男性生殖相关基因检测专家共识，非梗阻性无精子症（non-obstructive azoospermia, NOA）、先天性双侧输精管缺如（congenital bilateral absence of vas deferens, CBAVD）、常染色体显性遗传多囊肾病（autosomal dominant polycystic kidney disease, ADPKD）、畸形精子症（teratozoospermia）、性发育异常（disorders of sex development, DSD）、特发性低促性腺激素性性腺功能减退症（idiopathic hypogonadotropic hypogonadism, IHH）等常见疾病的相关基因推荐见表 2-6-1。

表 2-6-1　男性生殖相关基因检测列表

疾病	基因
非梗阻性无精子症（MDA）	NANOS1、SOHLH1、SYCE1、SYCP2、SYCP3、TEX11、MEIOB、TEX15、FANCM、TEXI4
先天性双侧输精管缺如（CBAVD）	CFTR、ADGRG2
常染色体显性多囊肾病（ADPKD）	PKD1、PKD2、GANAB
畸形精子症	
精子鞭毛多发形态异常（MMAF）	ZMYND10、DNAH1、CCDC39、DNAH5、RSPH9、RSPH4A、RSPH3、DNAAF5、DNAH11、LRRC6、DNAH、DNAJB13、DNAAF2、DNAL1、DNAAF4、DNAAF1、CCDC103、DNAI2、CCDC40、DNAAF3、C2lorf59、RSPH1、PIHID3、DNAH9、CFAP300、GASB、HYDIN
原发性纤毛运动障碍（PCD）	ZMYND10、DNAH1、CCDC39、DNAH5、RSPH9、RSPH4A、RSPH3、DNAAF5、DNAH11、LRRC6、DNA11、LRRC6、DNA11、DNAJB13、DNAAF2、DNAL1、DNAAF4、DNAAF1、CCDC103、DNA12、CCDC40、DNAAF3、C2lorf59、RSPH1、PIHID3、DNAH9、CFAP300、GAS8、HYDIN
大头多尾精症	AURKC
圆头精子症	PICK1、DPY19L2、SPATAI6
无头精子症	SUN5、PMFBP1、BRDT、TSGA10
46，XY 性发育异常	
性腺发育不全	SYR、NROB1、NR5A1、MAP3K1、DHH、SOX9
雄激素合成或功能紊乱	CYP11A1、CYP11B1、CYP17A1、CYP19A1、CYP21A2、HSD3B2、HSD17B3、SRD5A2、STAR、POR、AR
苗勒管永存综合征	AMH、AMHR2

疾病	基因
46，XX 性发育异常	
性腺发育不全	SRY、SOX9、SOX3、NR5A1
雄激素过多	DYP11B1、CYP19A1、CYP21A2、HSD3B2、POR
特发性低促性腺激素性性腺功能减退（IHH）	ANOS1、FGFR1、PROKR2、CHD7、FGF8、GNRHR、KISS1、WDR11、HST6ST1、SEMA3A、SPRY4、IL17RD、DUSP6、FGF17、FLRT3、FEZF1、LHB、FSHB、NDNF

由于男性不育遗传病因学极为复杂，涉及基因较多，且变异大多未经报道，我们主张使用 NGS 同时对多个相关基因进行检测，推荐使用 NGS panel 对以上推荐的致病基因进行变异检测。

第八节　男科手术（现开展）

（一）包皮环切术（一次性包皮切割吻合术）

1. 适应证　包皮过长、包茎。

（1）须完善术前检查：心电图、胸部 X 线片、肝肾功能、血尿便常规、乙肝五项、三抗体等；术前需停用阿司匹林、氯吡格雷、华法林、利血平、（复方剂血平氨苯蝶啶片）等药物 1 周，停用期间建议咨询相关科室，评估停药风险。

（2）手术可能风险：麻醉意外、出血、疼痛、感染、伤口愈合延迟、包皮水肿、血肿、包皮切除过多或过少，延迟及根据术中情况，改变手术方式可能等。

2. 手术名称　包皮环切术（一次性包皮切割吻合术）。

3. 手术记录　患者取平卧位，常规消毒、铺巾，术者、护士、患者共同核对患者姓名、年龄、身份证号。手术部位、手术名称及麻醉方式确认无误后，1% 利多卡因 + 布比卡因阴茎根部阻滞麻醉。

麻醉满意后，用 3 把纹式钳在包皮外口 2/6/10 点处钳夹提起（如存在包茎：12 点处因包皮外口狭窄，纵行切开一小口，以便打开包皮），放入钟形龟头座，然后放入吻合器，调制合适的长度切除吻合。

取下吻合器，纱布适当加压包扎，再用弹力绷带适当加压包扎，手术顺利，出血约 1ml。麻醉满意，患者生命体征平稳，术毕患者清醒，安返病房。

（二）显微镜下精索静脉结扎术

1. 适应证　成年精索静脉曲张患者手术的常见适应证包括精索静脉曲张伴不育或症状性精索静脉曲张（如疼痛）。尝试妊娠的夫妇如符合以下所有标准，男方精索静脉曲张也应接受治疗：①精索静脉曲张可触及；②男方有一项或多项精液参数或精子功能异常；③夫妇明确不孕不育；④女方具有正常生育力或可纠正的不孕症。精索静脉曲张患者出现睾丸疼痛或雄激素缺乏症状，若无其他病因，也接受手术治疗。精索静脉曲张同侧睾丸体积减小，是判断青少年精索静脉曲张患者是否有手术必要的首要标准。

（1）须完善术前检查：心电图、胸部 X 线片、肝肾功能、血尿便常规、乙肝五项、三抗体等；术前需停用阿司匹林、氯吡格雷、华法林、利血平、北京降压 0 号等药物 1 周，停用期间建议咨询相关科室，评估停药风险。

（2）手术可能风险：麻醉意外、出血、疼痛、感染、伤口愈合延迟及根据术中情况，改变手术方式可能等。

2. 手术名称　显微镜下精索静脉结扎术。

3. 手术记录　术前术者、麻醉师、巡回护士核对患者信息、麻醉方式、手术部位、手术名称无误后，开始实施麻醉。麻醉成功后，患者取平卧位，术区常规消毒、铺无菌巾。切皮前再次三方核对。取左侧外环口下横形切口，依次切开皮肤、皮下，钝性游离精索，两端使用橡皮条适度牵拉固定。显微镜拉入术野，显微镜下纵行剪开精索被膜，钝性分离输精管，橡皮条牵拉予以保护。钝性分离精索内血管鞘，寻找精索内血管，发现精索内数支增粗的静脉血管，仔细分离后予以结扎，保留精索内动脉、淋巴管。检查创面，彻底止血，阴囊底部留置引流条一根。清点器械无误后逐层缝合切口。手术顺利，术中出血约××ml，未输血，输液××ml。麻醉满意，患者生命体征平稳，术毕患者清醒，安返病房。

（三）腹腔镜精索静脉高位结扎术

1. 适应证　同显微镜下精索静脉结扎术。

（1）须完善术前检查：心电图、胸部 X 线片、肝肾功能、血尿便常规、乙肝五项、三抗体等；术前需停用阿司匹林、氯吡格雷、华法林、利血平、北京降压 0 号等药物 1 周，停用期间建议咨询相关科室，评估停药风险。

（2）手术可能风险：麻醉意外、出血、疼痛、感染、伤口愈合延迟、周围器官损伤及根据术中情况，改变手术方式可能等。

2. 手术名称　腹腔镜精索静脉高位结扎术。

3. 手术记录（模板）　麻醉成功后，患者取仰卧位，常规消毒、铺巾。在脐下缘弧形切开皮肤约 1.0cm，脐两侧用巾钳提起皮肤，插入气腹针建立气腹（约 12mmHg）。穿刺入 10mm Trocar，进镜观察，未见明显异常。在腹腔镜观察下，于两侧髂前上棘与脐连线中外 1/3 处切开皮肤，约 5mm，分别进 5mm Trocar 各 1 个，先于右腹股沟内环上方 2cm 处剪开腹膜，钝性分离右侧精索静脉，引入 1 号线并行结扎。同法处理左侧精索静脉。观察腹腔内无活动性出血，撤除器械，清点器械纱布无误后，缝合关闭各穿刺孔。手术顺利，术中出血约 ××ml，未输血，输液 ××ml。麻醉满意，患者生命体征平稳，术毕患者清醒，安返病房。

（四）显微镜下输精管附睾管吻合术

1. 适应证　梗阻部位在附睾的梗阻性无精子症。

（1）须完善术前检查：心电图、胸部 X 线片、肝肾功能、血尿便常规、乙肝五项、三抗体等；术前需停用阿司匹林、氯吡格雷、华法林、利血平、北京降压 0 号等药物 1 周，停用期间建议咨询相关科室，评估停药风险。

（2）手术可能风险：麻醉意外、出血、疼痛、感染、伤口愈合延迟及根据术中情况，改变手术方式可能等。

2. 手术名称　显微镜下输精管附睾管吻合术。

3. 手术记录　麻醉满意后，患者取仰卧位，常规消毒铺巾。术中导入 16F 的 Foley 尿管。取

阴囊正中纵切口长约 4cm，依次切开皮肤、肉膜、精索外筋膜等各层直至打开鞘膜，挤出左侧睾丸、附睾、睾丸白膜与鞘膜粘连严重，未见明显间隙。仔细检查左侧睾丸大小基本正常，质地可，附睾形态饱满。精索内游离出输精管至靠近附睾尾端，注意保护伴行血管，显微镜下靠近输精管曲部垂直横行切开输精管显露管腔，向远端输精管推注生理盐水感觉阻力大，近端输精管抽吸液镜检可见少量无头精子，考虑附睾梗阻并发远端梗阻可能，向远端输精管探查至外环口下方可触及输精管结节，结节远端套管针穿刺入输精管推注生理盐水无明显阻力，注入亚甲蓝稀释液，可见尿管蓝染。挤压睾丸附睾，未见睾丸侧输精管断端溢出精液。游离输精管远端。引输精管至附睾旁，于显微镜下在附睾体部选择好的附睾段，钝性分开附睾被膜，游离并选择饱满的附睾管，再用 8-0 号血管缝合线固定输精管肌层和附睾被膜 1 针。用 2 根 10-0 号单针血管缝线先外进内出缝合输精管，再平行地纵行缝合附睾管，不出针，用动脉切开刀纵行切开附睾管，可见少量透明液体间断溢出。用无菌载玻片滴少许附睾液于 400 倍显微镜下观察，未见精子。继续探查左侧附睾头部，同法显露附睾头部附睾管，再用 8-0 号血管缝合线固定输精管肌层和附睾被膜 1 针。用 2 根 10-0 号单针血管缝线先外进内出缝合输精管，再平行地纵行缝合附睾管，不出针，用动脉切开刀纵行切开附睾管，可见少量乳白色液体间断溢出。用无菌载玻片滴少许附睾液于 400 倍显微镜下观察，可见很多精子，形态尚可，有活动。拔除 10-0 针后分别间隔 90° 方向内进外出缝合输精管远端肌层 2 针，注意勿扭曲和交叉。用 8-0 号血管缝线将输精管肌层附睾被膜并打结。再将 2 根 10-0 号带针线分别打结，注意勿扭曲或交叉。用 8-0 号缝合线将输精管肌层和附睾被膜间断缝合减张固定约 8 针直至严密。还纳左侧睾丸、附睾。间断缝合睾丸鞘膜。

依次切开右侧精索外筋膜等各层直至打开鞘膜，挤出右侧睾丸、附睾、睾丸白膜与鞘膜粘连严重，未见明显间隙。仔细检查左侧睾丸大小基本正常，质地可，附睾形态饱满。精索内游离出输精管至靠近附睾尾端，注意保护伴行血管，显微镜下靠近输精管曲部向远端穿刺置入套管针，向

输精管远端注入亚甲蓝稀释液，推注无阻力，可见尿管蓝染。垂直横断输精管，挤压睾丸附睾，未见睾丸侧输精管断端溢出精液。引输精管至附睾旁，于显微镜下在附睾体部选择好的附睾段，剪开附睾被膜，游离并选择饱满的附睾管，用 8-0 号血管缝合线固定输精管肌层和附睾被膜 1 针。用 2 根 10-0 号单针血管缝线外进内出先缝入输精管，再平行地纵行缝合附睾管，不出针，用刀纵行切开附睾管，可见大量乳白色液体持续溢出。用无菌载玻片滴少许附睾液于 400 倍显微镜下观察，可见大量精子，可活动。拔除 10-0 针后分别将间隔 90°方向缝合标记好的另外两点的输精管远端肌层 2 针，注意勿扭曲和交叉。用 8-0 号血管缝线将输精管肌层附睾被膜并打结。再将两根 10-0 号带针线分别打结，注意勿扭曲或交叉。用 8-0 号缝合线将输精管肌层和附睾被膜间断缝合减张固定约 8 针直至严密。还纳左侧睾丸、附睾。间断缝合睾丸鞘膜。

双侧阴囊内分别留置引流条，依次缝合阴囊肉膜及皮肤。伤口加压包扎。

（五）显微睾丸切开取精术

1. 适应证　各种非梗阻性无精子症，尤其克氏征，隐睾睾丸下降固定术后，Y 染色体 AZF C 区缺失（除外 Y 染色体 AZF a、b 或 a+b 完全缺失）等。

（1）须完善术前检查：心电图、胸部 X 线片、肝肾功能、血尿便常规、乙肝五项、三抗体等；术前需停用阿司匹林、氯吡格雷、华法林、利血平、北京降压 0 号等药物 1 周，停用期间建议咨询相关科室，评估停药风险。

（2）手术可能风险：麻醉意外、出血、疼痛、感染、伤口愈合延迟及根据术中情况，改变手术方式可能等。

2. 手术名称　显微睾丸切开取精术。

3. 手术记录　麻醉满意后，患者取仰卧位，常规消毒、铺巾。取阴囊正中纵切口，长约 2cm，依次切开皮肤、肉膜、鞘膜，挤出左侧睾丸、附睾，睾丸大小容积约 6ml。将手术显微镜拉入视野，沿睾丸赤道横行切开白膜，切 3/4 周。使用蚊式钳夹住白膜边缘，分开睾丸实质，使用示指顶出睾丸实质。镜下见生精小管纤细，形态较差，在睾丸中上极处可见一小团发育较好的曲细精管，取出后放在保存液中，IVF 实验室在高倍显微镜下撕开

生精小管，寻找可见精子。使用双极电凝彻底止血，使用 4-0 可吸收带针线连续缝合睾丸白膜，缝闭鞘膜腔后还纳左侧睾丸、附睾。间断缝合肉膜，碘伏消毒切口后褥式缝合关闭切口，敷贴加压包扎。手术顺利，未输血，输液 ××ml，患者清醒后安返病房。

附 2-6-1：睾丸穿刺流程

1. 将睾丸活检的必要性及可能出现的并发症（感染、出血、疼痛、性功能障碍、未见精子等）告知患者，患者同意穿刺并签署知情同意书。

2. 告知患者：穿刺术后 3 天内禁止洗浴，7 天内禁止同房。

3. 右侧睾丸活检记录：患者取平卧位，常规消毒铺巾，左手固定患者右侧睾丸（优先穿刺右侧），并绷紧右侧睾丸皮肤，以 2% 利多卡因 1ml 麻醉，容药针头穿刺进入睾丸实质，从右侧睾丸抽吸出适量曲细精管。显微镜下研碎标本可见 / 未见精子，穿刺顺利，患者无不适，穿刺孔加压包扎。与巡回护士共同将剩余的 2% 利多卡因 4ml 倒入黄色垃圾袋，安瓿置入利器盒。

4. 术后，患者须按压右侧睾丸穿刺孔约 20min，观察患者有无阴囊血肿及穿刺孔渗血。嘱患者如有不适及时就诊。

5. 如睾丸穿刺活检未发现精子，告知患者可行显微睾丸切开取精术，或直接 AID；如发现精子可行 ICSI（mTESE-ICSI）。

附 2-6-2：辅助生殖技术（ART）治疗中患者取精困难等突发情况应急预案

1. 目的　有效地防范及处理在辅助生殖技术（ART）治疗过程当中男方出现的各种突发情况（取精困难、取卵日未获取可用精子、取精过程中晕厥、包皮嵌顿等突发情况、各种原因导致男方无法到医院取精等），从而保障夫精人工授精助孕（AIH）及体外受精 - 胚胎移植（IVF-ET）的正常进程。

2. 范围　实施辅助生殖技术治疗的患者夫妇。

3. 定义

（1）虽然大多数男性都可以通过手淫取精，但临床上还有一部分取精困难者，该类人群大多表现为心理压力比较大，焦虑、恐惧、躯体不适。此阶段发生射精障碍后导致心理压力再次增大，

如此恶性循环，对再次取精更加不利。

（2）行 mTESE-ICSI 的夫妇，男方在显微睾丸切开取精手术中仍未获得精子。

（3）取精过程中，个别患者因心理过度紧张、过分用力手淫而发生晕厥、包皮水肿嵌顿等突发情况。

（4）由于各种意外、突发情况发生，导致男方无法在取卵日到医院取精。

（5）取精困难应急流程（图 2-6-5）

1）对反复发生手淫取精困难及突发性取精困难患者病因进行器质性和心理性原因评估，诸如有无糖尿病、高血压、生殖器官损伤病史及精神紧张；进行病因治疗，并让患者休息及心理治疗，耐心询问患者的不适，针对患者取精的恐惧及对辅助生殖技术的无知等问题进行心理调节，缓解患者精神压力。

2）若无效，对反复手淫取精困难提前进行精液冷冻或者取卵日提前一天取精。

3）如取精失败或突发性取精困难应用西地那非等药物排精。

4）若无效，应用按摩器辅助取精。

5）若以上方法无效，则选择按摩患者精囊收集患者前列腺液可选择 IVF 或 ICSI 治疗。

6）如果上述方法都失败，则选择附睾、输精管或者睾丸取精行 ICSI 治疗。

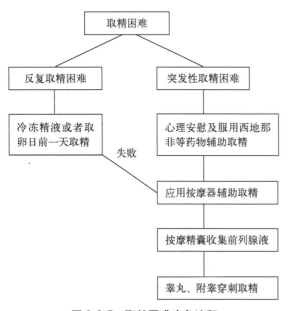

图 2-6-5　取精困难应急流程

行 mTESE-ICSI 的夫妇，男方在显微睾丸切开取精手术中仍未获得精子，按照患者夫妇进入周期时预约的精子进行受精助孕，签署病程。

取精过程中，个别患者因心理过度紧张、过分用力手淫而发生晕厥、包皮水肿嵌顿等突发情况。晕厥的患者，即刻搬运到安静、空气流通好的空间，给予补液、吸氧等支持治疗，一般可迅速缓解。发生包皮嵌顿，可行手法复位，手法复位困难者可行手术治疗。

由于各种意外、突发情况发生，导致男方无法在取卵日到医院取精的，夫妇沟通后，如需冻存，须签署卵子冻存知情同意书（传真至男方手签）；如放弃，签署放弃卵子知情同意书（传真至男方手签）。

第九节　　不明原因不孕症的诊治

不明原因不孕症（unexplained infertility，UI）是一种生育力低下的状态，应用目前的常规基本不孕评估检查手段无法确定可能的不孕病因，不孕状态可能是暂时生育延后，或是永久性不孕。不明原因不孕症是诊断学的术语，不孕症夫妇须通过临床检查方能做出诊断，其诊断依赖于各种检查的范围和精确度。目前无足够的研究证据显示我国不明原因不孕症的发病率。UI 的诊断目前是一种排除性诊断，在诊断 UI 之前，夫妇应进行精液分析、排卵评估和影像学检查评估输卵管和子宫因素。对于 UI 的诊治，临床医师应当遵循个体化原则，结合临床经验，进行评估和治疗。治疗策略需考虑患者个体的特征，如年龄、不孕年限、治疗史、治疗效果、副作用、生育需求迫切性和治疗成本。但 UI 并非没有原因，未来应该进一步对不明原因不孕可能的原因如卵巢、睾丸功能障碍、精子和卵母细胞质量、输卵管运输缺陷、子宫内膜容受性、种植失败、子宫内膜异位症等进行广泛的研究。相信随着科学研究的深入，实验室检测技术的进步，UI 潜在影响因素的具体内容将不断被揭示，UI 的诊断依据将更充分。未来将会给不育不孕夫妇尤其是 UI 夫妇提供更有效的治疗方案。

不明原因不孕症的定义：有规律、未避孕性生活1年以上，通过不孕症三项常规评估(精液分析、子宫输卵管通畅度、排卵监测)仍未能发现明显不孕原因的不孕状态。UI 是一种生育能力低下的状态，属于排除性诊断。

【诊断】

（1）UI 诊断标准：通过不孕症三项标准基本评估检查（精液分析、输卵管通畅度检查、排卵监测评估）仍未能找到具体的不孕因素，可诊断 UI。

1）男性不育的基本评估：进行 ≥ 2 次精液检查，其中精液分析方法和结果评价参考《世界卫生组织人类精液检验与处理实验室手册》第 5 版；不推荐性交后试验为不孕不育夫妇的基本评估检查。

2）女性不孕的评估：子宫输卵管通畅度检查：首选 X 线下子宫输卵管造影（HSG）；可推荐超声下子宫输卵管造影；不建议诊断性腹腔镜下通液检查作为 UI 诊断的常规检查；如果不孕妇女有盆腹腔疾病史（如盆腔炎，异位妊娠史或子宫内膜异位症的症状、体征等）可考虑进行诊断性腹腔镜检查。

3）评估排卵及卵巢储备功能：B 超监测卵泡发育；黄体中期孕酮测定（≥ 3ng/ml）；尿 LH 监测；月经规则的女性，有排卵的可能性大，不用基础体温、子宫内膜活检评估排卵。

年龄 ≥ 35 岁的女性，可尽早进行卵巢储备功能的评估，包括基础性激素、AMH、超声监测基础卵巢窦卵泡数等。

4）诊断性腹腔镜在 UI 诊断中应用的指征：如对阑尾炎，慢性盆腔炎，异位妊娠史或子宫内膜异位症的症状、体征等 UI 患者可推荐进行诊断性腹腔镜评估检查；对于不孕年限长（> 3 年），影像学检查未提示明显异常，可以考虑行腹腔镜评估检查。

（2）不孕（育）症的基本评估检查不包括免疫因素筛查。

【治疗】

应根据 UI 夫妇年龄、不孕年限、生育需求的迫切性等因素给 UI 患者制订个性化的、恰当的治疗建议。可分为两大类：保守治疗（即期待治疗）和积极治疗。积极治疗包括腹腔镜、诱发排卵（ovulation induction，OI）联合或不联合宫腔内人工授精、体外受精 - 胚胎移植。

（1）UI 期待治疗：①年龄 < 35 岁的不明原因不孕女性（不孕评估检查无卵巢功能减退证据），不孕年限 ≤ 2 年，可先选择期待治疗 6 ～ 12 个月；如在期待治疗后仍未孕，可考虑行积极治疗（OI 或 OI+IUI、IVF-ET 治疗或腹腔镜检查治疗）。②年龄 > 35 岁、不孕年限 > 3 年的 UI 夫妇不进行期待治疗。

（2）积极治疗

1）腹腔镜手术：不推荐 UI 患者常规进行腹腔镜检查 / 治疗，有条件推荐行腹腔镜检查 / 治疗（如怀疑 I / II 期子宫内膜异位症患者，或者有盆腔粘连危险因素的患者可考虑行腹腔镜检查 / 治疗）。

在腹腔镜手术前应考虑尝试促排卵 + 适时性交治疗 3 ～ 6 周期。

2）IUI 治疗

UI 患者 IUI 指征：年龄 < 35 岁且不孕年限 > 2 年，或年龄 35 ～ 39 岁可行 OI+IUI 治疗 3 ～ 6 个周期，对于 > 40 岁 UI 患者，可考虑尝试 OI+IUI 治疗 3 个周期。如果仍不孕，可考虑转 IVF-ET 助孕。不推荐 UI 患者单独口服卵巢刺激药物（如 CC、阿那曲唑、来曲唑）治疗。

3）体外受精 / 卵胞质内单精子注射助孕治疗。

UI 患者 IVF-ET 指征：可推荐 < 35 岁 UI 患者经过期待治疗 6 ～ 12 个月以及 OI+IUI 3 ～ 6 个周期治疗仍未受孕 的可考虑进行 IVF-ET 助孕。

对于 35 ～ 39 岁不孕年限较长（> 3 年）的 UI 患者也可以考虑直接行 IVF-ET 助孕。

对于 > 40 岁 UI 患者，可考虑尝试 OI+IUI 治疗 3 个周期，如不孕行 IVF-ET 助孕。

第一节 夫精人工授精操作常规

一、夫精人工授精定义

夫精人工授精（artificial insemination with husband sperm，AIH）是指将处理后的丈夫的精液或精子在恰当时机注入女性生殖道内，以期待精卵相遇受精，进而妊娠生育的一种不孕症治疗技术。

二、AIH 适应证

1. 男性因轻度少精、弱精，精液液化异常，性功能障碍，生殖器畸形等不育。

2. 女性因宫颈因素异常而不孕。

3. 生殖道畸形及心理因素导致性交不能而不孕不育。

4. 原因不明不孕不育。

5. 排卵障碍。

6. 轻度子宫内膜异位症手术治疗后未孕者。

三、AIH 禁忌证

1. 女方因输卵管因素造成的精子和卵子结合障碍。

2. 男女任何一方患有严重的精神疾病、泌尿生殖系统急性感染、性传播疾病感染活动期。

3. 患有《中华人民共和国母婴保健法》规定的不宜生育且目前无法进行产前诊断或胚胎植入前遗传学诊断的遗传性疾病。

4. 任何一方具有吸毒等严重不良嗜好。

5. 双方之一接触致畸量的射线、毒物、药物并处于作用期。

6. 女方子宫不具备妊娠功能或严重躯体疾病不能承受妊娠。

四、AIH 术前准备等

不孕症夫妇在行 AIH 治疗之前，必须完成系统的不孕症检查以及常规体格检查，以排除不能耐受促排卵及妊娠的内、外科疾病及肿瘤等，确认患者具备恰当的适应证而无禁忌证，由门诊专家组开具相关如下化验检查，交代助孕有关事项，如适应证、成功率、并发症。

（一）女方

子宫输卵管造影术或腹腔镜等手术确认输卵管通畅后，符合 AIH 适应证，排除 AIH 禁忌证后方可进行如下检查。

1. *病史评估* 不孕史及既往治疗情况、月经史、生育史、避孕史、既往内外科疾病及手术史、药敏史、家族史、职业及环境暴露史、烟酒或成瘾药物不良嗜好等。

2. *体格检查* 身高、体重、血压、脉搏、甲状腺与乳腺查体、雄激素过高体征、妇科等检查。

3. *辅助检查*

（1）B 超检查：了解子宫、卵巢、输卵管情况，有无肿瘤，有无卵巢非赘生性囊肿，有无输卵管积水、卵巢的位置及窦卵泡数量，必要时行乳腺、甲状腺超声检查。

（2）阴道分泌物检查：白带常规，必要时行衣原体、支原体、淋球菌培养和药敏试验。

（3）宫颈涂片：薄层液基细胞学检查（thin-prep cytology test，TCT）。

（4）心电图。

（5）常规化验检查：ABO 血型、Rh 血型、血常规、红细胞沉降率、尿常规、凝血功能、肝肾功能、空腹血糖、乙肝五项、血三抗（梅毒抗体、丙肝抗体、艾滋病抗体）、TORCH-IgM、生殖内分泌检查、AMH、INS、甲状腺功能。

（二）男方

1. 病史评估　性发育史（包括睾丸下降情况、青春期发育情况等）、性生活史、既往疾病及外科手术史、腮腺炎性睾丸炎、性传播疾病及泌尿生殖道感染史、药物及环境暴露史等。

2. 体格检查　身高、体重、血压、脉搏、外生殖器等检查。

3. 辅助检查

（1）B 超检查：了解睾丸、附睾、前列腺等情况，有无肿瘤，有无囊肿等。

（2）精液检查：术前常规精液检查 2～3 次，必要时行淋球菌、衣原体、支原体培养和药敏、抗精子抗体（精浆中）；按《WHO 人类精液检查与处理实验室手册》（第 5 版）实施。

（3）常规化验检查：ABO 血型、Rh 血型、乙肝五项、血三抗（梅毒抗体、丙肝抗体、艾滋病抗体）。

（三）男女双方检查

自愿选择乳腺（女方）、甲状腺、肝、肾、脾脏等超声检查及胸透等常规查体项目。

如有下列情况推荐进行夫妇染色体检测：有习惯性流产、死胎、死产等不良孕产史，出生过畸形、智力低下或者染色体病患儿，原发不孕 3 年以上。

（四）告知治疗程序

1. 查验证件录入信息　护理组查验患者夫妇身份证、结婚证原件并收取复印件存入病历档案、编号、信息录入。

2. 核对化验单知情建档　临床病历组核对化验单是否齐全、再次核对有无异常，书写助孕病历，再次向患者夫妇交代人工授精的成功率及可能的并发症，签署相关知情同意书，建立病历档案。

（五）AIH 授精方式

宫腔内人工授精（intrauterine insemination，IUI）是目前常用的且成功率较高的 AIH 授精方式。

五、AIH 操作程序

1. 工作人员在人工授精操作前应作以下准备

（1）护理人员核对患者夫妇身份证、结婚证原件。

（2）临床医师核对术前准备的各项检测结果是否正常、齐全（临床检测 1 年内有效）。

（3）临床医师核对患者是否签署知情同意书。

（4）临床医师书写人工授精病历。

（5）临床医师根据夫妻双方情况确定卵泡生长方案、授精方式及时间。

2. 排卵的确定及促排卵用药

（1）自然周期（有规律的月经周期）：自然周期排卵的确定可根据患者的月经周期、宫颈黏液评分、结合血或尿 LH 水平及阴道 B 超监测卵泡发育来判定。

1）月经周期：年龄 15～44 岁的女性，正常月经周期为 21～35 天，平均月经周期为 28 天。当月经周期为 28 天时，排卵发生于 13～15 天。一般月经（10±2）天来院行 B 超检查卵泡发育情况。

2）血 LH 水平的测定：LH 测定从卵泡发育≥14mm 开始每天或者隔日测定，自然周期血 LH 峰出现后 24～36h 排卵，尿 LH 峰后 12～24h 排卵。使用药物促卵泡生长时，应同时测 E2 水平。

3）超声监测：可动态直观地监测卵泡的生长发育和排卵情况，一般月经（10±2）天来院行 B 超检查卵泡发育情况。一般卵泡≥14mm 为优势卵泡，需要每天监测。排卵通常发生在卵泡直径达 18～25mm 时，排卵前，卵泡位于卵巢表面，充满液体，内壁薄而清晰，张力明显，向外突出，已排卵的超声波表现为成熟卵泡骤然消失或成熟卵泡明显缩小且卵泡内透声减弱，直肠子宫陷凹出现液体积聚。

综合上述排卵检测法，应在排卵前和（或）后 24h 内行人工授精。

（2）药物诱导卵泡生长周期：促排卵药物的适应证和禁忌证

1）AIH 中促排卵药物适应证：PCOS、月经稀发、下丘脑垂体功能性低下、卵泡发育不良、黄体功能不全、子宫内膜异位症（Ⅰ/Ⅱ期）、原因不明性不孕、一侧输卵管通畅而另一侧输卵管阻塞或通而不畅、两次自然周期 AIH 失败等。

2）促排卵药物慎用于以下情况：原发或继发性卵巢功能衰竭、原因不明的阴道出血或子宫内膜增生、已知或怀疑患有性激素相关的恶性肿瘤、血栓栓塞史或血栓形成倾向、对超促排卵药物过敏或不能耐受。

3）促排卵药物禁用于以下情况：有严重的精神疾病，泌尿生殖系统急性感染，性传播疾病，具有吸毒等严重不良嗜好，接触致畸量的射线、毒物、药品并处于作用期，子宫不具备妊娠功能或严重躯体疾病不能承受妊娠。

（3）用药方案：枸橼酸氯米芬（CC）、来曲唑（LE）、LE/CC + HMG、Gn 小剂量递增方案。

1）CC 自月经周期第 2 ～ 6 日开始，推荐起始剂量为 50mg/d，连用 5 天；如卵巢无反应，逐渐增加剂量（递增剂量 50mg/d），最大剂量为 150mg/d。其他用法：单用 CC 诱发排卵失败时，建议根据患者情况应用 CC 合并外源性 Gn 或二甲双胍来诱发排卵。

2）LE 自月经第 2 ～ 6 天开始使用，推荐起始剂量为 2.5mg/d，连用 5 天；如卵巢无反应，逐渐增加剂量（递增剂量 2.5mg/d），最大剂量为 7.5mg/d；其他用法：LE 可合并 Gn，增加卵巢对 Gn 敏感度，降低 Gn 用量。

3）Gn 包括 uHMG、rFSH、rLH、hCG 等。自月经周期第 2 ～ 6 天开始．推荐 HMG 或 FSH 起始剂量不超过 75U/d，隔日或每日肌内注射；应用 7 ～ 14 天卵巢无反应，逐渐增加剂量（递增剂量为原剂量 50% 或 100%），如有优势卵泡发育，保持该剂量不变，如应用 7 天仍无优势卵泡，继续递增剂量，最大应用剂量为 225U/d。其他用法：Gn 可合并 LE 或 CC 使用，增加卵巢对 Gn 的敏感度，降低 Gn 用量。rLH 可以应用于低 Gn、卵巢反应迟缓、年龄较大的患者，配合其他 Gn 诱导排卵。hCG 一般用于对成熟卵泡的触发排卵，5000 ～ 10 000U 注射，模拟内源性 LH 峰值，可预测排卵时间。

（4）应用促排卵药物的注意事项：世界卫生组织的 I 型排卵障碍患者不宜适用 CC/LE 促排卵，诱导排卵时有 > 3 枚优势卵泡，建议取消周期治疗，避免 OHSS 及多胎的发生；用药前充分告知用药风险，签署促排卵药物应用知情同意书，保证用药安全，严防多胎妊娠发生。

（5）卵泡发育监测和人工授精时机：在排卵前 48 小时至排卵后 12 小时均可进行人工授精。

1）月经周期 10 ～ 12 天来院超声监测卵泡发育，若卵泡直径≥ 12mm，则进行 2 ～ 3 天 B 超结合 LH 监测卵泡。嘱男方手淫法排精 1 次。卵泡直径≥ 14mm 时，每日 B 超监测和 LH 直至排卵。

2）若卵泡直径达 18 ～ 20mm，尿 LH 阳性者或者血 LH ≥ 60U/L，可注射或不注射 hCG 5000 ～

10 000U，当天下午或次日行 AIH；若尿 LH 阴性者，当天晚上 10 时注射 hCG 5000 ～ 10 000U，次日上午行 IUI。AIH 后第 1 天，B 超检查排卵情况，若排卵可以考虑第 2 次 AIH。

3. 宫腔内人工授精操作步骤

（1）核对患者信息后，术前排空膀胱，患者取膀胱截石位。

（2）用生理盐水清洗外阴、阴道，常规铺巾，阴道窥器暴露宫颈，拭净宫颈分泌物。

（3）精液处理（详见实验室精液处理部分）。

（4）用人工授精导管抽吸洗涤优化后的 0.3 ～ 0.5ml 精子悬液，自宫颈口缓慢进入宫腔，达宫颈内口上方 2 ～ 3cm 处缓慢注入精子悬液。停留 1min 后退出人工授精导管。

4. 黄体支持

（1）黄体酮：黄体功能不足者，AIH 后可肌内注射黄体酮 20 ～ 40mg/d，或使用口服黄体酮胶囊 150mg，2 次 / 天或地屈孕酮 20mg，2 次 / 天，从排卵后 AIH 日开始，连续 16 天，验血或尿 hCG，妊娠后继续使用至孕 8 ～ 10 周逐渐减量停药。

（2）hCG：AIH 后可用 hCG 进行黄体支持，2000U/ 次，从 AIH 日开始每 2 天肌内注射 1 次，共 3 次。

（3）天然雌激素：对于自然周期排卵前雌激素水平较低或子宫内膜厚度不足 8mm 者可适量补充天然雌激素补佳乐（2 ～ 4mg/d）。

5. 妊娠确定及随访

（1）AIH 后第 16 天，测尿或血 hCG 诊断生化妊娠，继续黄体支持。

（2）AIH 后 35 天左右 B 超确定临床妊娠，检查胎儿数、胎心搏动及胚胎着床部位，及早发现异位妊娠、宫内合并异位妊娠和多胎妊娠，3 胎或 3 胎以上者必须接受多胎减灭。以后每隔 2 ～ 3 周随访 1 次，指导保胎用药，直至妊娠 3 个月。建立围生期健康检查卡。对子代发生遗传病高危倾向孕妇进行遗传病筛查。

（3）妊娠中期随访：按产科要求定期检查，必要时进行羊水穿刺，对子代进行染色体病筛查。统计继续妊娠率。

（4）妊娠晚期随访：对母亲妊娠并发症、合并症和分娩情况随访，新生儿出生缺陷登记。

按随访结果统计临床妊娠率、流产率、异位

妊娠率、多胎妊娠率、活产率、早产率、足月产率和畸形率，以及孕、产期母亲并发症。

六、AIH 并发症及处理

1. OHSS　使用促排卵药物时应严格控制 Gn 剂量，多个优势卵泡发育时建议取消治疗。轻中度 OHSS 可院外观察，重度 OHSS 应住院治疗。

2. 多胎妊娠　严格控制 Gn 剂量，避免多卵泡发育，优势卵泡 > 3 个，建议取消手术，发生双胎及双胎以上妊娠者，应实施减胎术。

3. 盆腔感染　盆腔感染较少见。为了预防因人工授精而导致的感染，进行人工授精时应注意以下几点：患者生殖道感染的急性期不可行人工授精；在操作中应尽量避免将阴道、宫颈分泌物带入宫腔，尽量减少插管次数，IUI 导管的选择不可过硬，避免损伤患者的阴道及子宫。酌情使用抗生素。

4. 卵巢扭转　一旦确诊应立即住院治疗，必要时手术。若妊娠后发生卵巢扭转，手术后应注意保胎。

5. 异位妊娠　多数是因为接受人工授精的患者存在输卵管通而不畅、子宫内膜异位症、内分泌环境异常等因素所致，而非人工授精操作所引起。IUI 术后 14 天 hCG 值低的患者需要警惕异位妊娠发生可能，出现剧烈腹痛需及时就诊。

6. 腹痛　术中腹痛一般系宫颈牵扯或精液注入速度过快导致，一般在操作停止后，腹痛自行缓解。极少数发生剧烈腹痛者，可给予阿托品 0.5mg 肌内注射，密切观察，根据病情变化再行下一步诊治。

七、AIH 注意事项

1. 药物诱导卵泡生长时应根据患者年龄、体重、病史及卵巢储备状况，选择个体化用药方案，避免 OHSS 及多胎妊娠的发生。

2. 在精液采集、精液处理及人工授精过程中均要求严格核对患者夫妇身份，并在 AIH 前由护士协助留取夫妇血斑及丈夫精斑保存（血斑与精斑均留取指纹）。

（1）严格无菌无毒操作，以免感染。

（2）操作稳、准、轻，减少插管次数，避免出血和损伤。

（3）人工授精时应控制注入精液量和速度，注入宫腔的量一般不超过 0.5ml。

（4）注入宫腔的精液必须经过洗涤处理，未经洗涤的精液严禁注入宫腔。

第二节　供精人工授精操作常规

供精人工授精（artificial insemination by donor, AID）是指使用精子库中的精子帮助怀孕的一种治疗方法。精子来源于经国家批准运行的人类精子库而非接受助孕治疗夫妇中的丈夫，治疗过程要严格遵循人类精子库的伦理原则。

（一）AID 适应证

1. 绝对适应证

（1）不可逆的无精子症：包括不可逆的梗阻性无精子症、睾丸生精功能障碍性无精子症、无精子症。

1）不可逆的梗阻性无精子症：炎症后输精管梗阻、先天性输精道梗阻、其他原因引起的输精管道梗阻，经系统的内科、外科治疗不能恢复精子排出，以及无法实施手术者，经 TESA 穿刺治疗取精未见精子者，可称为不可逆的梗阻性无精子症。

2）睾丸生精功能障碍性无精子症：先天性睾丸发育不良、隐睾、染色体异常、损伤、炎症引起睾丸萎缩、药物、射线、变态反应、高促性腺性疾病等可使睾丸丧失生精功能，称为睾丸生精功能障碍性无精子症。

3）无精子症：指射出的精液经离心沉淀后（一般使用 3000g 速度离心 15min），显微镜沉渣镜检多样本未发现精子者，需连续采集精液标本检测 3 次未发现精子（标本采集时间为禁欲 2 ～ 7 天，两次采集的间隔时间 > 7 天，但不超过 3 周），可以诊断为无精子症。

（2）男方和（或）家族有不宜生育的严重遗传性疾病：目前 PGT 技术无法解决的。

2. 相对适应证

（1）严重的少精子症、弱精子症和畸形精子症。

（2）输精管复通失败。

（3）射精障碍。

医务人员必须使患者知晓，通过卵胞质内单精子注射（ICSI）也可能使上述患者有自己血亲关系的后代，如果患者夫妇仍坚持放弃通过卵泡浆内单精子显微注射技术助孕的权益，则必须经医院伦理委员会讨论同意后，与其签署知情同意书后，采用供精人工授精技术助孕。

（二）AID 禁忌证

1. 女方患有生殖泌尿系统急性感染或性传播疾病。

2. 女方有严重的遗传、躯体疾病或精神心理疾病。

3. 女方接触致畸量的射线、毒物、药品并处于作用期。

4. 女方有吸毒等严重不良嗜好。

5. 经中心伦理委员会讨论不适合于接受供精治疗的。

指定传染病：是指《中华人民共和国传染病防治法》中规定的艾滋病、淋病、梅毒、麻风病，以及医学上认为影响结婚和生育的其他传染病。

有关精神病：是指精神分裂症、躁狂抑郁型精神病以及其他重型精神病。

技术实施条件：夫妇中女方至少一侧输卵管通畅，子宫具有承担足月妊娠的功能。

（三）AID 患者筛选

（1）由生殖科男科医师根据精液检查结果初筛 AID 患者，详细进行相关检查，明确诊断及是否符合 AID 适应证，初步决定是否进入 AID 治疗周期。

（2）对因男方和（或）家族中有严重不宜生育的遗传疾病，拟行供精人工授精的夫妇，应仔细询问男方的疾病史，家族史，染色体核型检查情况，充分参考遗传咨询门诊的咨询意见，决定能否进行供精人工授精技术治疗。

（3）对涉及伦理问题的病案，应提交伦理委员会讨论，得到伦理委员会许可后方实施供精人工授精技术。

（4）对拟进行供精人工授精技术治疗的非遗传因素的不育男性需详细询问其生育史，药物使用史，腮腺炎史，外科手术史，外伤史以及生殖系统感染史，同时应完成以下化验和检查，以明确诊断：精液化验至少 3 次，精液中果糖的水平，血型、内分泌测定，生殖系统超声检查。染色体检查，必要时行相关基因检测、睾丸活检或附睾穿刺检查。

（四）准备工作

1. 具有实施供精人工授精技术适应证的夫妇，门诊医师需要夫妇双方同时就诊，详细询问不孕不育病史，进行相关检查，查看既往检查结果，书写门诊病历，明确诊断，严格掌握手术适应证。

在其就诊时，应充分了解其生育史、月经史、妇科手术史、家族史，全面体格检查、妇科检查、阴道 B 超来了解子宫内膜及卵巢情况、了解卵巢排卵功能、进行卵巢储备评估和相关辅助检查。尤其是以往有不良生育史的妇女，常规行染色体检查，并且完成以下化验检查：

（1）血型、女性基础内分泌、AMH、染色体检查、传染性疾病筛查、乙肝五项、丙肝抗原抗体、性传播疾病检查、HIV 抗体、梅毒血清筛查、支原体、衣原体、淋球菌检查、生殖器官常规的超声检查、术前常规进行输卵管造影检查等。以上化验检查，如有异常请相关科室会诊并治疗。

（2）护理组保留夫妇有效身份证明、户口簿、结婚证复印件并审验原件，AID 登记。

（3）患者夫妇签署《供精精液体貌卡知情同意书》和 AID 相关知情同意书，选择供精精液体貌卡，预约 AID 精液。

（4）精子的提取由精子管理员、实验室人员及护士三者按照手术通知单及精子预约单核对精子编号和血型后提取并签字。

2. 特殊知情告知　向准备接受治疗的夫妇介绍 AID 的程序、所需费用、可能出现的并发症、风险及临床妊娠率、患者相应的权利与义务等。

其他诊疗过程同 AIH。

第三节　体外受精 – 胚胎移植的适应证与禁忌证

体外受精 - 胚胎移植，简称"试管婴儿"技术，包括常规体外受精（conventional in vitro fertilization，c-IVF）和卵胞质内单精子注射（intracytoplasmic sperm injection，ICSI）两种授精方式。常规体外受精是利用优化后的精子与卵母细胞自然结合完成体外受精的一类辅助生殖技术。卵胞质内单精子注射是将不育夫妇的卵子与精子取出体外，将单条精子注射到卵细胞的胞质中使其受精的技术。

（一）体外受精的定义及适应证

体外受精 - 胚胎移植（in vitro fertilization and embryo transfer，IVF-ET）是指将卵母细胞与精子取出体外，在体外培养体系中自然受精并发育成胚胎，然后在合适时期将发育好的胚胎移植入子宫腔内达到妊娠目的一种辅助生殖技术。

1. 女方因各种因素导致的配子运输障碍（以 HSG 结果或腹腔镜检查结果为标准）。

（1）输卵管发育异常（如输卵管缺如）、双侧输卵管近端梗阻、双侧输卵管结扎复通失败、双侧输卵管切除术后、复发性输卵管梗阻、有输卵管妊娠病史的输卵管梗阻等输卵管功能丧失者。

（2）腹腔镜下诊断盆腔广泛粘连者。

1）一侧或双侧输卵管远端梗阻或通而不畅，输卵管经腹腔镜手术治疗或介入、药物治疗后 1 年未孕者。

2）一侧输卵管通畅而另一侧输卵管阻塞或者通而不畅，至少已行 3 个周期促排卵治疗和（或）者人工授精未孕。

3）虽仅有轻度或中度输卵管疾病，但是患者年龄较大（≥ 35 岁），或卵巢储备功能减退。

2. 排卵障碍：难治性排卵障碍经反复规范治疗（促排卵治疗 3 ～ 6 个月），或结合宫腔内人工授精技术治疗（2 ～ 3 个周期）后仍未孕者。

（1）WHO I 型排卵障碍（下丘脑垂体性闭经）经诱导排卵至少 3 ～ 6 个周期，无优势卵泡发育或宫腔内人工授精 3 ～ 4 个周期未孕。

（2）多囊卵巢综合征规范促排卵治疗至少 3 个周期，指导同房或人工授精未孕。

（3）有卵泡发育不排卵者即未破裂卵泡黄素化综合征（luteinized unruptured follicle synodrme，LUFS），经 hCG 治疗 3 ～ 6 个周期仍不排卵者。

3. 子宫内膜异位症

（1）轻度子宫内膜异位症，卵巢储备正常的年轻患者，手术后常规传统药物治疗 1 年未孕者，或者术后经促排卵宫腔内人工授精 3 个周期未孕者。

（2）轻度子宫内膜异位症，卵巢储备低下的患者或者高龄患者，术后促排卵宫腔内人工授精 3 个周期未孕，或者直接行 IVF-ET 助孕。

（3）中、重度子宫内膜异位症患者术后。

（4）复发型内异症或卵巢储备功能下降者。

4. 男性少、弱、畸形精子症：男方少、弱、畸形精子或复合因素的男性不育经宫腔内人工授精技术治疗 2 ～ 3 个周期仍未孕者；或前向运动精子总数在（5 ～ 10）× 10^6 之间，同时存在其他不孕因素。

（1）少精子症：精子浓度 < 15×10^6/ml。

（2）弱精子症：前向活动率（PR，%）< 32% 或者总活动率（PR+NP，%）< 40%。

（3）畸形精子症：正常形态精子率（正常形态率，%）< 4%。

5. 不明原因的不育：经现有系统正规临床检查未发现男、女双方的不孕因素，反复经宫腔内人工授精 3 个周期或其他常规治疗仍未孕者。

6. 免疫性不孕。

7. 女方高龄或卵巢储备功能减退。

8. 早发性卵巢功能不全者 FSH ≥ 25U/L，AFC < 5 个，AMH ≤ 0.5 ～ 1.1ng/ml 不孕者。

（二）ICSI 适应证

1. 严重的少精子症、弱精子症、畸形精子症。

2. 不可逆的梗阻性无精子症。

3. 生精功能障碍（排除遗传缺陷疾病所致），但睾丸活检可见精子者。

4. 体外受精失败或者前次 IVF 正常受精率 < 30%。

5. 精子顶体异常。

6. 须行植入前胚胎遗传学诊断的。

7. 对于前次 IVF 多精受精比例较高、没有获得足够可移植胚胎的患者，再次治疗可以考虑 ICSI。

8. 解冻睾丸精子行 ICSI，能得到与新鲜睾丸精子类似的受精结局。

9. 透明带明显异常的卵母细胞自然受精能力下降，采用 ICSI 方式授精能明显改善受精结局。

10. 在经过常规卵巢刺激后，获得的未成熟卵母细胞常存在染色体异常，未表明对这些卵进行 ICSI 能改善结局。

（三）禁忌证

1. 男女任何一方患有严重的精神疾病、泌尿生殖系统急性感染、性传播疾病。

2. 患有《中华人民共和国母婴保健法》规定的不宜生育且目前无法进行产前诊断或胚胎植入前遗传学诊断的遗传性疾病。

3. 任何一方具有吸毒等严重不良嗜好。

4. 双方之一接触致畸量的射线、毒物、药物并处于作用期。

5. 女方子宫不具备妊娠功能或严重躯体疾病不能承受妊娠。

6. 女方严重躯体疾病不能承受妊娠者。

第四节 供精体外受精的适应证与禁忌证

（一）供精体外受精适应证

1. 满足 AID 的适应证经反复 AID 治疗至少 3 个周期以上未孕者。

2. 满足 AID 的适应证，但是合并女方 IVF 因素，如输卵管因素、子宫内膜异位症、排卵障碍等无法行 AID 治疗。

3. 因下列男方因素行 ICSI 治疗 2 个周期以上未孕

（1）男方和（或）家族有不宜生育的严重遗传性疾病经 PGT 治疗 2 个周期以上。

（2）严重少精子症、弱精子症、畸精子症和少弱畸形精子症经 ICSI 治疗 2 个周期以上。

（3）输精管复通失败经 ICSI 治疗 2 个周期以上。

（4）射精障碍经 ICSI 治疗 2 个周期以上。

经科室病例讨论及伦理委员会论证后，认为：女方卵子数量、质量均可，未有胚胎，或胚胎质量差，或反复移植未孕，考虑精子因素，或者同时合并女方 IVF 因素，如输卵管因素、子宫内膜异位症、排卵障碍等无法行 AID 治疗，可以行供精 IVF 治疗。

4. 拟行丈夫精子 ICSI 治疗，但是取卵日精子质量极差或者附睾 / 睾丸穿刺精子质量极差者或者未有精子，无法行 ICSI 治疗，患者坚决拒绝冻存卵子，事先要求供精 IVF 治疗者。

（二）供精体外受精禁忌证

同 IVF/ICSI。

（三）供精体外受精流程

1. 建 IVF 病历，签署知情同意书。

2. 按 IVF 流程进行双方检验、检查，核对双方证件，签署《供精精液体貌卡知情同意书》，预约供精。

3. 若患者选择备供精，则签署：

（1）辅助生殖供精体外受精知情同意书及多胎妊娠减胎知情同意书。

（2）供精助孕随访知情同意书。

（3）供精助孕治疗夫妇后代婚育排查知情同意书。

（4）男性患者供精治疗知情同意书。

4. 按 IVF 流程进行供精体外受精治疗。

第五节 体外受精治疗程序

（一）体外受精术前检查

不孕症夫妇在行体外受精（IVF）治疗之前，必须完成系统的不孕症检查以及常规体格检查，以排除不能耐受促排卵及妊娠的内、外科疾病及肿瘤等，确认患者具备恰当的适应证而无禁忌证，由门诊专家组开具相关如下化验检查，交代助孕有关事项，如适应证、成功率、并发症。

1. **女方检查** 符合 IVF 适应证，排除 IVF 禁忌证后方可进行如下检查。

（1）常规体格检查和妇科专科检查。

（2）B 超检查：了解子宫、卵巢、输卵管情况，有无肿瘤，有无卵巢非赘生性囊肿，有无输卵管积水，卵巢的位置及窦卵泡数量，必要时进行乳腺、甲状腺超声检查。

（3）阴道分泌物检查：白带常规，必要时进行衣原体、支原体、淋球菌培养。

（4）宫颈涂片：薄层液基细胞学检查 (thin-prep cytology test，TCT)。

（5）心电图、胸部 X 线片。

（6）常规化验检查：ABO 血型，Rh 血型，血常规，红细胞沉降率，尿常规，凝血功能，肝肾功能，空腹血糖，乙肝五项，血三抗（梅毒抗体、丙肝抗体、艾滋病抗体），TORCH-IgM，生殖内分泌检查，AMH，INS，甲状腺功能。

2. **男方检查**

（1）常规体格检查和男科专科检查。

（2）B 超检查：了解睾丸、附睾、前列腺等情况，有无肿瘤，有无囊肿等。

（3）精液检查：术前常规精液检查 2 ～ 3 次，必要时淋球菌、衣原体、支原体培养和药敏、抗精子抗体（精浆中）及精子功能检查；按《WHO

人类精液检查与处理实验室手册》（第 5 版）实施。

（4）常规化验检查：ABO 血型，Rh 血型，乙肝五项，血三抗（梅毒抗体、丙肝抗体、艾滋病抗体）。

3. **男女双方检查**　自愿选择乳腺（女方）、甲状腺、肝、肾、脾脏等超声检查及胸透等常规查体项目。

如有下列情况推荐进行染色体检测：①有习惯性流产、死胎、死产等不良孕产史；②出生过畸形、智力低下或者染色体病患儿；③原发不孕 3 年以上。

4. **告知治疗程序**　夫妇双方在进入 IVF-ET 周期治疗之前，需准备双方身份证、结婚证，审查原件后辅助生殖医疗机构需留存复印件，同时夫妇双方需签署人类辅助生殖技术承诺书。

（1）查验证件录入信息：护理门助组查验患者夫妇身份证、结婚证原件并收取复印件存入病历档案、编号、信息录入。

（2）核对化验知情建档：临床病历组核对化验单是否齐全、再次核对有无异常，书写助孕病历，再次向患者夫妇交代 IVF 技术的实施过程、成功率、并发症、对子代的可能影响及其他风险、费用、时间安排等，使夫妇双方充分知情，并签署相关知情同意书，建立病历档案。

（二）IVF 治疗的准备

1. 审查患者就诊的病历、医师的治疗医嘱、化验检查报告，是否符合治疗规范。

2. 检查患者身份证、结婚证，签署知情同意书。

3. 月经第 2 ～ 3 天基础性激素检查（FSH、LH、E2、PRL、T），阴道 B 超检查卵巢基础状态及子宫大小、形态等，观察卵巢体积、窦卵泡数。

4. 制订促排卵方案和决定拟用药物。

（三）治疗程序

1. **治疗前准备**

（1）进入 IVF-ET 周期治疗之前的常规准备（常规辅助检查、签署知情同意书等），处理基础疾病。

（2）评价卵巢储备、制订促排卵方案：根据患者年龄、身高、体重指数、基础生殖内分泌结果、阴道 B 超检查并计数卵巢窦卵泡数，制订控制性卵巢刺激方案，如果以往曾进行过诱导排卵和（或）控制性卵巢刺激，应参考以往的用药情况。

2. **常用促排卵药物**　目前常用控制卵巢刺激药物包括 3 类。

（1）促性腺激素（gonadotropin，Gn）：包括尿促卵泡素（FSH）制剂、尿促性素（HMG）制剂、绒毛膜促性腺激素（hCG）制剂。HMG 制剂系尿源性，FSH 制剂有尿源性和基因重组 2 种，hCG 制剂亦有尿源性和基因重组 2 种。

（2）促性腺激素释放激素激动剂（gonado-tropin releasing hormone agonist，GnRH-a）：有长效和短效制剂 2 类。

（3）促性腺激素释放激素拮抗剂（gonadotropin releasing hormone antagonist，GnRH-ant）。

3. **常用促排卵方案**　常用方案为激动剂方案（长方案、短方案、超长方案、超短方案），拮抗剂方案，微刺激或温和刺激方案，黄体期促排卵方案。

无论何种促排卵方案，最合适的获卵数目为 8 ～ 15 个，卵子成熟率 80% 以上，胚胎质量佳，鲜胚移植能够获得较好的临床结局。

启动方案前如患者有肥胖、自身基础疾病等，需要进行相关科室会诊处理。肥胖患者建议减重，减少内脏体脂分布，改善患者临床结局。

启动方案要根据患者个体情况，如年龄、AMH、BMI、FSH、既往COS用药情况及实验室结局、启动时月经周期状况、卵巢 AFC 多少、大小情况等决定用药方案，一般方案选择如下。

（1）激动剂方案

1）激动剂方案分类：分长方案、短方案、超长方案、超短方案

①长方案（降调节方案）：一般适用于卵巢储备正常者。其中黄体期长方案适用于有规律排卵者；OCC（口服避孕药）长方案适用于无排卵或无规律排卵、不方便监测排卵者。长方案分类：

a. 黄体期长方案：自然周期的排卵后 1 周（即黄体中期）开始注射短效 GnRH-a 至注射 hCG 之前 1 天或 hCG 当天。短效 GnRH-a 用量一般为 0.05 ～ 0.1mg，也可在排卵后 7 天注射 1 次长效 GnRH-a 半量，或 1/3 量。

b. OCC 长方案：对无排卵或排卵无规律、不方便监测排卵者可于月经第 3 ～ 5 天开始服用 OCC，每日 1 次，连服 21 ～ 25 天；对于月经稀发或闭经者，可随时开始口服避孕药（需排除妊

娠后），或黄体酮撤退出血第 3 ～ 5 天开始。口服避孕药 16 天做阴道 B 超，开始应用 GnRH-a，其他同前。

垂体降调节标准：注射 GnRH-a 第 14 ～ 18 天查血 FSH、LH、E2，做阴道 B 超，如卵泡直径 ≤ 10mm，子宫内膜 ≤ 5mm，血 LH < 5U/L、FSH < 5U/L，E2 < 50pg/ml，垂体降调节达到标准，否则延后降调节时间 2 ～ 4 天，给予 Gn（FSH/HMG）启动。一般考虑 AFC 直径 5 ～ 7mm 的卵泡占总 AFC 的 60% 以上启动最为合适，所需 Gn 剂量少且 Gn 用药时间短。

②短方案：利用 GnRH-a 的激发作用，协同外源性 Gn 募集卵泡，同时可抑制早发 LH 峰。常用于卵巢储备功能下降、低反应的 IVF 助孕妇女。

方法：月经周期第 1 ～ 2 天开始短效 GnRH-a 0.05 ～ 0.1mg/d，第 2 天或第 3 天开始注射 FSH/HMG，直至注射 hCG 当天。

③超长方案：一般适用于子宫内膜异位症、子宫腺肌病、子宫肌瘤、子宫内膜息肉、慢性子宫内膜炎、反复着床失败、多囊卵巢综合征患者。

方法：月经周期第 1 ～ 2 天注射长效 GnRH-a（全量或半量）1 次，第 28 ～ 47 天（一般 35 ～ 42 天）查血 FSH、LH、E2，根据垂体降调节情况，适时开始给予 FSH/HMG 或者加用 LH 启动，垂体过度抑制者（血 LH < 1U/L），可适当推后启动时间。也可注射长效 GnRH-a 2 次（每次间隔 28 天）后启动。

④超短方案：主要用于卵巢储备功能下降者。月经第 1 ～ 5 天注射短效 GnRH-a，之后停用，月经第 2 ～ 3 天开始注射 FSH/HMG，直至注射 hCG 当天。

2）激动剂方案的过程监控及用药调整

① Gn 启动：启动剂量应个体化，一般为 100 ～ 375U/d。剂量的选择：应综合患者具体情况。a. BMI < 25kg/m²、双侧卵巢储备正常者：< 30 岁，112.5 ～ 150U/d；30 ～ 35 岁，150 ～ 225U/d；≥ 35 岁，225 ～ 300U/d。可根据患者具体情况适当增加或减少 Gn 量。b. 对 PCO、BMI ≤ 18kg/m² 及既往发生过 OHSS 者，Gn 启动剂量可减少 37.5 ～ 75U；c. 对于 BMI ≥ 25kg/m²、卵巢储备功能下降、既往促排卵周期反应不良者，Gn 启动剂量可增加

37.5 ～ 75U。

②卵泡监测及其注意事项：启动促排卵后第 5 天起，监测双侧卵巢中被刺激发育的卵泡个数、大小、张力及回声，同时监测子宫内膜的厚度及形态变化，此后每 2 ～ 3 天复查 B 超。一般促排卵第 5 天最大卵泡直径 10mm，以后每日增加约 2mm，当最大卵泡直径 ≥ 14mm，每日或隔日 B 超监测卵泡，查空腹血（LH、P、E2），作为调整用药及注射 hCG 时间的重要指标。

在监测卵泡过程中，注意监测子宫原有病理改变在促排卵过程中有无变化。如子宫肌瘤、腺肌病（瘤）等有无增大，有无影响内膜；内膜息肉有无增大、出血；有无出现宫腔积液等不良情况。促排卵过程中出现输卵管积液，中、重度输卵管积液对自然妊娠以及 IVF-ET 成功率都有明显影响，因此在促排卵过程前后发现有明显输卵管积液时，应积极治疗，若有宫腔积液时建议放弃 IVF 周期新鲜胚胎移植。

③ Gn 用量调整：一般促排卵第 5 天最大卵泡直径 10mm，以后每日增加约 2mm，一般血 E2 值为 500pg/ml 左右；当血 E2 值 < 100pg/ml，适当增加 Gn 用量；当血 E2 值 > 700pg/ml，适当减少 Gn 用量；此后卵泡监测同时根据卵泡数量的多少及卵泡直径的大小，血 E2、P 水平调整 Gn 用量。注意慢反应及高反应发生的干预。

④注射 hCG 的扳机标准：正确掌握注射 hCG 使用时机是获得理想的诱导排卵或控制性卵巢刺激治疗效果的一个重要环节。一般情况下，应根据卵泡直径大小、数量、性激素的水平综合考虑决定注射 hCG 的时机，B 超显示至少 2 个优势卵泡 ≥ 22mm，或主卵泡群 ≥ 17mm，血 E2 水平达到平均每个优势卵泡 200pg/ml 时，或血 E2 水平增长处于平台期，鲜胚移植参考 P < 1.5ng/ml，停止注射 FSH/HMG，当日晚注射 hCG 5000 ～ 10 000U，或艾泽 1 支。对有 OHSS 风险者，应减少 hCG 剂量。

⑤取卵时间确定及调整：取卵时间有患者个体化差异，要注意调整。hCG 扳机后第 2 天上午 8：00 检查 hCG 及 E2 水平，根据 hCG、E2、P 监测结果适当调整取卵时间。如 hCG > 50U/ml，且 E2 上升或者下降不超过扳机日的 1/3，hCG 38h 后取卵；E2 上升或者下降超过扳机日 1/3，提前或者

推后取卵 2 小时左右。如 hCG < 50U/ml，上午补打 2000U hCG，延后取卵 3 小时。

（2）拮抗剂方案：拮抗剂适用于所有准备行 IVF/ICSI-ET 的患者，尤其适合 PCOS，卵巢储备 PCO，卵巢高反应患者或者前次取卵较多。GnRH-A 方案即在卵泡中晚期采用 GnRH-A 抑制提前出现的内源性 LH 峰的 COS 方案，具有使用方便、促排卵时间短、促排卵用药少且无 "flare-up" 反应、不会产生囊肿、保留垂体反应性、显著降低 OHSS 发生率等优点，但是鲜胚移植时黄体支持需要加强。

1）启动及监测：月经来潮的第 1 ～ 3 天根据患者个体状况应用 Gn75 ～ 225U，5 天后开始监测，当优势卵泡直径 13 ～ 14mm，血 E2 > 800pg/ml 时，或者 LH 较基础值增加一倍以上时每天加用短效 GnRH-ant 0.25mg/d，直至注射 hCG 当天或取卵前 1 天停药，根据卵泡发育情况及时调整 Gn 剂量，并适时注射 hCG。

2）GnRH-A 的用药时机：有 2 种方案。a. 固定给药方案，即在给予 Gn 超促排卵后的第 6 日加用拮抗剂；b. 灵活给药方案，即根据卵泡的大小和 LH 水平加用拮抗剂。科室一般选择灵活方案，当主导卵泡达直径 14mm，或者血 E2 > 800pg/ml 时，或者 LH 较基础值增加一倍以上时，加用 0.25mg，LH ≥ 10U/L 时加用 0.50mg，每日使用至注射 hCG 日。

3）扳机时机及药物：拮抗剂方案的扳机时机与普通长、短方案相同，首选药物为 hCG 肌内注射 5000 ～ 10 000U，或者可以使用 GnRH-a 0.2mg 加小剂量 hCG 2000U 诱导卵泡成熟，如果出现卵泡发育较多，有 OHSS 发生高风险时，可以使用 GnRH-a 0.2 ～ 0.3mg 诱导卵泡成熟。第 2 天检查 hCG、LH 及 E2 水平，适当调整取卵时间，一般 hCG 或达必佳 36h 后取卵。

（3）微刺激或温和刺激方案

1）适用范围：适用于卵巢储备功能低下（由于年龄、遗传因素、医源性或手术原因导致的卵巢内存留卵子的质量和数量下降。其界值分别为 AMH 0.5 ～ 1.1ng/ml，AFC 5 ～ 7 枚；年龄 > 35 岁，FSH 10 ～ 15mU/ml，FSH/LH > 3，仅作参考）。

2）预处理：根据卵巢储备状态决定，促排卵的前 1 周期监测卵泡发育，于排卵后 1 周开始给 E2 4mg/d，口服，直至月经来潮第 1 天。或促排卵周期前 1 周期口服避孕药 21 天。

3）用法：月经周期第 1 ～ 3 天开始口服枸橼酸氯米芬 100mg 或来曲唑 5.0mg 5 天，同时注射 Gn 75 ～ 150U，4 ～ 6 天后开始监测，当优势卵泡直径为 13 ～ 14mm，或者 LH 开始较前升高一倍时，每天加用短效 GnRH-ant 0.25mg/d，直至注射 hCG 当天或取卵前 1 天停药，适时注射 hCG。期间一般不需要调整 Gn 剂量。

（4）黄体期促排卵方案：优势卵泡排卵或 P 上升后继续促排卵后取卵。适应证：卵巢储备功能下降或其他促排卵方法无法取得有效卵子或者胚胎。排卵后 1 ～ 3 天卵巢内有直径 < 8mm 的卵泡 3 个左右者，可尝试黄体期促排卵。可用 HMG150 ～ 300U/d 和来曲唑 2.5 ～ 5.0mg/d，5 天，根据孕激素水平选择加用黄体酮制剂，5 天后开始监测，根据卵泡发育速度及 E2 水平增长情况酌情加用 LH，当主导卵泡群达 18mm 时，注射用重组 hCG 1 支扳机，36 ～ 38h 后取卵，冻存所有胚胎以后解冻移植。

（四）黄体功能支持

一般在取卵后当日开始用黄体酮 60 ～ 100mg/d 或黄体酮阴道凝胶栓 90mg，至胚胎移植后 14 ～ 16 天查血 β-hCG。拮抗剂及微刺激方案鲜胚移植需要加强黄体支持，改善新鲜周期妊娠结局的黄体支持方案：取卵后除常规黄体酮 60 ～ 100mg/d 或黄体酮阴道凝胶 90mg，可酌情加用口服黄体酮胶囊或地屈孕酮和雌激素。如获卵很少，没有 OHSS 风险，可以加 hCG 500 ～ 1000U/d，隔 2 天注射 1 次，共 3 次，但需注意有 OHSS 风险发生，传统拮抗剂方案慎用 hCG 支持黄体，微刺激方案一般获卵较少，多用于卵巢储备低下患者，OHSS 风险极低，可以考虑应用。

（五）各种方案的临床应用人群反应性的评估

1. 卵巢正常反应人群　正常反应是指介于低反应和高反应之间的卵巢反应，通常卵巢储备指标正常，既往无卵巢低反应或高反应史。预测卵巢正常反应人群的指标：

（1）年龄 < 35 岁。

（2）卵巢储备功能正常：1.0 ～ 1.4ng/ml < 抗米勒管激素（AMH）< 3.5 ～ 4.0ng/ml，AFC 为 7 ～ 14 个，基础 FSH < 10U/L。

（3）既往无卵巢低反应或高反应的 IVF 周期取消史。

正常反应患者 COH 的目标是尽可能鲜胚移植，提高卵子质量，获得最佳的 IVF 结局。

2. 卵巢高反应人群　指在 COS 中对外源性促性腺激素（Gn）反应特别敏感，表现为大量卵泡募集、发育及雌激素的快速上升。卵巢对 Gn 刺激异常敏感，多卵泡发育，OHSS 发生的风险增加，并且超生理量的甾体激素环境会损害子宫内膜容受性，影响妊娠结局。目前对卵巢高反应无统一诊断标准。

（1）判断卵巢高反应的指标

1）超促排卵周期取卵数目 > 15 个或由于卵泡发育过多取消周期。

2）超促排卵后发生中 / 重度 OHSS。

3）超促排卵过程中检测到直径 > 12 ～ 14mm 的卵泡数 > 20 个。

4）超促排卵过程中发生 E2 > 5000pg/ml。

卵巢高反应的常见人群为 PCOS 患者、年轻且低 BMI、卵巢 PCO 患者。

（2）预测卵巢高反应人群的指标

1）年轻女性低体重患者高反应者较多。

2）卵巢的 AFC 数目、大小、均一度，一般 AFC > 20 为高反应人群。

3）激素水平：一般参考基础 FSH、AMH。AMH > 4.5ng/ml 预测高反应的假阳性和假阴性率均较低。

4）月经周期（menstrual cycle length）：月经周期长的稀发者发生高反应的概率大。

5）对促排卵药物的反应：在既往的促排卵周期中有多卵泡发育，直径 12 ～ 14mm > 15 个发育，或取卵数目 > 18 个，或既往有 OHSS 发生。

一般选用拮抗剂方案，达必佳扳机，预防或者减少 OHSS 的发生，可以全胚冷冻。

3. 卵巢低反应人群　卵巢低反应（poor ovarian response，POR）是卵巢对 Gn 刺激反应不良的病理状态，主要表现为卵巢刺激周期发育的卵泡少、血雌激素峰值低、Gn 用量多、周期取消率高、获卵少和低临床妊娠率。

（1）POR 的诊断标准，至少满足以下 3 条中的 2 条：

1）高龄（≥ 40 岁）或存在卵巢反应不良的

其他危险因素。

2）前次 IVF 周期 POR 者，常规方案获卵 ≤ 3 个。

3）卵巢储备下降（AFC < 5 ～ 7 个或 AMH < 0.5 ～ 1.1mg/L）。此外，无高龄或卵巢储备功能异常时，连续 2 个周期的最大化卵巢刺激后仍出现卵巢低反应也可诊断。

（2）预测卵巢低反应人群的指标

1）高龄。

2）前次超促排卵周期 POR 者。

3）具有影响卵巢储备和卵巢刺激反应性的获得性或遗传性疾病者，如卵巢手术、盆腔感染、化疗及盆腔放疗、遗传免疫性疾病和环境因素等。

4）高 BMI 者。

5）基础 FSH、AFC 和 AMH 是评价卵巢储备功能最常用的指标，是敏感性和特异性均较高的 POR 预测指标。

6）治疗方案应个体化，一般采用 HMG+GH 微刺激方案，可以减少患者 Gn 用量及经济负担，改善卵子质量，提高妊娠结局。

4. 卵巢慢反应人群　卵巢慢反应（suboptimal ovarian response，SOR）是指在固定剂量 FSH 治疗初期，卵泡募集和激素水平正常，在周期第 7 ～ 10 天继续给予相同剂量的 FSH，血清 E2 水平及卵泡无明显增长。具体表现为卵泡刺激的第 6 ～ 8 天没有直径 > 10mm 的卵泡；卵泡刺激第 6 天 E2 < 150 ～ 200pg/ml；卵泡发育缓慢，由直径增长 1 ～ 2mm/d 减缓至 3 天内增长 < 2mm。降调节后垂体抑制过深，而患者又缺乏内源性 LH 是 SOR 的主要原因；卵巢储备不足、携带 LH 变异体、GnRH-a 剂量过大等也是慢反应的成因。

SOR 人群的处理

1）增加 FSH 剂量：当应用固定剂量 FSH 刺激到第 8 天而仍无优势卵泡或 E2 水平很低时，应加大 FSH 用量。

2）添加外源性 LH：早卵泡期 LH 作用于卵泡膜细胞，通过促进雄激素合成使颗粒细胞产生 E2 增加，其增加可增强颗粒细胞 FSH 的敏感性，从而改善卵巢反应性；添加剂量 75U/d 便可达到满意效果。

3）进入周期前预处理：如果选择 GnRH-a 垂体降调节长方案，可考虑应用半量长效针剂甚至

1/4 ～ 1/3 剂量，以防止对垂体抑制过深。当 LH ＜ 1.0U/L 时，也可考虑适当推后 Gn 使用时间；还可考虑启动 Gn 时即应用含有 LH 成分的制剂。

4）选用非降调节周期促排卵治疗：当患者存在 SOR 病史甚至不良促排卵结局时，可以考虑更改方案，但临床结局是否可能改善仍需进一步探讨。

（六）方案前预处理及辅助治疗

1. 口服避孕药或者雌激素　患者需要计划时间取卵，或者月经不规律、卵巢功能性囊肿、卵巢低反应等人群 AFC 大小不一，促排卵方案用药前的预处理。促排卵前 1 个月经周期 3 ～ 5 天开始口服避孕药 1 片 / 天，时间灵活；若是 POR 患者，可以应用补佳乐 2mg，每天 2 次，应用 7 天来院行 B 超检查。

2. 二甲双胍　推荐二甲双胍用于糖耐量异常和 IR 进行助孕的患者。较为常用的剂量是 1500mg/d（500mg，每天 3 次），糖耐量异常和胰岛素抵抗改善后再进行助孕治疗。尚无证据表明早孕期服用二甲双胍增加子代畸形的发生率，但仍建议确定妊娠后停用二甲双胍。

3. 脱氢表雄酮（DHEA）　部分研究认为，DHEA 的应用可以改善卵巢储备、提高自然及 ART 妊娠率、降低流产率。主要用于以下患者：①卵巢反应不良（POR）；②早发性卵巢功能不全（premature ovarian insufficiency，POI）和卵巢储备下降（diminished ovarian reserve，DOR）；③卵巢早衰（premature ovarian failure，POF）。

建议至少在 IVF 之前 6 周补充 DHEA，推荐用量为 25mg，每天 3 次，1 ～ 2 个月后复查睾酮水平，根据用药期间激素检测及患者的耐受情况进行调整。

4. 人重组生长激素　生长激素（growth hormone，GH）调节生殖过程的作用机制包括：①促进甾体激素和配子的生成；②促进雄激素向雌激素转化；③增加颗粒细胞对 Gn 的敏感性而促进卵泡发育；④增加 LH 的作用促进小卵泡发育，抑制卵泡闭锁。

主要用于以下人群：GH 缺乏、卵巢反应不良、反复着床失败及高龄患者。GH 通常与促排卵药物同时开始或在促排卵前一周期的黄体中期开始应用，用量为 2 ～ 8U/d，至 hCG 注射日停药。对无卵巢反应不良史的患者应用 GH 无明显优势。

第六节　取卵手术操作常规

超声引导下经阴道穿刺取卵术是经穿刺引导装置将取卵针通过阴道后、侧穹窿达卵巢，通过连续负压吸引装置吸取卵子，并立即在显微镜下将卵子移到含胚胎培养液的培养器皿中，置于 37℃培养箱中培养。

（一）禁忌证

1. 泌尿生殖系统或全身急性感染。

2. 突发严重躯体疾病不能耐受手术者。

3. 其他不适宜进行辅助生殖技术助孕的情况。

（二）取卵前准备

1. 二楼 ART 护理组 hCG 日送取卵手术通知单至实验室和手术室，预约麻醉，告知患者取卵前禁饮食 6 小时，交代患者 hCG 注射时间及注意事项，嘱咐夫妇禁止房事，取卵日夫妇均按时来院，嘱咐患者术日清晨排空直肠，洗净外阴，交代患者夫妇取卵、取精注意事项。

2. 手术日当天，前台护士核对患者夫妇身份（指纹审核、身份证、结婚证）及取卵时间，安排患者夫妇留取血斑、精斑，询问是否空腹，按照 hCG 次日医嘱安排患者取卵时间，患者排空膀胱后更衣至观察室，生理盐水开通麻醉静脉通路，等候手术室护士核对取卵。

3. 需要麻醉者需由麻醉师访视后与患者签署知情同意书后实施静脉麻醉镇静。

4. 取卵大夫查看病历，了解患者年龄、方案、优势卵泡数、雌激素水平及有无异常情况；询问患者姓名及扳机的药物、扳机日期、时间。

5. 手术室护士取卵前根据患者及获卵数提前 30min 准备好试管、培养皿并预热。

（三）取卵前物品准备

手术室护士开始手术前检查手术物品是否齐全：手术包物品（阴道窥器、两把卵圆钳、两个弯盘、治疗巾、脚套及洞巾、纱布及棉球、阴道探头套、负压吸管）、阴道探头及穿刺架、取卵针、负压吸引器、恒温试管架、试管、生理盐水、碘伏、无菌手套 2 副。检查恒温试管架的温度是否稳定在 37℃，将试管在手术前 30min 放在恒温试管架上预热。

（四）核对（TIME-OUT）

取卵术前由护士、取卵者、胚胎实验室人员、麻醉师与患者共同核对确认取卵者夫妇身份、麻醉方式、预计取卵时间、出血情况、预计取卵数量。

（五）取卵手术步骤

1. 患者排空膀胱、更衣，静脉麻醉者开放静脉通路，手术室护士协助患者取截石位，术前消毒，卵圆钳夹 0.25% 碘伏棉球消毒外阴及阴道 2 遍，用阴道窥器暴露宫颈，用无菌生理盐水冲洗干净阴道及外阴，擦净阴道积水，尽量减少消毒剂在阴道的残留。铺洞巾及无菌腿套。术者换无菌、无毒、无粉手套，铺无菌巾。

2. 采用中深度镇静者：护士开放静脉通路，麻醉师备好麻醉监护设备，穿刺开始前上麻醉监护仪，静脉推注药物（丙泊酚200mg、芬太尼0.1mg）复合麻醉，镇静镇痛，麻醉师记录观察患者麻醉情况。

3. 不需中深度镇静者，术前 30min 肛门塞入双氯芬酸钠栓 50 ～ 100mg。

4. 探头涂抹消毒耦合剂，安装阴道探头套，穿刺架，用生理盐水冲洗探头和穿刺架。

5. 麻醉成功后，术者通过超声检查卵巢位置，卵泡的大小、数量，盆腔积液情况，注意周围大血管的分布。

6. 连接 17 号穿刺针，导管，试管和电动负压吸引器，吸取 PBS 液冲洗一遍，确保穿刺针通畅。

7. 启动穿刺引导线，在阴道 B 超引导下，避开血管及卵巢周围组织，穿刺针经阴道后穹窿或阴道侧穹窿（避开 3 点、9 点）沿穿刺引导线快速进入卵巢最底端中央部位卵泡，防止卵巢因外力作用发生扭转或者损伤，将取卵针刺入卵泡中心位置，启动负压吸引器后，抽吸卵泡液，负压维持 100 ～ 125mmHg。轻轻转动穿刺针，彻底抽吸每个卵泡的卵泡液，直至目标卵泡完全塌陷。抽出的卵泡液一般先为淡黄色，后为血性液体。如邻近还有卵泡，稍转动探头，穿刺下一个卵泡，一个超声扫描平面的卵泡穿刺完毕后，退回取卵针至卵巢最下端，但不要退出取卵针，重新扫描下一个取卵平面，由近及远依次穿刺所有卵泡。每次出针后都使负压吸引器开关处于离开状态；一侧穿刺结束后再行穿刺另一侧。

8. 吸满 1 管后，将卵泡液迅速经传递窗传到培养室检查回收卵母细胞。从卵子取出到放入培养箱的过程保持卵子的温度在 37℃。手术中要与实验室交流，注意抽吸过程中的捡卵数与抽吸卵泡数是否一致，若差异较大时要停下来寻找原因，检查抽吸过程是否顺利、负压的情况等，必要时行卵泡冲洗，一般取卵穿刺先抽吸 3 个卵泡，若与获卵数目不符合，每少于 1 个预计获卵数，延长约 1 小时；若 3 个卵泡穿刺后没有卵子，延后取卵至少 3 小时后再行取卵。

9. 如卵巢位置在子宫上方，应旋转和改变探头的位置，或让助手轻轻按压腹部，或改变体位尽量使卵巢位置下移后固定，经上述方法仍然不能使卵巢位置下移者，可穿过宫颈或部分宫体，一般不要穿过子宫内膜。

10. 如果道格拉斯腔有较多积液，最后穿刺抽吸干净，观察液体性质，若为鲜红色血性液体，考虑取卵后出血，加强监护与观察，估计出血量及出血速度，决定是否需要手术处理，一般保守治疗均可止血好转。

11. 取卵后如果发现输卵管积水或者卵巢巧克力囊肿，一般不抽吸；若抽吸，吸净积液送培养室检查，术后需要用抗生素预防感染。如在取卵过程中误穿巧克力囊肿，应反复冲洗穿刺针、立即更换试管。

12. 穿刺完毕退出穿刺针，再次检查道格拉斯腔内有无新增积液，如积液快速增多，一般考虑腹腔有出血，打开静脉通路，快速输液，心电监护生命体征，急查血常规、凝血常规及 CRP 等，应用止血药物观察，估计出血量，保守治疗无效，迅速走医院绿色通道，汇报医院，由妇科协助手术止血（详见取卵并发症取卵后出血章节）。

13. 术毕用阴道窥器暴露阴道及宫颈，0.1% 碘伏消毒阴道及外阴。检查有无活动性出血，如有活动性出血，可用纱布压迫止血，数小时后取出。

14. 根据使用麻醉的种类决定患者的留观时间。术后一般观察 1 小时，异常情况酌情延长观察时间，手术医师记录观察和处理内容，经 B 超检查无异常后方可离院，以便及早发现出血等并发症。

15. 手术护士在患者离院前告知患者夫妇取卵后注意事项及饮食，发放取卵后宣传材料，嘱咐夫妇移植前禁止性生活，3 天后按时来院移植，交代欲鲜胚移植患者医嘱肌内注射黄体酮注射液 60～80mg，1 次 / 天 或塞阴道黄体酮凝胶 90mg，1 次 / 天。

16. 取卵注意事项

（1）穿刺进针前认清卵巢界限，尽量避开子宫内膜、卵巢周围血管及肠管；穿刺时必须小心谨慎，防止误伤髂血管及肠管。

（2）正确处理无菌与无毒的关系，防止消毒剂对胚胎的损害。

（3）保持吸引器压力稳定，太高的压力可能会造成卵细胞的损伤。

（4）穿刺过程中，如吸出异常液体如巧克力样液体时，应送病理检查，更换或反复冲洗穿刺针及吸管。

（5）取卵抽吸过程中注意收集的卵数与抽吸卵泡数是否一致，相差较大时要寻找原因（负压、漏液等），适当延后取卵时间。

（6）手术过程中及术后注意避免及观察并发症的发生，若发现盆腔内出血明显，或误穿大血管，立即停止操作。

（7）根据麻醉方式及取卵过程决定患者留观时间，经医师检查无异常方可离院。

（8）嘱患者术后禁止性生活、禁止剧烈运动、避免腹部受压或者体位变动较大，OHSS 高风险患者开具取卵后第 2 天血常规、血凝常规、E2 及 P、超声医嘱。

（六）特殊情况下取卵

特殊 IVF 的取卵在手术的操作上大体是一样的，但在取卵的时机、方式及监测稍有不同，分述如下：

1. 自然周期体外受精 - 胚胎移植（NC-IVF-ET）　虽然自然周期 IVF 临床妊娠率偏低，但因其经济、安全、并发症少、内膜容受性好，且在卵巢反应不良、高龄妇女的助孕治疗中可获得与促排卵周期近似的妊娠率，因而在不孕治疗中具有一定的价值。

在月经周期的第 10 天或第 11 天，阴道超声监测卵泡生长情况，当卵泡直径达到 14mm 左右时，每日测尿 LH 峰，必要时查血清 LH，在尿 LH 阳性、弱阳性或卵泡直径达约 18mm 时，肌内注射人绒毛膜促性腺激素（hCG）5000～10 000U，24～36h 后经阴道超声引导下取卵，受精、移植同常规 IVF。

2. 合并卵巢囊肿者取卵　卵巢的赘生性囊肿应于实施 IVF-ET 前妥善处理。卵巢生理性囊肿或小的内膜异位囊肿可于降调节后、月经来潮数天前予以穿刺引流，引流物应送病理检查。超排卵后再发生或增大的囊肿在穿刺取卵时应尽量首先穿刺卵泡回收卵母细胞，至所有卵泡穿刺结束后可依据需要予以穿刺引流，异常引流液常规送病理检查。

3. 合并输卵管积水者取卵　不孕合并有输卵管积水应在计划实施 IVF-ET 前决定处理方式。合并输卵管积水未经处理的患者进行 IVF-ET 后的妊娠率有所降低，特别是对那些积水有反流到宫腔迹象的患者。这类患者可于 IVF-ET 前采用腹腔镜手术处理。引流输卵管积水后短时间内会重新出现，一般不予以穿刺引流。具体情况可以根据患者要求决定取卵时是否予以穿刺引流，如选择穿刺引流宜在所有卵泡穿刺完毕后进行，术后短时给予对妊娠安全的抗生素，如青霉素、头孢类和甲硝唑等药物。

（七）取卵注意事项

1. 阴道必须彻底消毒，以免感染或污染培养液。

2. 术前排空膀胱和直肠，避免脏器损伤。

3. 穿刺点避开阴道壁血管，注意避免误伤盆腔内血管。

4. 尽量减少穿刺针进入盆腔的次数，以免增加感染的机会。

5. 取卵抽吸过程中注意收集的卵子数与抽吸卵泡数是否一致，相差较大时查找原因并作出处理。

6. 术中注意保持抽出的卵泡液在 37℃。

7. 如在穿刺过程中吸出异常液体，必要时送病理检查，并更换穿刺针及吸管。

8. 术中及术后注意患者的一般生命体征，依据麻醉方式及患者具体情况决定留院观察时间。

（八）取卵术后监测

术后留院观察 1～2 小时，注意阴道出血情况及生命体征，以便及早发现出血等并发症；镇痛或静脉麻醉后患者应注意观察意识恢复情况；术后酌情使用预防性抗生素；密切注意是否有腹痛、腹胀、阴道出血、发热等症状的出现，注意防治各种并发症。

注：具体操作流程扫描二维码查看

经阴道超声引导下取卵流程

第七节　取卵手术并发症及其处理

（一）取卵后出血

1. 常见原因

（1）因以往炎症或手术而使盆腔内粘连，引起脏器解剖位置改变，如卵巢位置较高、卵巢和盆腔内器官粘连。

（2）卵巢体积较大、获卵过多的患者，或术前有异常情况如卵巢包块、巧克力囊肿等穿刺时破裂，因卵巢质地较脆、卵巢张力较大容易自发性卵巢破裂。

（3）患者用药忘记停用，如阿司匹林等。

（4）患者因恐惧或疼痛突然改变体位。

（5）患者发生多个黄体破裂从而导致卵巢破裂。

（6）取卵时助手按压卵巢幅度过大，可以造成卵巢自发性破裂或者卵巢划伤。

（7）取卵穿刺时在卵巢表面大幅度移位后进针，或者穿刺针受力弯曲后改变方向，或者需要重新定位准备取卵时。

（8）穿刺针在取卵途径上需穿过子宫、多次穿刺通过阴道壁。

（9）手术者对B超扫描盆腔内器官的影像不熟悉或操作技术不熟练。

（10）麻醉因素导致患者躁动或腹式呼吸引起卵巢在穿刺过程中移位，穿刺针误伤其他组织器官或划伤卵巢。

2. 诊断
手术后的盆腹腔内出血的症状和体征，包括腹痛腹胀，特别要重视早期腹胀的感觉，腹痛较穿刺后的一般疼痛更剧烈，出血较多时会刺激膈肌，导致疼痛放射到肩部、腹膜刺激征、肛门坠胀感等。但是腹膜后出血、血肿的症状和体征往往不典型，容易漏诊。

（1）失血性贫血的症状和体征：包括头晕目眩、恶心、出汗、面色苍白、脉搏细数、心情焦虑、躁动、忧郁甚至淡漠，因患者往往空腹取卵，因此，早期应与低血糖相鉴别。在失代偿期血压会进行性下降、四肢厥冷，实验室检查提示贫血的化验结果。动态观察红细胞计数、血红蛋白（Hb）及血细胞比容（HCT）的数值变化，可了解血液有无浓缩或稀释，对低血容量休克的诊断和判断是否存在继续失血有参考价值。有研究表明，HCT在4小时内下降10%提示有活动性出血，Hb每下降10g提示失血量在400～500ml。

（2）超声提示盆腔内积液，出血量大时可在两侧髂窝、脾肾隐窝和肝肾隐窝观察到积液。注意鉴别正常盆腔积液和盆腔异常出血的症状和体征。

（3）对凝血机制缺陷的患者，可能出现全身的出血倾向。包括头晕目眩、面色苍白、脉搏细数、在失代偿期血压会进行性下降、四肢厥冷，实验室检查提示贫血的化验结果。

3. 治疗

（1）对阴道壁出血的患者：术者首先用纱布压迫止血，绝大多数情况都可止血，极少数出血点需要缝合，可用宫颈钳牵引宫颈，暴露出血点，用可吸收线缝合止血，术后压纱布，2小时后取出。若取出后仍有活动出血，可将止血剂加在纱布上或者喷洒外用云南白药，局部压迫活动性出血点，注意在压迫止血的过程中，不要放置阴道窥器，防止阴道壁伸展牵拉，造成止血困难，继续纱布压迫，24小时后取出。

（2）对盆腹腔内出血量：发生率很低，一般门诊药物对症治疗后出血多可以停止，保守治疗效果较好。

取卵后患者腹痛、恶心、呕吐等不适，B超发现盆腔积液增多，抽吸盆腔积液，如为血性积液，密切观察血压和脉搏，开放静脉通路，输液、止血、持续心电监护，通过急查血常规、凝血常规、CRP等估计出血量，如出血较多应收入院观察，备血，根据患者一般情况决定是否输血、开腹手术或者腹腔镜手术治疗止血。

1）立即建立静脉输液输血通路，采取高效止血措施及补充血容量：静脉滴注晶体液，维持血压正常范围，同时氨甲环酸0.25g×2+5%葡萄糖注射液500ml静脉滴注，酚磺乙胺注射液0.5g×1+10%

葡萄糖注射液 500ml 静脉滴注，注射用尖吻蝮蛇凝血酶 2U+0.9% 氯化钠注射液 10ml 肌内注射（可分 2 个部位注射），羟乙基淀粉氯化钠注射液（赫斯）500ml 静脉滴注，必要时备血、输血。

2）对出血量大导致休克的患者，积极抢救：严密观察血压、脉搏、呼吸、体温和神志，以及 24 小时出入量；吸氧；保暖；抗生素预防感染；对活动性出血或血肿，生命体征不平稳时，应立即开腹或腹腔镜手术探查、清除血肿、止血、压迫或缝扎破裂的血管及器官。

3）腹腔出血手术探查指征：盆腔积液平面超过子宫，评估失血量 > 1000ml，休克指数 1.0 以上，Hb 持续下降，较基础 Hb 下降 20g（失血约 1000ml），生命体征不稳定提示有活动性出血，保守治疗效果不明显。

4）严密观察血压、脉搏、呼吸、体温和神志，以及 24 小时出入量；吸氧；保暖；抗生素预防感染。

4. 绿色通道及流程 腹腔内大出血患者需要积极救治，手术室护士遵医嘱常规给予持续心电监护、开通静脉通路、吸氧、保暖、输液、止血等情况下，前台护士通知科室主任及高年资医师到场，联系医院急诊科开通绿色通道，联系保卫处协助转运患者，通知男科实验室抽血急查血常规 +CRP、凝血常规、血生化等指标，联系妇科准备床位。手术医师、手术护士随同担架转运患者到急诊科，走绿色通道至手术室准备手术治疗，期间注意患者生命体征变化。

5. 取卵后大出血护理工作

（1）持续心电监护，关注患者自觉症状，尤其是腹痛腹胀、头晕恶心、出虚汗等表现，观察并记录患者生命体征，每 30min 1 次，及时向主管医师汇报。

（2）立即开通输液管道，吸氧，保暖，严密观察并记录患者的生命体征，记录出入量，需要转科手术时协助转科手术。

6. 取卵后大出血手术医师工作

（1）原则上手术医师负责特殊情况的观察处理和汇报，如手术未结束，门诊主治医师和主诊医师负责处理。

（2）手术医师负责将处理经过及注意事项写入门诊病历及生殖病历病程记录中，并协助转科手术。

7. 预防

（1）取卵手术前常规检查血常规包括血小板计数，出凝血功能检查等。

（2）手术中特别注意避开血管的位置，对超声屏幕上的圆形无回声区，需要探头纵横探查，避免为血管断面图像。

（3）注意设计进针的途径，争取单次序贯进入多个卵泡抽吸，避免穿刺针反复进出卵巢、盆腔和阴道壁；尽量避免从侧穹窿进针，避免穿刺针在盆腔里和阴道壁上来回摆动。

（4）穿刺针的直径尽量小，减少对组织的损伤，通常选用 17G 穿刺针。

8. 出血量及休克评估

（1）失血性休克的早期诊断，符合下列条件 1），以及 2）、3）、4）项中 2 项，或 5）、6）、7）项中 1 项，即可诊断为创伤失血性休克：

1）有导致大出血的可能因素：如取卵后、宫腔镜后、清宫术后等。

2）意识改变，如烦躁不安或神志淡漠、昏迷等。

3）脉搏细速 > 100 次 / 分或不能触及，休克指数 > 1.0 [休克指数（SI）= 脉率 / 收缩压（mmHg）]。

4）皮肤湿冷，胸骨部位皮肤指压痕阳性（指压后再充盈时间 > 2s），皮肤可见花斑、黏膜苍白或发绀，尿量 < 30ml/h 或无尿。

5）收缩压 < 80mmHg。

6）脉压 < 20mmHg。

7）原有高血压者收缩压较原收缩压下降 30% 以上。

（2）创伤失血性休克程度判定要依据失血量和临床表现，创伤失血性休克一般分为轻、中、重、危重 4 级，判定依据如下：

1）轻度休克：失血量为全身血量（成年人血量为体重的 7% ～ 8%）的 15% ～ 20%，休克症状不明显；意识变化不大，可能清醒，也可能躁动或轻度模糊；瞳孔大小及对光反射正常；脉搏较快，约 100 次 / 分，强度正常或稍低；血压正常或稍低，脉压稍低（30 ～ 40mmHg）；尿量 36 ～ 50ml/h，休克指数 > 1.0 ～ 1.5；微循环变化不明显。

2）中度休克：失血量为全身血量的 20% ～ 40%，表现烦躁不安、口渴、呼吸急促、定向力尚存，有时意识模糊，说话含糊，回答问题反应慢，瞳孔大小及对光反射正常；脉搏增快，约 120 次 / 分或更快，强度较弱，收缩压 70 ~ 90mmHg，休克指数 1.5 ~ 2，收缩压也可降至 60 ~ 80mmHg 以下，脉压 < 20mmHg；颈静脉充盈不明显或仅见充盈形迹，肢体末端厥冷，手指压迫前额或胸骨部位皮肤引起的苍白 2s 以上恢复，尿量仅为 24 ~ 30ml/h。

3）重度休克：失血量达全身血量的 40% ~ 50%，意识模糊，定向力丧失，甚至昏迷，瞳孔大小正常或扩大，对光反射迟钝；脉搏快而弱（> 120 次 / 分），收缩压 < 60mmHg 或测不到，脉压进一步缩小，休克指数 > 2.0；颈静脉不充盈，前额及胸骨皮肤压迫后始终苍白，肢端厥冷，范围向近端扩大，冷汗，尿量 < 18ml/h 甚至无尿；重要生命器官如心、脑的血液供应严重不足，患者可发生昏迷甚至出现心脏停搏。

4）危重休克：失血量超过全身血量的 50%，脉搏难触及，无尿，昏迷，重度发绀。

（二）盆腔感染

盆腔感染发生率为 0.4% ~ 1.3%。经阴道超声引导下取卵术操作不当，穿刺时将阴道的病原菌带入盆腔、卵巢或患者盆腔内器官解剖位置导致穿刺部位局部感染或盆腔炎，甚至导致腹膜炎。如多数患者其生殖系统原有慢性炎症，取卵等手术操作会增加盆腔感染及急性发作、扩散的可能，严重者可形成盆腔脓肿。

1. **病史和临床表现** 详询患者是否曾患阴道炎或盆腔炎症未治愈。

（1）发热：体温升高，少数有寒战、头痛、高热。

（2）疼痛：持续性下腹疼痛、可出现下腹部压痛、反跳痛等腹膜刺激症状。

（3）异味：阴道分泌物有异味。

2. **辅助检查**

（1）实验室检查血常规 +CRP 提示白细胞升高、C 反应蛋白升高，阴道微生物提示存在阴道炎。

（2）超声检查提示盆腔积液、直肠子宫陷凹或附件区包块。

3. **治疗方案及原则** 呼吸道感染：请呼吸内科会诊，按照呼吸内科抗菌药物应用规范治疗。泌尿系感染：请泌尿外科会诊，按照泌尿外科抗

菌药物应用规范治疗。

（1）盆腹腔感染抗生素的选择（常见细菌为革兰阴性杆菌 ± 厌氧菌）应给予足量广谱抗生素，常需静脉滴注。可参考急性盆腔炎的治疗原则。

1）经验性用药选用第三代头孢，如头孢哌酮钠舒巴坦钠（舒普深）3.0g 静脉滴注，每 12 小时 1 次，加用硝基咪唑类，如：奥硝唑或替硝唑。

2）能获得标本行细菌培养 + 药敏；血培养；根据药敏结果或临床疗效调整抗生素；可能用到亚胺培南对大多数感染的推荐治疗剂量为每天 1 ~ 2g（以亚胺培南计），分 3 ~ 4 次滴；对中度感染也可用每次 1g，每天 2 次的方案；美罗培南（美平）0.5 ~ 1.0g，静脉滴注，每 8 小时 1 次。

（2）取消周期：盆腔感染不仅显著降低 IVF-ET 的成功率，而且影响患者自身的健康。一旦确诊盆腔感染，取消周期中后续的步骤，已完成采卵手术的则将所有胚胎冷冻保存，待炎症控制后再行胚胎移植。

4. **取卵后感染的预防**

（1）术前体温高于 38℃，充分沟通，取消取卵；术前检查体温、白带常规等，有异常及时处理；必要时围手术期预防性使用抗生素 2 ~ 3 天。

（2）术前作好外阴、阴道、宫颈的冲洗消毒。

（3）取卵手术时尽量减少反复穿刺次数，避免穿刺输卵管积水、卵巢巧克力囊肿，避免卵泡冲洗，避免损伤周围脏器，术后根据情况预防性使用抗生素。

（三）脏器损伤

多发生在经阴道前穹窿两侧进针的情况下出现，患者可于术后数小时至数天后出现症状。

1. **肠管损伤** 多发生在盆腔粘连严重的取卵手术，主要部位在直肠和结肠。大多数肠道的穿刺损伤较小，可以观察至肠管愈合。但较大的撕裂伤则可能导致严重并发症。

（1）诊断

1）手术后出现持续性且进行性加重的急腹症症状。腹痛，伴恶心、呕吐，严重者出现发热、休克症状。

2）体格检查发现腹部较典型的腹膜刺激征症状，包括腹肌紧张、腹痛、反跳痛，以及移动性浊音、肠蠕动亢进。

3）辅助检查：腹部超声，检查可见盆腔积液、

肠管蠕动亢进、肠管扩张等表现，化验血常规血象：白细胞计数增高、CRP 及降钙素增高。

（2）治疗

1）对可疑肠管穿刺伤，但生命体征平稳，急腹症症状不典型或不严重，住院严密观察 24 小时；禁食禁饮，静脉营养；广谱抗生素静脉滴注预防感染。

2）严重而典型的肠道损伤患者，需要立即行急诊剖腹探查术。

2. 膀胱和输尿管损伤

（1）诊断

1）取卵手术史，特别是在盆腔粘连严重、进针距离卵巢较远、静脉麻醉的病例。一般在术后数小时至 10 余天后出现症状。症状为腹痛、有时放射至腰痛、发热、排尿困难、血尿、膀胱积血等症状，严重者出现肾积水、失血性休克。

2）体格检查时可发现腹部局部肌紧张、腹部压痛和反跳痛，较典型的腹膜刺激症状。导尿出大量血尿和血块。

3）辅助检查包括：B 超、盆腔 MRI 或盆腔 CT、静脉肾盂造影或逆行膀胱造影、血常规；影像学检查提示盆腹腔积液、膀胱腔内血块、输尿管扩张或肾盂积水等征象；膀胱镜常较准确地诊断出血部位，并可放置输尿管支架；出血较多时出现失血性贫血的实验室表现。

（2）治疗

1）取卵后引起血尿，一般为穿刺针孔出血，术后导尿管导尿，若尿色正常，术后 2 小时小便正常可以离院；若导尿管导尿小便持续发红，可以应用温生理盐水 500 ～ 1000ml 反复冲洗膀胱，直至尿色正常，术后 2 小时小便正常可以离院。

2）如出血多需要立即收入院进行膀胱镜检查，电凝止血。住院密切观察，监测生命体征。记录 24 小时出入量。保留导尿管，如果为膀胱积血和血块，可予无菌生理盐水定期冲洗膀胱。

3）如果仍旧持续血尿，可以用膀胱镜探查，镜下看见输尿管开口，可使用输尿管镜或导管探查输尿管，看是否有血栓栓塞梗阻。探查依据充分以后，可在镜下放置输尿管支架。10 余天后再次进行膀胱镜检查，去除输尿管支架。

4）预防性静脉滴注抗生素，预防感染。

5）对更大、更严重的输尿管损伤，特别是子宫内膜异位症盆腔粘连严重的患者，可请泌尿外科进行开腹或腹膜外的输尿管修复成形术。

3. 血管损伤 如有大血管损伤，造成大量内出血，需手术止血，术后除需注意观察生命体征外，也需注意有无盆腔感染征象。

4. 卵巢损伤 在穿刺过程中可能损伤卵巢，如果腹痛不适或者出现腹腔内出血症状，则应在输液或输血条件下，立即行剖腹手术治疗，不可延误，应停止本周期的取卵治疗。

5. 脏器损伤的预防

（1）术前充分评估，了解卵巢位置，盆腔粘连情况。

（2）术前提前嘱咐患者排空大小便，以避免损伤膀胱和肠管。

（3）如因手术时间长而出现膀胱充盈，应及时导尿。

（4）术中避开盆腔血管及肠道。

（5）进针尽量不经膀胱，如卵巢位置特殊必须经膀胱时争取 1 ～ 2 次完成。

（6）如卵巢位置特殊，必经子宫，应尽量一次完成。

第八节 辅助生殖并发症及其处理

辅助生殖技术（ART）的重要在改善临床妊娠率的同时，亦可发生卵巢过度刺激综合征、多胎妊娠、异位妊娠等并发症。

（一）卵巢过度刺激综合征

1. 概况 卵巢过度刺激综合征（ovarian hyperstimulation syndrome，OHSS）是辅助生殖技术使用促排卵药物后引起的一种医源性疾病。特征表现为卵巢囊性增大，毛细血管通透性增加，体液从血管内向第三腔隙转移，造成血液浓缩、电解质紊乱、肝肾功能受损、血栓形成等，严重时甚至危及患者生命。OHSS 的典型临床表现为腹胀、呕吐、腹泻、卵巢增大、少尿或无尿、血液浓缩、血容量不足、电解质紊乱、胸腔积液、腹水、呼吸窘迫综合征、血栓形成，甚至出现多器官功能衰竭和危及生命。严重时可危及患者生命。随着近年辅助生殖技术的发展，OHSS 病例逐年增多。据文献报道，体外受精（IVF）诱导排卵周期轻度

OHSS 发生率为 20%～33%，中度 OHSS 发生率为 2%～6%，重度 OHSS 发生率为 0.1%～0.2%，OHSS 死亡病例罕见，死亡率为 0.1‰～0.3‰。OHSS 病因尚不明确，其表现形式多样，给临床预测、治疗及相关研究带来很多困难。

根据 OHSS 严重程度分为轻、中、重三度。

（1）轻度：1 级为腹胀和腹部不适；2 级为 1 级加恶心、呕吐、腹泻，卵巢直径增大 8～12cm。

（2）中度：3 级为 2 级加腹水。

（3）重度：4 级加 3 级加胸腔积液、呼吸困难等临床证据；5 级为 4 级加血液浓缩、血液黏滞度增加、凝血功能异常及肾血流灌注减少。

2. OHSS 的高危因素及预测指标　OHSS 预防重于治疗，采取有效的手段可显著降低 OHSS 发生。

（1）早发型 OHSS 的高危因素及预测指标（表 2-7-1）

个体化的促排卵方案：通过充分评估患者卵巢功能、年龄等情况，设计个体化的促排卵方案，降低周期取消率、预防 OHSS，获得更好的临床结局。

①个体化促排卵方案：包括 a. 降低促性腺激素（Gn）使用剂量：对于卵巢高反应患者，起始 Gn 剂量不超过 150U。b. 采用促性腺激素释放激素拮抗剂（GnRH-ant）方案：此方案可有效预防 OHSS 发生，重度 OHSS 的发生率可降低约 50%；与常规长方案相比，拮抗剂方案的获卵数、成熟卵数、受精率、卵裂率、种植率、妊娠率与其相当。c. 微刺激方案：枸橼酸氯米芬（CC）或来曲唑（LE）联合尿源性 / 重组 Gn，可用作卵巢高反应者的促排卵方案，以降低 OHSS 的发生率。

②减少 hCG 的"扳机"剂量：研究显示，使用 3000U 的 hCG 扳机可有效促使卵母细胞成熟，但低至 2000U 则无效。即使降低 hCG"扳机"剂量，亦无法降低高危患者 OHSS 发生率。

③ GnRH-a 代替 hCG 诱导卵泡成熟和触发排卵：应用 GnRH-ant 方案，利用 GnRH-a 代替 hCG 诱导卵泡成熟和触发排卵，这是用于 OHSS 高危患者的金标准方案，能显著降低早发型 OHSS 风险，目前尚无其他预防手段优于此法。与 hCG 扳机相比，GnRH-a 扳机方案的新鲜周期妊娠结局较差，流产率较高，然而，不影响全部胚胎冷冻，随后冻融胚胎移植（FET）周期的妊娠结局。

（2）晚发型 OHSS 的预防

1）全部卵子或选择性胚胎冷冻：是预防晚发型 OHSS 的常规方法，此法可避免黄体期继续暴

表 2-7-1　早发型 OHSS 的高危因素及预测指标

高危因素	预测指标
原发因素（患者本身因素）	
高 AMH 水平	＞ 3.36ng/ml 可独立预测 OHSS
低龄	＜ 33 岁可预测 OHSS，2013 年欧洲人类生殖与胚胎学会
既往 OHSS 病史	（ERHRE）建议＜ 30 岁
PCO	既往有中、重度 OHSS 史，住院患者
基础窦卵泡计数	双侧卵巢窦卵泡计数＞ 24 枚
低体质指数	AFC ＞ 14 枚
过敏体质	结论存在争议
甲状腺功能减退	结论尚不确定
继发因素（卵巢功能相关因素）	促甲状腺激素使卵巢增大
中 / 大卵泡数量多	
高的或增长迅速的雌二醇水平及卵泡获卵数目多	≥ 13 个直径≥ 11mm 的卵泡或＞ 11 个直径≥ 10mm 的卵泡 E2 ≥ 5000ng/ml 和（或）≥ 18 个卵泡可预测重度 OHSS 获卵数＞ 11 个，2013 年 ESHRE 建议＞ 20 个获卵数
应用 hCG 触发排卵或黄体支持	hCG 触发排卵或黄体支持与 OHSS 相关
早期妊娠	早期妊娠致内源性 hCG 升高与晚发型 OHSS 相关

露于 hCG，避免周期取消及保证累积妊娠率。目前 FET 周期的临床妊娠率与新鲜胚胎移植周期相当。全部卵子或选择性胚胎冷冻可降低但无法完全避免早发型 OHSS 的发生。

2）黄体支持方案的选择：与黄体酮相比，使用 hCG 黄体支持增加了发生 OHSS 的风险。因此，有 OHSS 风险的患者应避免使用 hCG 进行黄体支持。

3. OHSS 的诊断　OHSS 最早出现的临床表现是腹胀，可在 hCG 注射 24h 后发生，并在 hCG 注射后 7～10 天伴随早期妊娠出现重度 OHSS。

（1）OHSS 根据发生时间分为早发型及晚发型。早发型 OHSS 与促排卵相关，多发生在 hCG 注射后 9 天内。晚发型与早期妊娠内源性 hCG 升高及应用外源性 hCG 黄体支持有关，多发生在 hCG 注射 9 天后，临床症状更为严重。

（2）B 超、血常规、凝血常规、肝肾功能、血清电解质等检查、检验是必要的。腹水穿刺术可了解腹水性质。OHSS 诊断主要依据促排卵病史，结合腹痛、腹胀、体重增加和尿少等症状，以及相应的实验室检查。但应与盆腔感染、盆腹腔出血、异位妊娠、阑尾炎、卵巢蒂扭转及卵巢黄体破裂等疾病相鉴别，同时要警惕 OHSS 有发生卵巢蒂扭转或破裂的风险。

4. OHSS 的治疗　建议对 OHSS 患者进行细致的评估，并确定其严重程度。

（1）患者的管理：当患者接受 Gn 治疗时，需详细评估患者发生 OHSS 的风险。记录 OHSS 情况，内容包括：潜在风险、症状、体征及处理方式。与患者充分沟通，如出现相关症状时，联系临床医师进行相应诊断及处理。

（2）门诊患者的处理

1）轻度 OHSS、单纯卵巢体积增大的中度 OHSS，一般不会发生并发症，无须特殊治疗，根据病情适当对症治疗，并在门诊监测相关指标。门诊处理 OHSS 患者需要医师和患者共同努力，为预防血液浓缩，建议每日液体入量为 2～3L。注意休息（但避免绝对卧床），进易消化饮食，避免剧烈活动或性生活以预防黄体破裂或卵巢蒂扭转。如有任何病情恶化的表现应及时就诊。建议患者记录每日体重和尿量，避免使用 hCG 进行黄体支持。所有门诊患者应由专业医师进行常规检查，

包括血压、脉搏、体重、腹围及必要的胸部和腹部检查。

2）确诊为中、重度 OHSS 的患者，建议动态监测以下实验室项目：凝血功能、血常规、肝肾功能、电解质等，超声检查卵巢大小，是否合并腹腔或胸腔积液。患者出现呼吸困难，B 超监测到胸腔积液，必要时与患者权衡利弊后，选择胸部 X 线检查；怀疑有心包积液者建议进行超声心动图和心电图检查。

3）若重度 OHSS 患者依从性好，遵医嘱可在门诊监测及治疗。腹部不适可使用对乙酰氨基酚类镇痛药，必要时可在门诊行经阴道腹水穿刺术，以减轻患者症状。临床医师应密切观察患者病情发展并嘱患者定期就诊，同时不断评估患者是否需要住院治疗。

当患者有严重腹水、显著腹痛、呼吸困难时，腹水穿刺可以明显缓解症状，同时因腹压降低，增加了肾脏血液灌注，从而改善患者尿量。可在 B 超引导下避开重要器官进行穿刺，并留置腹腔引流导管引流腹水，同时预防感染的发生。建议计量每日引流量，当每日尿液增加及引流量减少时说明症状好转。每日引流量＜50ml 时可拔除引流管。如单次腹腔穿刺放液，一般腹腔穿刺液体量不超过 3000ml。经阴道后穹窿穿刺腹水可预防中度 OHSS 发展至重度 OHSS。当出现严重胸腔积液、呼吸困难时，胸腔积液穿刺可缓解症状。

（3）住院患者的处理：住院治疗的指征包括门诊无法处理的严重症状，如严重腹痛或腹膜炎，严重恶心呕吐，无法进食，无法依靠口服药缓解严重腹痛、少尿、肺功能损害、低血压、头晕、严重电解质紊乱、严重血液浓缩以及社会因素（患者无法及时去医院就诊）。对于住院患者，应严密监测出入量（尿液需维持 30ml/h）、体重改变和病情变化，及时跟踪实验室检查结果，进行系统治疗。

首要的治疗措施是纠正低血容量和电解质酸碱平衡紊乱。静脉注射晶体液（生理盐水 100～150ml/h）以增加尿量；当出现持续的低血容量时，给予白蛋白（体积分数 25%，白蛋白 15～20ml/h 持续 4h）直至症状缓解，在低血容量未纠正时，不应使用利尿剂。若有显著腹痛且排除并发症时，可使用对乙酰氨基酚类制剂缓解疼痛。早期妊娠

可使用止吐剂缓解恶心、呕吐症状；伴随高凝状态和（或）长期卧床的 OHSS 患者，有发生血栓的风险，建议每日应用低分子肝素（如肝素钠5000U/d）预防血栓发生。出现肾衰竭、血栓形成、心包积液及急性呼吸窘迫综合征（ARDS）等危及生命的并发症，需早期发现，并多学科联合处理。当并发症严重威胁生命时，应终止妊娠以缓解疾病的进程。

建议向患者及其家属解释疾病及患者病情：① OHSS 为自限性疾病；②如发生妊娠，病程将延长：有可能仅需住院数天，也有可能需住院长达4周；③若不发生严重并发症，OHSS 不影响妊娠；④如果发生严重 OHSS 及并发症，必要时需终止妊娠以挽救患者生命。

总之，OHSS 是一种复杂的医源性疾病，严重时可危及患者生命。接受 ART 促排卵治疗的患者可能有发生 OHSS 的风险，临床医师应认真评估患者的高危因素，制订个性化促排卵方案，最大限度地预防 OHSS 发生。一旦 OHSS 发生，应详细评估患者病情，给予适当治疗并防止严重并发症的发生。

（二）多胎妊娠

1. 定义　单次妊娠胎儿数超过 1 个称为多胎妊娠，以双胎妊娠最为常见，三胎及以上称为高序多胎（high-ordermultiples，HOMs）。

2. 多胎妊娠的风险　多胎妊娠孕产妇的妊娠剧吐、妊娠高血压疾病、妊娠期糖尿病、贫血、产前及产后出血、产后抑郁等孕产期并发症发生率显著高于单胎妊娠，剖宫产率也明显升高；早产和胎儿宫内生长受限发生率成倍增加，导致低出生体重儿尤其是极低体重出生儿、新生儿窒息、新生儿呼吸窘迫综合征、颅内出血等发生率也数倍甚至数十倍于单胎妊娠，新生儿死亡率显著升高，存活下来的新生儿此后的体格发育落后，心理发育障碍风险增加。

3. 多胎妊娠的处理　减少多胎妊娠的胎儿数可降低母体孕产期并发症发生率，改善围生儿结局。

自然减胎或实施手术减胎后的流产率，以及母儿围生期病患率和死亡率与同数目的宫内妊娠胎儿相似。

多胎妊娠后可能发生自然减胎，但目前尚无法预测多胎妊娠是否发生自然减胎及所减除的胎儿数目，由熟练的医师进行手术减胎后的流产率与期待观察的流产率近似，因此手术减胎应成为处理多胎妊娠的主要手段。

留存胎儿的数目一般为 1 个或 2 个。因既往病史不同，孕妇对妊娠全过程的内科合并症的可耐受性差异较大。仅留存 1 个胎儿的情况：既往剖宫产、子宫肌壁间肌瘤剥除或子宫较大穿孔修复等形成的瘢痕子宫、子宫畸形、曾发生过妊娠中、晚期自然流产、早产或孕妇及家属要求仅留存 1 个胎儿。

医源性多胎妊娠一般在妊娠 6～12 周实施经阴道减胎手术，术前完成血常规、尿常规、凝血功能指标、阴道分泌物、心电图等检查，早孕期 10 周前孕妇可以门诊减胎观察，于手术开始前 0.5～2.0h 静脉或单次口服第一代或第二代头孢菌素。确定多胎妊娠的绒毛膜数和羊膜数，选择靠近宫颈或胎囊最小的胎儿予以减除。高序多胎首先选择减除单绒毛膜单羊膜内的全部胎儿，其次选择减除单绒毛膜双羊膜囊内的全部胎儿，不单独减除单绒毛膜内的单个胎儿。

4. 多胎妊娠的预防　医源性多胎妊娠重在预防，严格掌握排卵诱导药物的使用和控制移植胚胎数目是减少多胎妊娠的有效措施。

（1）对无排卵患者使用排卵诱导药物时，应首先选择 CC 或 LE 等口服药物，在无效的情况下，选用 Gn 制剂，但应从 < 75U/d 小剂量开始。

（2）应用排卵诱导药物后，当直径 ≥ 14mm 的卵泡数 > 3 个时，应停用药物并劝告患者使用避孕套避孕；接受宫腔内人工授精（IUI）者应停止治疗，有自然受孕可能者应建议其使用避孕套避孕。

（3）实施 IVF-ET 技术时移植的胚胎数目：卵裂期胚胎应 ≤ 2 个，囊胚一般为 1 个，鼓励患者接受选择性单胚胎移植。

（三）异位妊娠

胚胎在子宫腔以外的任何部位着床者，称为异位妊娠。根据着床部位不同，分为输卵管妊娠、卵巢妊娠、腹腔妊娠、宫颈妊娠及子宫残角妊娠等，其中以输卵管妊娠最多见。

ART 后的异位妊娠发生率较自然妊娠明显增加，报道可达 4%～10%；罕见的异位妊娠类型发生率也有增加，输卵管间质部妊娠占所有异位妊娠的 1%～6%。

输卵管病变是造成 ART 异位妊娠率升高的主要原因，而输卵管切除是间质部妊娠的高危因素。

在接受 IVF-ET 或 AIH 获得的妊娠发生异位妊娠时，常因卵巢增大或 OHSS 表现使异位妊娠的临床表现不典型，或被忽略。如何早期诊断和正确处理 ART 后输卵管妊娠，特别是输卵管间质部妊娠和复合妊娠尤为重要。

1. 诊断要点

（1）在 IVF-ET 或 AIH 术后，经尿或（或）血检查确诊为早孕。

（2）阴道少量出血，腹胀或腹部不适加剧，出现下腹疼痛，严重者出现腹腔内大出血的临床表现，如贫血貌、晕厥史、腹膜刺激征。血压下降，脉搏 > 120 次 / 分等出血性休克的表现。

（3）妇科检查，有子宫颈举痛，在双卵巢增大的背景下，可触到较明显的压痛点。

（4）B 超很重要，超声检查是主要的无创识别手段，一般宫腔内仅见内膜增厚，缺乏妊娠囊影像。可能发现在增大的卵巢旁有孕囊样结构，大小与停经时间相符合，偶见胎心搏动（未破裂时），若破裂，盆腔积液量增加或出现积液暗区。或发现妊娠囊位于宫角部。或宫内外均可见孕囊。

（5）实验室检查：腹腔内大出血时，有血红蛋白明显下降，白细胞总数上升。

（6）血 β-hCG 的倍增时间延长或上升不明显。

2. 治疗　转妇科住院手术或者药物保守治疗。

（1）输卵管妊娠处理

1）手术治疗：输卵管妊娠首选手术治疗。对异位妊娠破裂内出血并发休克者，立即手术，剖腹探查或腹腔镜探查进行病灶部位的切除术或清除术。保守性手术并无保留生育功能的优势，反而增加持续性异位妊娠和再次异位妊娠率。

输卵管切除的手术操作可能对卵巢储备功能有直接影响，应紧贴输卵管肌层切除管性组织，最大程度保留系膜组织，可以减少系膜内吻合和动脉弓的损伤，减少对卵巢血供的影响。

2）保守治疗：用甲氨蝶呤（MTX）和（或）中药行保守治疗，也是治疗输卵管妊娠手段之一，优点是免除了手术创伤，保留患侧输卵管，适用于患者一般情况良好、无活动性腹腔内出血、超

声未见胚胎原始血管搏动、无药物治疗禁忌证、盆腔包块最大直径 < 3cm、血 hCG < 2000U/L；但在治疗过程中可能出现胚胎继续生长、异位妊娠部位破裂和腹腔内出血等情况，一旦保守治疗失败需改行手术治疗。

（2）输卵管间质部妊娠处理：由于 ART 人群中输卵管切除率较高，输卵管间质部妊娠的发生率有增加趋势。输卵管切除后间质部妊娠破裂可能提早发生，破裂后短时间内即出现休克症状，临床医师需引起足够重视。超声检查是主要的无创识别手段，必要时可通过宫腔镜检查排除宫角部妊娠。治疗手段有药物保守治疗、开腹或腹腔镜下子宫切除术、宫角切除术、宫角楔形切除术及输卵管间质部切开取胚 + 宫角修复术。

药物保守治疗包括静脉或者肌内注射 MTX 和妊娠囊内氯化钾（KCl）或 MTX 局部注射，早期未破裂者成功率在 90% 以上。保守治疗最大的风险是破裂继发腹腔内出血，须在有大出血抢救措施的手术室实施该术。对于 hCG 水平相对较高的患者仍建议手术治疗。

手术治疗目前主要是开腹或者腹腔镜下宫角楔形切除术和切开取胚术。楔形切除将丧失部分子宫角部肌层，可能增加妊娠期子宫破裂的风险，宫角切开取胚 + 宫角修复术可以最大程度保留子宫完整性。

（四）复合妊娠

1. 定义及发生率　多部位妊娠指的是胚胎在 ≥ 2 个不同部位着床者，以复合妊娠（宫内合并宫外妊娠）最常见。宫内、外同时妊娠发生率达 1%～3%，并有增加的趋势。

复合妊娠主要包括宫内合并输卵管峡部或者壶腹部妊娠、宫内合并输卵管间质部妊娠。

复合妊娠未破裂时症状不明显，破裂出血后也易与 OHSS 或早孕反应混淆。因此，移植 > 2 个胚胎者初次 B 超随访应注意宫腔以外有无孕囊样结构存在，重点排查是否为复合妊娠。

移植后 28 天患者进行首次超声检查时，医师一定注意观察移植胚胎数目和孕囊数目不相吻合的情况，门诊医师和超声医师共同复核确认，并嘱咐患者于移植后 35 天再次来院复查超声以排除异位妊娠诊断。

妊娠期期间异常情况：如孕妇出现突发性下

腹痛、胃脘部疼痛或里急后重感、阴道出血等，门诊医师一定告知患者来院及时检查治疗，避免确诊前出现异位妊娠破裂、甚或破裂大出血的严重身体伤害。

2. 诊断要点

（1）IVF-ET 治疗后，患者确诊早孕，但出现不能解释的下腹不适或疼痛，并随着时间加剧，破裂时出现晕厥等出血性休克的表现。

（2）B 超检查：宫内妊娠存在，孕囊发育好。在子宫腔外，可探及孕囊样结构，偶可见胎心搏动；宫腔内超声直接妊娠征象以及宫腔外间接妊娠征象伴临床症状；宫腔内超声直接征象伴异位妊娠的临床表现而无阴道出血；超声检查示宫腔内妊娠流产，而阴道出血与全身失血症状不成比例。

（3）血和尿 hCG 及 P 变化，不能作为参考指标。

3. 治疗原则　转妇科住院手术治疗。复合妊娠的治疗原则是去除异位妊娠并保护宫内继续妊娠。复合输卵管妊娠者建议行输卵管切除，其他宫外部位妊娠也应尽早清除妊娠物。一般多采用腹腔镜下手术治疗，在安胎的前提下尽早手术治疗，切除异位妊娠病灶。加强术前、术中、术后的保胎处理及治疗。手术方式与非妊娠期基本相同。

超声引导下妊娠囊内氯化钾注射治疗宫内合并间质部妊娠同多胎妊娠减胎术。因术中有即刻大出血风险，须在有大出血抢救措施的手术室实施该术。且因术后子宫破裂及宫内妊娠流产不可预知，所以需要对患者进行充分知情谈话和密切的随访。

复合妊娠腹腔镜手术的主要注意事项：尽量减少麻醉时间和麻醉药物的剂量；尽量缩短手术时间，腹腔镜手术尽可能降低气腹压力；减少子宫刺激；围术期抑制宫缩，同时行黄体支持。

（五）卵巢扭转

卵巢扭转临床表现缺乏特异性，常导致诊断和手术治疗的延迟。对因急腹痛就诊的取卵后患者，应考虑到卵巢扭转的可能，尤其是伴有间歇性疼痛，胃肠道症状如恶心、呕吐和发热等症状更应警惕附件扭转的可能。彩色多普勒超声检查异常有助于协助诊断附件扭转。

1. 诊断

（1）病史和体征

1）有卵巢增大的病史，体位突然改变后易发。

2）以急腹痛为特征，突然发作的一侧下腹剧痛，伴恶心、呕吐、腹部阵发性绞痛，进行性加重。

3）腹肌紧张，出现板样腹，患侧压痛、反跳痛阳性。

4）盆腔检查扪及患侧包块，囊性，张力较大，活动度差，蒂部有压痛。

5）畏寒、发热。严重者有休克和晕厥的。

（2）辅助检查

1）超声检查：超声因敏感度高，应用方便，可考虑作为疑诊附件扭转患者的首选影像学检查。MRI 和 CT 也可帮助识别附件扭转，更大的价值在于排除其他导致下腹痛的病因。

发现患侧囊性包块，固定不动；卵巢增大和多普勒血流减少或缺失。一般而言，缺血幅度与扭转严重程度一致。如果附件扭转暂时自行复位或仅为部分扭转或动脉灌注未受波及时，则可能表现正常血流信号。彩色多普勒检查卵巢血流减少，考虑卵巢不完全扭转，卵巢完全蒂扭转时多普勒检测患侧卵巢血流明显减少或无血流。

2）实验室检查：尚无确切的实验室指标可以确诊附件扭转。外周血常规检查提示白细胞不断升高，伴组织坏死者，C 反应蛋白（CRP）水平升高，但也是非特异性标志物。D- 二聚体也可以升高。

3）MRI 和 CT 检查：不具有特异性，都不能用于评估卵巢的血流灌注，而且费用较彩色血流双超声（colourflow duplex ultrasound, CDU）昂贵，故不宜作为可疑附件扭转的首选辅助检查。尽管如此，MRI 和 CT 可有助于排除其他导致下腹痛的病因。

2. 治疗

（1）保守治疗：一旦出现卵巢扭转的迹象，利用体位变换如屈膝卧位或者对侧卧位进行卵巢扭转的复位，观察卵巢扭转是否有回转的机会，暂时观察一段时间，一大部分人群可以缓解临床症状，扭转复位，避免手术复位治疗。必要时广谱抗生素静脉滴注预防感染。观察期间注意观察疼痛有无缓解，密切监测生命体征。

（2）腹腔镜或开腹手术治疗：观察约 1 ～ 2 小时疼痛无缓解，腹部压痛和反跳痛有加重趋势，血象升高。应急诊进行剖腹探查，术中根据扭转卵巢有无坏死决定手术方式，若扭转时间不长，卵巢仍存活无坏死的患者，尽量保留卵巢，可以实施穿刺卵巢放液，缩小卵巢体积，扭转卵巢回复并行卵巢固定术，以防再次发生卵巢扭转。

即便卵巢出现坏死，也要复位，即使卵巢呈现蓝黑色，也应进行保守的卵巢扭转手术归位伴或不伴囊壁剥除术。

对于先天性卵巢韧带过长、反复扭转或无明确扭转原因者，可考虑卵巢固定术。

缩短确诊至手术的时间，可最大限度地减少对卵巢的创伤和缺血。

促排卵以后增大的卵巢发生扭转，卵巢上多个黄体结构易破碎出血。术中注意尽量避免干扰。亦避免对对侧卵巢进行过多探查。

3. 预防　在辅助生殖技术实施过程中，注意卵巢增大的现象，嘱咐患者减少活动，避免剧烈运动及突然体位的变动，不憋尿，不用力大便，防止卵巢扭转。

（六）血栓性疾病

1. 血栓性疾病发生率：发病率不清，静脉血栓发病率为治疗周期的 0.08% ～ 0.11%，其发生率其实很低，至少与妊娠女性相似，远高于同龄女性。与助孕后妊娠关系不确定（TEC 患者有 30% 未妊娠女性），并非均发生于 OHSS 患者；动脉血栓多发生于移植后 10 天（内源性激素改变期）；同一患者可发生于非邻近部位的两处以上血管。其发病与家族性血栓疾病相关。

2. 10% 的患者即使进行全量抗凝治疗血栓依然会有进展，目前无助孕患者血栓预防相关共识。

3. 助孕期间，高风险人群（有血栓病史，重度OHSS患者），可考虑应用低分子肝素、阿司匹林，但预防效果不确定。

4. 提高对血栓发病风险意识，及时早期治疗。

第九节　胚胎移植及胚胎冷冻

一、胚胎移植

1. **移植前物品准备**　胚胎移植消毒包（弯盘 1 个、阴道窥器 2 个、卵圆钳 2 把、宫颈钳 1 把、探针 1 个、纱布 5 块、棉球 10 个、棉签 4 个），无菌生理盐水 200ml，移植管 1 套。

2. **取消移植的标准**

（1）患者因各种原因未获卵。

（2）患者因各种原因未获得可移植胚胎。

（3）患者中重度 OHSS 倾向。

（4）hCG 日 P 过高，临床医师建议放弃移植。

（5）ET 日发现子宫内膜异常（如息肉或过薄等）、宫腔积液或患者有急性感染等不宜妊娠情况。

（6）患者及家属因个人原因中止治疗者。

（7）主管医师认为需要取消周期、放弃移植的其他情况。

3. **移植前准备**　指纹确认患者夫妇身份，患者适当充盈膀胱，更换患者治疗服。新鲜胚胎移植根据实验室的胚胎体外培养发育情况，同时结合患者临床情况，决定胚胎移植时间。移植时间多选择在受精后第 3 天进行卵裂期胚胎移植或第 5 天进行囊胚移植，也可在受精后第 2 天或第 4 天行卵裂期胚胎移植，目前常规采用经腹 B 超引导下胚胎移植。

术前、术中需手术室护士、临床医师及实验室胚胎学专家共同核对患者夫妇双方姓名、身份等信息。

4. **移植数目及剩余胚胎处理**

（1）在基本不影响胚胎着床率与累积妊娠率的基础上，减少胚胎移植数目，通过一个阶段努力及临床实践，争取尽早将 IVF-ET 的多胎率降低至 20% 以下。

（2）在辅助生殖助孕过程中减少移植胚胎数目是降低多胎妊娠的最有效措施，对于胚胎移植数目需由医师与患者夫妇进行充分沟通，告知多胎妊娠的母婴风险及预防的重要性并签署知情同意书。

（3）无论任何年龄、移植周期次数，每周期胚胎移植数目均≤ 2 枚。

（4）存在以下情况时，建议选择性单胚胎移植（elective single embryo transfer，eSET），包括卵裂期胚胎或囊胚：

1）第一次移植，没有明显影响妊娠因素的患者。

2）子宫因素不宜于双胎妊娠者，例如：瘢痕子宫、子宫畸形或矫形手术后，子宫颈功能不全或既往有双胎妊娠、流产、早产史等。

3）全身状况不适宜双胎妊娠者，例如：全身性疾病未得到有效控制，包括身高＜ 150cm，体重＜ 40kg 等。

（5）移植日实验室技术人员与移植医师沟通，确认移植胚胎、冷冻胚胎及放弃的胚胎或卵子，共同在实验室记录单上签字，移植医师与患者夫妇谈话，书面告知患者夫妇本周期获卵数、受精情况、可用胚胎数、准备移植的胚胎数及剩余胚胎去向，签署所有配子、胚胎去向知情同意书。

5. 移植临床操作步骤

（1）移植前由护士、移植者、胚胎实验室人员与患者共同核对患者身份。

（2）胚胎实验室挑选形态好的胚胎进行移植。

（3）患者取膀胱截石位，膀胱处于半充盈状态以利于超声观察子宫腔。

（4）生理盐水擦洗外阴，覆以无菌孔巾，严格按照无菌原则操作，动作轻柔，以避免刺激宫颈、子宫等，阴道窥器充分暴露宫颈，生理盐水棉球及干棉球拭净阴道、宫颈分泌物，再用细棉签以生理盐水或培养液拭净宫颈口及宫颈管内分泌物。

（5）助手协助腹部 B 超检查，在腹部 B 超引导下术者插入胚胎移植管外管至超过宫颈内口。根据 B 超监测下的宫腔、宫颈内口位置及其弯曲程度调整移植外套管的弯曲度，轻轻向宫腔置入胚胎移植导管的外套管，越过宫颈内口时常有明确的轻微突破感。当外管置入困难时，可考虑使用内芯较硬的移植管协助置入，必要时应用宫颈钳牵拉宫颈。移植管的外套管到达预设的深度后固定，并撤出内芯。

（6）胚胎实验室移植人员胚胎装管，步入移植间，持胚胎装管内芯，在移植医师的帮助下插入移植外管。

（7）再次核对夫妇双方身份后，将装载有胚胎的移植管内芯经外管进入宫腔，离宫底 1.0 ~ 1.5cm 处，固定内芯和移植导管，实验室人员将胚胎缓慢轻柔注入宫腔，超声可见经内芯注入的培养液和胚胎的位置。

（8）术者一并退出移植管内芯、外管，交胚胎实验室人员检查有无胚胎遗留。若有胚胎遗留，胚胎清洗后，更换移植管重新装管移植。

（9）移植术后，患者于观察室静卧 0.5h，再行离院返家。

6. 移植术后监测

（1）移植术后，嘱患者避免性生活及剧烈运动，遵医嘱使用黄体支持药物。

（2）密切注意有无腹痛、腹胀、阴道出血、发热等症状，注意防治各种并发症，包括卵巢过度刺激综合征、感染、流产、多胎妊娠及异位妊娠等，一旦疑诊应及时按有关原则处理。

（3）在胚胎移植术后的第 14 天，留晨尿查 hCG 以判断是否妊娠，或者于胚胎移植术后的第 14 天、第 16 天查血清 hCG 水平及上升情况以判断妊娠。

（4）妊娠检测阳性者继续黄体支持到约 2 ~ 3 周行 B 超检查以确定临床妊娠、是否合并有异位妊娠、有无多胎妊娠。

（5）IVF-ET 术后妊娠者视为高危妊娠，孕产期应适当休息，加强产检，及时做出相应处理，临产时如合并其他产科指征可适当放宽剖宫产指征。

7. 移植注意事项

（1）移植前反复核对夫妇双方姓名无误。

（2）移植时严格无菌、无毒、无味、无尘操作。

（3）B 超监视下移植，动作轻、稳、准，减轻对宫颈和子宫的刺激。

（4）尽量避免出血。

（5）移植困难者，术前 30min 可肌内注射阿托品 0.5mg。

（6）移植特别困难者，应将胚胎冷冻保存，进一步行宫腔镜检查明确原因。再次移植时，可在实施移植前一个周期进行试移植，先以探针探测宫腔深度，以判断移植管进入子宫腔的难易程度及方向，继而试插胚胎移植导管。记录进入宫颈内口时受阻的位置，进入子宫腔的方向及深度，移植术前 30min 肌内注射阿托品 0.5mg。

（7）注入胚胎时应控制推注压力，压力不宜过大。

（8）注入胚胎后应注意不要放松注射器芯，避免由于回吸作用使胚胎回吸入移植管内而使胚胎遗留。

二、胚胎冷冻

（一）胚胎冷冻适应证

1. IVF-ET 周期获得的多余胚胎。

2. PGT 后等待诊断结果。

3. 对于有可能丧失卵巢功能但有生育要求的患者（如要接受化学治疗、放射线治疗或附件切除手术等），也可选择冷冻胚胎来保存其生育能力。

4. IVF 周期因其他各种原因不能移植者

（1）有 OHSS 高风险者，实施全胚冷冻，留待以后再行复苏移植。

（2）hCG 日 P 值过高，临床医师建议放弃移植。

（3）IVF 周期中因患者子宫内膜生长不佳、ET 日发现宫腔积液、子宫内膜异常（如息肉或过薄等）不适合移植者。

（4）移植前患者出现感染发热、严重腹泻或咳嗽等内外科合并症。

（5）高孕酮状态下促排卵方案、黄体期促排卵等方案所形成的胚胎。

（6）其他情况不适合移植。

（二）胚胎冷冻数目原则

患者知情同意前提下，获卵裂期 D3 胚胎 8 枚以上的，冷冻 2 管 4 枚，其余全部囊胚培养；原则上囊胚评分 3BB 以上级别的囊胚冷冻每管 1 枚；卵裂期 D3 胚胎每管 2 枚以下，建议 1 级胚胎每管 1 枚，多周期促排卵的可以每管 2 枚；PGS 的胚胎无论卵裂期还是囊胚期，每管均为冷冻 1 枚。

（三）卵母细胞冷冻适应证

1. 即将失去卵巢功能者：手术切除、化疗或放疗等。

2. 因医学原因无法在取卵日受精的患者：取卵日丈夫各种方法均未获得精子。

3. 取卵日突发丈夫意外情况，无法来院，要求冷冻取卵。

4. 获卵数超过 20 枚，患者同意后可以作为生殖储备，将来可自己用或作为赠卵来源。

（四）FET 周期方案

1. 自然周期

（1）适用于年轻、月经周期规律且排卵正常者。

（2）根据月经周期的长短决定超声监测开始的时间，通常在月经周期第 8 ～ 10 天起超声监测卵泡发育和排卵情况。

（3）依据卵泡发育的情况决定是否测定性激素以帮助判断排卵日和黄体功能。

（4）根据冷冻胚胎龄决定胚胎移植的时机，原则上冷冻胚胎的移植时间与新鲜周期的胚胎时间相同。如原核期胚胎于排卵后次日移植，受精后 2 天的胚胎于排卵后 2 天移植，以此类推，囊胚于排卵后 5 ～ 6 天移植。

（5）不采用或采用黄体支持均可，如用黄体支持，自胚胎移植日起黄体酮 20 ～ 40mg/d 肌内注射，或微粒化黄体酮栓 100 ～ 300mg/d，或黄体酮凝胶（Crinon 含微粒化黄体酮 90mg/ 粒）1 粒 / 天，或地屈孕酮 40mg/d，分 2 次口服，直至移植后 2 周，妊娠者维持至移植后 4 ～ 6 周。

2.（降调）人工周期

（1）人工周期适用于所有 FET 患者，尤其是月经不规则及子宫内膜过薄者；降调人工周期适用于反复移植失败、内膜息肉、内膜炎、子宫内膜异位症、子宫腺肌病、子宫肌瘤、CA125 较高、多囊卵巢综合征的患者。

（2）从月经周期或撤退性出血的第 1 ～ 3 天起，应用戊酸雌二醇 6 ～ 10mg/d，或者长效 GnRH-a 3.75mg 28 天后加用戊酸雌二醇 6 ～ 10mg/d，8 ～ 14 天后根据 B 超监测子宫内膜厚度，用药剂量依据既往患者子宫内膜生长情况、有无宫腔粘连病史及对药物反应性等调整，一般建议每日用药剂量最好不超过 10mg，用药方法可采用剂量递增或固定方案。

（3）定期 B 超监测子宫内膜生长情况，当子宫内膜厚度≥ 8mm，或既往历史内膜厚度相当水平时，同时 E2 ＞ 300pg/ml 时，开始加用黄体酮注射液 40 ～ 100mg/d，或微粒化黄体酮栓 100 ～ 300mg/d，或阴道用黄体酮凝胶（Crinon 含微粒化黄体酮 90mg/ 粒）1 粒 / 天，和（或）地屈孕酮 40mg/d。第 2 天胚胎应用黄体酮制剂第 3 ～ 4 天，第 3 天胚胎应用黄体酮第 4 ～ 5 天，第 5 ～ 6 天囊胚应用黄体酮第 6 ～ 7 天，为最佳移植时机。

（4）移植后继续黄体支持直至 hCG 检查日，如妊娠继续使用。超声检查日后酌情递减。

3. 促排卵周期

（1）适用于月经不规律、排卵障碍、子宫内膜发育不良或既往人工周期中对外源性雌激素反应较差的患者。

（2）他莫昔芬、来曲唑和（或）促性腺激素促排卵。

（3）阴道 B 超监测卵泡发育，当内膜厚度≥ 8mm、主导卵泡直径≥ 18mm 时，测定血激素水平 E2、LH、P ＜ 1.0ng/nl，根据具体情况决定是否给予 hCG 5 000 ～ 10 000U 以诱发排卵。

（4）根据冷冻的胚胎龄决定移植胚胎时间，与上述原则相同。排卵后 2 ～ 3 天或注射 hCG 后 84h 移植。

（5）由于氯米芬有抗雌激素作用，使子宫内膜过薄、黄体功能不足等缺点而影响妊娠的成功，临床较少采用。

（五）FET 移植数目及移植方式

1. FET 数目

（1）在辅助生殖助孕过程中减少移植胚胎数目是降低多胎妊娠的最有效措施，对于胚胎移植数目需由医师与患者夫妇进行充分沟通，告知多胎妊娠的母婴风险及预防的重要性并签署知情同意书。

（2）在基本不影响胚胎着床率与累积妊娠率的基础上，减少胚胎移植数目，通过一个阶段努力及临床实践，争取尽早将 IVF-ET 的多胎率降低至 20% 以下。

（3）无论任何年龄、移植周期次数，每周期胚胎移植数目均≤ 2 枚。

（4）存在以下情况时，建议选择性单胚胎移植，包括卵裂期胚胎或囊胚：

1）第一次移植，没有明显影响妊娠因素的患者。

2）子宫因素不宜于双胎妊娠者，例如：瘢痕子宫、子宫畸形或矫形手术后、子宫颈功能不全或既往有双胎妊娠、流产、早产史等。

3）全身状况不适宜双胎妊娠者，例如：全身性疾病未得到有效控制，包括身高 < 150cm、体重 < 40kg 等。

4）经过 PGT 检测获得可移植胚胎者。

2. 序贯移植　对于不明原因的反复移植失败的患者或者 IVF/ICSI 受精后继续培养多个周期均出现卵裂期胚胎质量差或者没有胚胎的情况，可以尝试序贯移植，即一个移植周期先后移植不同发育时期的合子及胚胎的情况，如 FET /ET D3 优质胚胎 1 ～ 2 枚，2 天后再移植囊胚 1 枚；或者 FET /ET D0 受精卵 1 ～ 2 枚，2 天后再移植 D3 胚胎 1 枚。

3. 选择囊胚移植的参考条件

（1）可以作为单胚移植的优先选择。

（2）D3 无优质胚胎，继续培养决定是否胚胎

移植或冻存。

（3）D3 优质胚胎移植 2 次以上不孕，排除其他因素。

（4）D3 优质胚胎较多（≥ 8 个），有冷冻 D3 胚胎前提下，继续培养囊胚选择移植最优者。

（5）配合序贯移植需求。

（6）PGT 患者。

第十节　黄体支持

1. 适应证

（1）应用超促排卵方案行辅助生殖助孕治疗移植后存在一定程度的内源性黄体功能不足。

（2）自然周期排卵后实施 FET 时，部分妇女存在自身黄体功能不全的可能。

（3）促排卵周期实施 FET 时，存在潜在的内源性黄体功能不足。

（4）人工周期 FET，完全使用外源性雌、孕激素药物替代黄体功能。

（5）既往有复发性流产病史。

（6）先兆流产、先兆早产。

2. 禁忌证

（1）存在或疑似发生动、静脉血栓的患者，有静脉炎、脑卒中等既往病史患者应慎用。

（2）乳腺恶性肿瘤或生殖激素依赖性肿瘤有明确孕激素治疗禁忌证患者。

（3）黄体酮过敏者。

3. 复苏周期黄体支持　一般应用至妊娠后 8 ～ 10 周减量或者停止。

（1）自然周期移植：在确定排卵日的第 2 天予以黄体酮 40mg，每天 1 次；或相当于 40mg 针剂黄体酮的微粒化黄体酮或雪诺酮凝胶 90mg，每天 1 次和地屈孕酮。

（2）促排卵周期：在确定排卵日的第 2 天予以黄体酮 40mg，每天 1 次；或相当于 40mg 针剂黄体酮的微粒化黄体酮或雪诺酮凝胶 90mg，每天 1 次和地屈孕酮。

（3）激素替代周期：在转化日予以黄体酮 40mg，每天 1 次；或者相当于 40mg 针剂黄体酮的微粒化黄体酮雪诺酮凝胶 90mg，每天 1 次和地屈孕酮；此过程雌激素用量保持不变。

（4）GnRH-a 预降调后激素替代人工周期：在

转化日予以黄体酮 40mg，每天 1 次；或者相当于 40mg 针剂黄体酮的微粒化黄体酮或雪诺酮凝胶 90mg，每天 1 次和地屈孕酮；此过程雌激素用量保持不变。确定妊娠后，应继续黄体支持治疗，孕第 8～10 周开始减量，每次减 1/3～1/2 量，3～7 天减量 1 次，至第 10～12 周完全撤退外源性激素。

第十一节　多胎妊娠减胎术

助孕技术后多胎妊娠发生率高，由此带来围生期母婴的并发症增加，因此，对三胎及以上妊娠必须行减胎术；对部分双胎妊娠可行选择性减胎术。多胎妊娠减胎术采用人为的方法来减灭 1 个或多个，从而改善多胎妊娠的结局。

1. 术前知情同意告知　不伤害、有利、尊重和公正原则是医学伦理学基本原则，因此在对多胎妊娠进行诊治过程中，要以保护患者利益、促进其健康、增进幸福为目的，充分详尽地告知患者多胎妊娠的风险、利弊、最佳治疗方案及其他替代方案，尊重患者及其做出的理性决定，并对整个治疗过程及其后代进行关怀，告知其可能面对的一系列社会经济问题，如经济负担、近远期并发症、妊娠结局、新生儿的出生情况和今后的抚养和教育等问题。

2. 适应证

（1）自然妊娠及辅助生殖技术助孕妊娠三胎及三胎以上的患者必须减胎，根据患者情况，建议减至单胎或双胎，避免三胎或以上的妊娠分娩；对双胎妊娠的患者应充分告知风险，建议减胎。

（2）产前诊断多胎妊娠中有遗传病、染色体病或结构异常胎儿者。

（3）早期妊娠诊断为多胎妊娠需要减胎，但如夫妇一方有染色体异常、先天畸形儿分娩史、孕妇高龄，可保留至妊娠中期，根据产前诊断结果再选择性减胎。

（4）双胎妊娠有异常分娩史，高龄孕妇，母亲有合并症（如心脏病、高血压、糖尿病、严重的子宫腺肌病等），子宫畸形，瘢痕子宫，习惯性流产，宫颈功能不全，或者社会因素（自愿减一胎、减轻经济负担，特别是二胎）。

（5）宫内妊娠合并子宫特殊部位妊娠如子宫瘢痕妊娠（患者坚决要求减胎）为保留宫内妊娠而选择性减灭子宫瘢痕处胚胎。

（6）孕妇合并其他疾病，如高血压、糖尿病等，建议减为单胎。

3. 禁忌证

（1）孕妇存在各器官系统特别是泌尿生殖系统的急性感染。

（2）诊断不明确。

（3）先兆流产者应慎行选择减胎时机。

4. 减胎时机与减胎方式选择　手术时机的选择要根据临床具体情况和患者具体要求综合决定。减胎时间越早，对孕妇的刺激小，操作越容易，残留的坏死组织越少，因而越安全、妊娠结局越优。

由于多胎妊娠中存在自然减胎的可能，一般认为可将多胎妊娠减为双胎；但对于高龄孕妇、瘢痕子宫、子宫畸形、宫颈功能不全、三胎妊娠中含有单绒毛膜双胎或孕妇合并其他疾病等患者，应该减为单胎。对于具有高危因素（高龄、反复胚胎停止发育、遗传病家族史或分娩遗传病胎儿风险）的多胎妊娠患者，可期待至妊娠中期初步除外胎儿畸形等异常后择期行经腹途径的选择性多胎妊娠减胎术。

5. 术前准备

（1）向患者及家属解释手术方法和过程、手术的必要性及其风险以及可能的并发症，并签署知情同意书。

（2）进行血尿常规、肝肾功能、心电图、凝血功能、阴道清洁度和细菌学检查，排除急性炎症特别是泌尿生殖道急性炎症。

（3）确认手术方式和方法，拟定减灭的目标胚胎、确定保留和减灭的胚胎数并获得夫妇双方的书面同意。

（4）必要时预防性使用抗生素。

6. 设备及器械　设备及器械：配套的实时超声显像仪、阴道探头及穿刺适配器、16～18G 穿刺针、控制良好的持续负压吸引装置、试管、注射器、生理盐水、10%氯化钾溶液等。

7. 镇痛或麻醉　一般无须使用镇痛、镇静药物；个别患者无法配合手术时也可采用静脉麻醉，需麻醉科医师现场监测、开放静脉通路、手术过程中心电和血氧监护等。注意药物使用前后以及麻醉前后患者生命体征的检测。

8. 目标胎儿的选择　妊娠早期多胎妊娠首先需确定多胎妊娠的绒毛膜数和羊膜囊数，综合双胎绒毛膜、妊娠囊的位置、胚胎发育的一致性等因素选择：

（1）选择有利于操作的妊娠囊，如最靠近阴道壁的妊娠囊。

（2）选择含有最小胚体的妊娠囊。

（3）选择靠近宫颈的妊娠囊。

（4）对于妊娠早期多胎妊娠含有单卵双胎的高序多胎妊娠者，因单绒毛膜双胎出现一胎异常的风险要明显高于双绒毛膜双胎，如易发生脐带缠绕、先天性畸形、双胎输血综合征、选择性胎儿生长受限、胎死宫内等异常情况。单绒毛膜双胎的围生期发病率和死亡率是双绒毛膜双胎的3～5倍，是单胎妊娠的4倍；存活儿神经系统疾病发病率分别为双绒毛膜双胎的3～9倍和单胎妊娠的25～30倍。因此，原则上建议当宫内一胎囊为单绒毛膜单胎，另一胎囊为单绒毛膜双胎时，首选对单绒毛膜双胎行减胎术，保留单绒毛膜单胎，以减少产科及围生期并发症。

9. 经阴道B超引导下早孕期多胎减胎术操作步骤　减胎方法选择的主要依据是减胎时的妊娠周数及绒毛膜性。妊娠早期的减胎术采用经阴道途径。在阴道B超引导下经阴道途径的减胎术多适用于7～10周的早期妊娠，也可应用于个别11～12周的多胎妊娠，其分辨率高、穿刺距离短、穿刺目标更准确、操作方便，且术后流产、感染及胎膜早破等发生率少。

（1）术前排空膀胱，取截石位，手术过程按无菌要求操作，碘伏消毒外阴、阴道、宫颈后生理盐水擦净阴道残液，在阴道B超探头上套无菌橡胶套，安装穿刺导架，常规扫描盆腔，确切记录子宫及各妊娠囊位置及其相互关系，选择拟减灭的妊娠囊。

（2）选择16～18G穿刺针，在阴道B超引导下，由阴道穹窿部缓慢进针，进针过程沿穿刺线对准胎心搏动位置，进一步将针尖刺入胚体的胎心搏动点，转动针尖可见胚体联动证实已刺入胚体。

（3）减灭胚胎

1）对于妊娠7～8周者，确定穿刺针尖位于胚胎内后，瞬间增加负压至300～500mmHg，抽

吸可见胚胎组织突然消失，穿刺针管内有吸出物，并见有白色组织样物混于其中，提示胚胎组织已被吸出即可，避免吸出羊水。将吸出物置于显微镜下观察，可见胚胎的体节结构，表明胚胎已解体且部分或全部被吸出。

2）对于妊娠8～9周者，稍大的胚胎难以在负压下被吸出，可采用反复穿刺胚胎心脏并瞬间负压抽吸胎心的方法，直到胎心搏动停止。

3）对于妊娠9～12周者，由于胚胎较大，可在针尖进入胎心搏动区时，回抽无液体或少许血液，然后注射0.6～2ml 10%KCl，超声显示胎心搏动消失，5～10min后再次观察确认无复跳，提示减胎成功。若为高序多胎妊娠，需减灭多个胎儿，同法继续对其余胎儿进行减胎，也可以分次手术进行减胎。

4）术后观察：再次通过超声检查宫内妊娠囊情况，注意所减妊娠囊是否从宫壁剥离、有无囊下及其他穿刺位置的活动性出血，并详细记录手术过程、术后观察情况，尤其是所减胚胎的位置，减胎后有无残留的胎体，大小等，以备复查时判定所减胚胎等。

5）术毕，常规消毒，观察室观察1小时，无异常，返家，继续保胎治疗。

10. 多胎妊娠减胎术结局

（1）多胎妊娠减胎术通过减少胎儿的数目，降低双胎妊娠和高序多胎妊娠围生期风险，减少自发性早产的可能性和其他新生儿及产科并发症，如可使妊娠期糖尿病、子痫前期、胎膜早破、胎儿生长受限等的发生率降低，特别是子痫前期发生率明显降低。

（2）减胎后剖宫产率较未减胎者显著下降。

（3）多胎妊娠减胎术实施时间越早，流产率越低，并且操作越简单，并发症越少，局部组织损伤小，妊娠结局优于妊娠中晚期减胎。流产率主要与初始胎儿数、减去胎儿数密切相关。妊娠早、中、晚期实施减胎术的流产率相似：妊娠9～12周为5.4%，妊娠13～18周为8.7%，妊娠19～24周为6.8%，妊娠≥25周为9.1%。

11. 减胎术后的处理

（1）监测孕妇生命体征。

（2）早期妊娠减胎术术后可使用孕激素进行保胎。

（3）可使用抗生素预防感染，注意穿刺点有无出血、渗出等。

（4）嘱患者注意卧床休息和外阴清洁，禁止性生活。

（5）注意腹痛、阴道出血或异常分泌物、发热等，及时随诊。

（6）分别于术后第1～3天、术后1周复查一次确认减胎成功，并了解各妊娠囊宫内情况。

（7）此后定期复查，了解胚胎及妊娠囊被吸收情况，常规观察保留胎儿的孕囊、胎芽、胎心、羊水情况；复查时视需要同时复查血常规、凝血功能、C反应蛋白等。首次复查时如所减灭胚胎见缓慢心管搏动，可等候数天再次观察；如见正常频率心管搏动，则提示减胎失败，须再次减胎。如再次手术必须确认原来进行减胎操作的胚胎不能予以保留。

（8）手术后可能出现出血、感染、流产、胎儿畸形等并发症，按妇产科常规处理。

12. 减胎术后常见并发症的预防及处理

（1）出血：手术操作时在超声引导下尽量避开血管。术后近期出血可能是由于穿刺造成的血管损伤，若盆腹腔出血较多，观察血红蛋白下降明显，应立即通过腹腔镜甚至开腹止血。如果阴道出血，检查是否阴道穿刺针孔出血，压迫止血。

（2）感染：手术通过阴道或腹部进入宫腔，可能出现术后感染，感染可致胎膜早破及妊娠胎儿丢失。可导致胎膜早破及妊娠丢失，在减胎术中应注意严格无菌操作，合理应用抗生素预防感染。术前应充分准备及消毒，保持穿刺点及外阴、阴道清洁，特别对术前有阴道出血者应提前应用抗生素预防感染，术后出现阴道出血者需加强管理，一旦出现发热症状，合理应用抗生素。胎膜早破是孕中晚期减胎和单绒毛膜双胎选择性减胎的主要并发症。

（3）流产和早产：随着减胎术操作技术的成熟，早、中、晚妊娠期实施减胎术，总的流产率是相同的，主要是由于所减胎儿坏死物质的释放、感染、多胎妊娠以及患者心理压力等。因此术前充分知情同意，术后积极保胎，若出现流产、早产迹象应卧床休息、保胎、对症治疗，提高新生儿存活率。

（4）凝血功能障碍：凝血功能异常可发生在妊娠中、晚期减胎术后，死亡胎儿释放大量凝血活性物质，可发生胎儿血管栓塞综合征引起血栓形成及DIC，但与单胎妊娠死亡不同的是多胎之一胎儿死亡后胎盘血管闭塞，胎盘表面纤维素的沉积可阻止凝血酶的释放，使凝血障碍发生的危险性明显减小。因此，许多减胎病例并无DIC的临床和亚临床表现，但仍需定期复查凝血功能及血常规，早期发现和预防DIC。

注：具体操作流程扫描"经阴道超声引导下多胎妊娠减胎术"二维码。

经阴道超声引导下多胎妊娠减胎术

第十二节　妊娠随访工作常规

（一）目的

按照卫健委《关于修订人类辅助生殖技术与人类精子库相关技术规范、基本标准和伦理原则的通知》〔2003〕176号文件的规定，机构要对实施辅助生殖技术的患者进行定期随访，以了解辅助生殖技术的结局和安全性、指导患者用药及处理不良情况等，随访结果记录在病案中保存。

（二）范围

需要随访的患者为ART术后及多胎减胎术后的患者夫妇。

（三）内容

1. 在为患者建立辅助生殖技术病历时，要详细询问和填写患者的真实姓名、地址、单位、手机号码及固定电话号码，并核查患者的有效身份证件；随访必须取得患者支持、理解，术前签署《随访知情同意书》。

2. 科室随访员主要通过电话形式与患者保持联系，必要时通过电子邮件及书信方式联系，随访内容及时记录在相应病案、登记本等处，如患者有特殊情况或未随访到患者，需要再次随访者，应在随访本上注明并及时交班，便于追踪，以防遗漏。

3.认真填写随访记录,应完整、准确、字迹清楚、妥善保管。

4.及时收集、整理、汇总随访记录,按时统计妊娠率、新生儿出生率。

5.汇总患者信息及要求,及时反馈给临床,以提高工作质量。

6.随访时间及内容见表2-7-2。

表 2-7-2　随访时间及内容

随访项目	随访时间	随访内容	随访率
人工授精/胚胎移植后	第 14 ~ 16 天	生化妊娠结果	100%
	第 28 ~ 35 天	临床妊娠结果	100%
妊娠 11 ~ 13 周	妊娠 12 周左右	NT 检查情况	100%
妊娠中期	第 4 ~ 6 个月	胎儿发育及产前诊断情况	100%
新生儿随访	出生后 30 天内	母亲及新生儿出生情况	100%

(1)生化妊娠:人工授精/胚胎移植术后第 14 ~ 16 天,追踪血 hCG 检测结果。

(2)临床妊娠:人工授精/胚胎移植术后 28 天确定胎儿数、胎心搏动及胚胎着床部位,及早发现宫外妊娠、宫内合并宫外妊娠和多胎妊娠,3 胎或 3 胎以上者必须接受多胎减胎术。建议术后 35 天左右再次行 B 超检查,进一步确定胚胎着床位置及胎儿数。按照医嘱定期随访并指导保胎用药,直至妊娠 3 个月。

(3)妊娠 12 周后患者来院进行超声 NT 筛查,转产科建档,妊娠期检查。

(4)中期妊娠:妊娠 20 ~ 24 周,追踪患者产科检查情况,记录 B 超监测胎儿发育情况;嘱按产科要求定期检查,必要时进行羊水穿刺,PGT 患者妊娠第 4 ~ 6 个月必须来医院进行产前诊断同时由产科跟踪随访检查结果,并将结果反馈给生殖中心,必要时对子代进行染色体病筛查。统计继续妊娠率。

(5)分娩及新生儿出生:预产期后 1 周对母亲分娩情况进行随访,追踪分娩方式、孕周、有无早产、产伤、新生儿体重、性别、有无出生缺陷等情况。定期追踪 PGT 新生儿生长情况,包括智力、体重、生长等发育情况,必要时指导新生儿进行染色体及疾病筛查。

(6)随访期间如有异常情况应及时增加追踪次数并对各追踪资料予以详细记录,指导或建议受访者接受相应的医疗措施。

(7)根据随访结果按照卫计委要求统计临床妊娠率、流产率、异位妊娠率、多胎率、活率、畸形率、出生婴儿性别比例等数据。

(8)患者接受辅助生殖技术治疗后遇到特殊情况主动报告或咨询,应及时详细记录和进行医疗指导,必要时增加追踪次数。生殖医学科由专人对实施辅助生殖技术的患者进行登记,及时随访,分别在移植后 14 天、30 天、60 天及出生时的母婴情况进行随访,PGT 患者必须随访产前诊断结果。

(9)及时汇总患者要求及信息,反馈临床,以提高临床工作质量。

第十三节　其他治疗操作

(一)经阴道超声囊肿穿刺术

1.适应证

(1)黄素化未破裂卵泡(LUF)。

(2)卵巢巧克力囊肿(必要时)。

(3)输卵管积水(必要时)。

2.禁忌证

(1)卵巢肿瘤。

(2)急性生殖系统炎症或炎症急性发作。

(3)体温≥ 37.5℃者。

3.操作步骤

(1)患者排空膀胱,取截石位,0.5% 碘伏消毒外阴、阴道,尤其注意阴道穹窿的消毒。

(2)术前肛门塞入双氯芬酸钠栓 50 ~ 100mg 或静脉麻醉。

(3)阴道 B 超再次确认囊肿位置及性质,并注意子宫位置及卵巢外侧的血管。

(4)将探头置于拟穿刺囊肿侧的阴道穹窿处,沿穿刺引导线快速进入穿刺针。

（5）屏幕显示针尖在囊肿内的回声，以 150mmHg 的负压将囊内液体吸出，屏幕显示囊肿壁塌陷，直至囊肿消失。将穿刺针退至卵巢外，若该侧有多个囊肿，可依次穿刺。

（6）退出穿刺针，若对侧无囊肿，则术毕；若对侧有囊肿，可同法穿刺，直至囊肿全部穿刺完毕，穿刺积液根据性状常规实验室检查。

（7）再次阴道 B 超扫描，注意盆腔有无积血。

（8）放置阴道窥器，检查阴道穹窿穿刺点有无活动性出血，若有出血，以无菌纱布压迫止血。

（9）术毕，观察 1 小时，无异常情况，患者即可离院。

（10）注意事项

1）穿刺针尽量不穿过子宫进行穿刺。

2）若系巧克力囊肿，液体黏稠，不易抽吸，可以双腔穿刺针进行穿刺，边以生理盐水冲洗，边抽吸。

3）若抽吸出液体为脓性分泌物，应予以抗生素治疗，脓液做细菌培养及药物敏感试验。

4）抽吸出的液体常规送细胞学检查。

（二）宫颈息肉切除术操作常规

1. 术前准备

（1）了解患者情况，有无过敏史及合并症、排除禁忌证。

（2）核对医嘱及术前检查结果（白带常规）。

（3）告知患者可能出现的意外情况并签署患者知情同意书。

（4）测量体温、血压。

2. 操作步骤

（1）患者膀胱截石位，常规消毒、铺巾，暴露宫颈并消毒颈管。

（2）术者用止血钳夹住息肉蒂部，较小的息肉可向一个方向旋转，即可将息肉去除；较大的息肉可用手术剪刀从息肉根部剪断，去除息肉。

（3）纱布压迫止血。

（4）再次消毒宫颈、阴道，术毕，完成手术记录。

3. 注意事项　如仍渗血，纱布填塞压迫止血，观察 1～2 小时，取出纱布。

4. 术后处理

（1）摘除息肉样赘生物置于 95% 乙醇的标本瓶送检。

（2）告知注意事项，嘱主诊医师处复诊。

（三）子宫输卵管造影（hysterosalpingography，HSG）

HSG 指通过向子宫腔和输卵管内注入造影剂后，在 X 线透视下观察以下几个方面：宫腔、输卵管显影形态；输卵管伞端开放状态；盆腔对比剂弥散情况；输卵管阻塞部位。从而判断子宫有无畸形、输卵管阻塞部位、通畅程度、结节性输卵管炎、输卵管结扎部位、盆腔有无粘连、宫颈的功能等。其优点是可动态观察，分辨率高，能判断输卵管的形态和功能，且操作简单、安全、无创。同时，HSG 对输卵管阻塞还有一定的治疗作用。目前 HSG 仍是无创检查输卵管通畅度的金标准。

1. 适应证

（1）了解输卵管是否通畅及其形态、阻塞部位。

（2）了解宫腔形态，确定有无子宫畸形及类型，有无宫腔粘连、子宫黏膜下肌瘤、子宫内膜息肉及异物等。

（3）内生殖器结核非活动期。

（4）不明原因的习惯性流产，了解宫颈内口是否松弛，宫颈及子宫有无畸形。

2. 禁忌证

（1）内、外生殖器急性或亚急性炎症。

（2）不明原因的进行性子宫出血。

（3）严重的全身性疾病，不能耐受手术者。

（4）妊娠期、月经期。

（5）产后、流产、刮宫术后 6 周内。

（6）碘过敏者。

3. HSG 前准备

（1）造影时间选择月经净后第 3～7 天，月经周期较长者，可适当推迟，周期短者可测量基础体温安排在排卵前造影。

（2）排除阴道炎：阴道内滴虫、真菌检查阴性。

（3）对每位患者需有手术谈话记录并签名。

（4）若所用造影剂需做过敏试验的（如泛影葡胺），需提供过敏试验阴性记录；非离子型造影剂不要求做碘过敏试验。

（5）手术当日测体温，若超过 37.5℃ 不能进行造影。

（6）术前排空大小便，不宜空腹造影。

4. HSG 步骤

（1）患者仰卧于造影检查台上，两膝弯曲，膀胱截石位，先在荧光屏上观察盆、腹腔中有无异常阴影；造影前先拍摄盆腔X线片一张。

（2）常规消毒外阴、阴道，铺消毒无菌手术巾。

（3）置入阴道窥器，暴露宫颈，消毒阴道及宫颈。

（4）造影导管插入宫颈内，至指示刻度处，囊内注气约3ml，并轻轻向外牵拉，使气囊紧贴宫颈，以免漏液。

（5）将充满含碘水剂造影剂的20ml注射器连接造影管连接口。

（6）在透视下缓慢注入造影剂，观察子宫腔及输卵管形态。

（7）造影液注入约20ml，观察造影液在输卵管伞端溢出及盆腔的弥散程度并记录，拍摄造影片；造影片常规选择3～4张图像：①盆腔平片，观察盆腔有无异常密度影；②宫腔造影剂充盈及输卵管全程显影图像；③输卵管内造影剂弥散至盆腔图像；④造影剂若用水剂，造影后20min拍摄盆腔复查片。

（8）注射器释放造影导管囊内气体，取出输卵管造影管，再次消毒宫颈、阴道，术毕，观察患者无异常，返回诊室找主诊医师就诊。

5. HSG 操作注意事项

（1）术前严格消毒外阴、阴道及子宫颈，避免感染的发生。

（2）操作需轻柔以免造成子宫及宫颈黏膜的损伤。

（3）气囊内注气缓慢注入，注入时注意观察患者有无明显不适，如有不适，停止操作，稍后待患者休息片刻后，再继续操作。

（4）观察造影仪压力及气囊位置、大小，如不合适，适时调整。

（5）注药过程中，注意观察患者反应，如有不适，随时处理。

（6）注入造影剂的量不可过多及压力过高，以避免损伤子宫内膜及输卵管。

（7）必须排净空气，以免空气进入宫腔造成充盈缺损，引起误诊。

（8）尽量防止造影剂流入阴道内，造成影像重叠，影响诊断。

（9）有时可因输卵管痉挛而造成输卵管不通的假象，必要时给予解痉药物或行选择性输卵管造影。

（10）术中如发现有造影剂逆流入间质或血管，应立即停止造影，取出造影器械，降低宫腔内压力。若患者感到胸闷、出现呛咳等症状时，应嘱患者取头低足高位，给予吸氧，必要时肌内注射地塞米松5mg，并使用止咳药、抗生素等，严重者需住院观察。

6. HSG 并发症及防治措施

（1）造影剂过敏反应：轻度过敏反应可出现荨麻疹、胸闷、气短、恶心、头晕、面部潮红等。重度过敏反应可出现大片皮疹、皮下或黏膜下水肿、喉头水肿、支气管痉挛、呼吸困难、过敏性休克。按照造影剂过敏反应常规处理，使用抗过敏药物如盐酸异丙嗪、地塞米松等，必要时吸氧、维持呼吸和循环功能。

（2）子宫内膜损伤：造影可以出现肌壁、淋巴显影及静脉回流，多为造影压力过高，造影剂用量过大损伤宫腔内膜所致，如出现这种情况应停止注入造影剂。

（3）人流综合征：造影过程中，患者出现恶心、呕吐、头晕、气喘、大汗淋漓、血压下降、心律失常等症状，严重者还可能出现休克，多为造影过程中的刺激引起患者迷走神经反射所致。术者应注意操作动作轻柔，尽可能减轻对子宫颈口和子宫的刺激强度，术前肌内注射阿托品0.5mg，一旦发生人流综合征，应积极给予对症治疗。

（4）腹痛及阴道出血：术中及术后可能出现轻至中度的腹部及盆腔疼痛，术后可以有少量阴道出血，上述症状一般持续数小时后消失。腹痛与术中操作损伤子宫内膜和注射造影剂后子宫及输卵管扩张有关，也和造影对于盆腔黏膜的刺激有关，术后应给予腹部热敷。

（5）生殖道及盆腔感染：术后出现急性阴道炎或盆腔炎的症状，如白带异常、腰腹部持续性疼痛、发热等。应注意术中的无菌操作，术后常规使用抗生素。

（6）静脉回流：可能由于子宫内膜为器械损伤，内膜有炎症或注射压力过高、造影剂量过大等。有文献报道，若碘油剂发生油性栓塞、过敏反应，患者在造影中咳嗽、胸痛、心悸、烦躁、休克昏迷，可致猝死。因此术前应做好抗过敏、抢救休克的准备。

（7）如果术中或术后患者疼痛较重，应在介入手术室休息观察，必要时留观察室或住院诊治，以免发生意外。

7. HSG 常规诊断　HSG 报告重点包括对输卵管、宫腔及盆腔情况的描述和诊断。

（1）输卵管通畅度诊断分级：根据输卵管形态、延迟摄片盆腔造影剂弥散、输卵管内造影剂残留等，对输卵管通畅度进行诊断。

输卵管通畅；输卵管通而欠畅；输卵管通而不畅；输卵管通而极不畅；输卵管通而极不畅伴伞端轻度粘连；输卵管显影不良、张力高，稍通盆腔；输卵管伞端粘连稍通盆腔；输卵管阻塞：间质部阻塞、峡部阻塞、壶腹部阻塞、伞端粘连闭塞 / 积水。

（2）宫腔形态诊断：宫腔内充盈缺损，包括宫腔粘连、息肉、黏膜下肌瘤、节育环、异物等；各种子宫畸形，常见的包括鞍状宫腔、纵隔子宫、单角子宫、双角子宫、双子宫等。

（3）盆腔情况：输卵管伞端周围粘连；盆腔局部粘连；盆腔广泛粘连。

（四）经阴道 B 超引导下后穹窿穿刺术

1. 适应证

（1）疑是腹腔内出血时，如异位妊娠、卵巢黄体破裂等。

（2）疑是盆腔内有积液、积脓时，可做穿刺抽液检查以了解积液性质。

（3）盆腔脓肿的穿刺引流及局部注射药物。

（4）盆腔肿块位于直肠子宫陷凹内，经后穹窿穿刺直接抽吸肿块内容物做涂片，行细胞学检查以明确性质。若高度怀疑恶性肿瘤，应尽量避免穿刺。一旦穿刺诊断为恶性肿瘤，应及早手术。

（5）B 超引导下行卵巢子宫异位囊肿或输卵管妊娠部位注药治疗。

（6）在 B 超引导下经阴道后穹窿穿刺腹水引流，用于治疗 OHSS，缓解临床症状。

2. 禁忌证

（1）盆腔严重粘连，直肠子宫陷凹被较大肿块完全占据，并已凸向直肠。

（2）疑是肠管与子宫后壁粘连。

（3）临床高度怀疑恶性肿瘤。

（4）异位妊娠准备采用非手术治疗时避免穿刺，以免引起感染。

3. 操作步骤

（1）物品准备，生理盐水常规开放静脉通路，持续心电监护。

（2）患者排空膀胱，取膀胱截石位，外阴常规消毒，铺巾。

（3）阴道检查了解子宫、附件情况，注意阴道后穹窿是否膨隆。

（4）阴道窥器充分显露宫颈及阴道后穹窿并消毒。

（5）宫颈钳钳夹宫颈后唇，向前提拉，充分暴露阴道后穹窿，再次消毒。

（6）准备好负压吸引器，调节压力 150 ～ 300mmHg。

（7）用 17G 取卵针号接负压吸引器，检查针头有无堵塞，在阴道超声引导下经阴道后穹窿中央或稍偏病侧，B 超观察穿刺针进入穿刺部位，接通负压进行抽吸，观察有液体抽出，尽量吸空腹腔液体。判断液体性状，送病理检查，抽吸时注意观察患者反应。

（8）穿刺抽吸完毕，拔出取卵针，观察穿刺点如有活动性出血，可用纱布压迫片刻。血止后取出窥器。

4. 注意事项

（1）穿刺方向是阴道后穹窿中点进针与宫颈管平行的方向，深入至直肠子宫陷凹，不可过分向前或向后，以免针头刺入宫体或进入直肠。

（2）穿刺深度要适当，一般 2 ～ 3cm，过深可刺入盆腔器官或穿入血管。若积液量较少时，过深的针头可超过液平面，抽不出液体而延误诊断。

（3）穿刺前先行 B 超检查，协助诊断直肠子宫陷窝有无液体及液体量。

（4）穿刺过程严格过程患者病情变化，危险时停止操作，抢救患者。

（5）阴道后穹窿穿刺未抽出血液，不能完全排除异位妊娠，内出血量少、血肿位置高或与周围组织粘连时，均可造成假阴性。

（6）抽出液体均应涂片，行常规及细胞学检查。严重后倾后屈子宫时，应尽量将子宫体纠正为前位或牵引宫颈前唇使子宫呈水平位，以免误入子宫肌壁。

（五）内膜微刺激操作常规

1. 术前准备

（1）手术医师查看病历，了解患者情况；核对医嘱及术前检查结果（白带常规）。

（2）告知患者可能出现的意外情况并签署患者知情同意书。测量体温、血压。

2. 操作步骤

（1）体位：膀胱截石位。

（2）双合诊扪清子宫位置及盆腔情况；外阴常规消毒后铺无菌洞巾。

（3）阴道窥器暴露宫颈，消毒宫颈及宫颈管后，宫颈钳钳夹宫颈前唇。

（4）按子宫屈向，用一次性负压吸引管内膜取样器探入宫腔。

（5）轻柔地由内向外沿宫腔轻吸旋转一周，再次消毒宫颈、阴道，术毕。

3. 注意事项

（1）既往未有内膜活检的，可以将刮出的组织病理送检；完成手术记录。

（2）告知注意事项，酌情预防性应用抗生素2天；嘱主诊医师复诊。

（六）阴道B超操作流程

1. 常规操作流程

（1）每天早交班，认真交接所有设备及待处理工作。

（2）先启动电源，电压稳定后再开机，关机时先关仪器，待停机后再切断稳压器电源。

（3）用品准备齐全（消毒湿巾、碘伏、无菌棉签、免洗手消毒液、避孕套、耦合剂、一次性手套、一次性臀垫、帽子、口罩等）。

（4）操作方法

1）检查每一位患者前应严格遵守"六步洗手法"，操作者戴帽子、口罩，应用免洗消毒液手消毒，戴一次性手套。

2）患者垫一次性臀垫（一人一更换），取膀胱截石位（嘱患者排空膀胱）。

3）核对患者信息，包括患者姓名、年龄、身份证号、检查部位及检查目的等。

4）消毒湿巾擦拭探头，探头涂抹耦合剂后套上一次性避孕套。

5）操作者缓缓将超声探头放入阴道内，紧贴阴道后穹窿、宫颈进行检查，过程中动作缓慢、轻柔。

6）转动探头柄可纵向、横向及多方向扫查，并采用倾斜、推拉、旋转等几种基本手法观察子宫、卵巢等盆腔全面情况。

7）初诊B超检查结果包括子宫体、宫颈管长度、子宫内膜、卵巢与卵泡、有无盆腔包块等情况。

8）复诊B超检查结果包括内膜、卵泡以及异常情况。

9）妊娠B超检查结果包括孕囊、胎芽或胎儿、胎心、附件区情况，异常情况详细记录，必要时做图示。

10）如检查脏器部位较高时，可在腹壁轻轻下压使检查脏器接近探头，进入声束的近区；检查时注意保护患者隐私，询问患者操作中有无不适，整个过程熟练、准确。

11）每检查完一位患者后，按"FREEZE"键冻结界面，交代患者注意事项，询问记录员检查结果记录是否完整。

12）操作者脱去污染手套，用手消毒剂清洁双手更换新手套后，再为下一位患者做检查。

13）每天结束工作后，检查仪器及探头是否完好，用消毒湿巾清洁仪器台面及探头，将仪器使用情况在仪器使用登记本上进行登记。

14）出现B超危急值立刻上报门诊主诊医师，与双方共同检查确认后并登记在危急值记录本，及时处理或者转诊患者。

15）生殖科危急值：①患者重度OHSS症状伴有大量盆腹腔积液，需要立即处理；②怀疑异位妊娠或者宫内外复合妊娠的；③大量胸腔积液；④盆腔内出血患者，盆腔积液超过子宫上方；⑤卵巢扭转患者。

2. 子宫及双侧附件的检查

（1）首先找到子宫的标准矢状切面：宫腔回声线与宫颈管回声线在同一矢状切面上，并确定子宫位置；当不易获得标准的子宫矢状切面图像时，可用手在受检者耻骨联合上方稍压。

（2）测量宫体纵径：宫底部至宫颈内口的距离。

测量宫体前后径：纵向扫查时与宫体纵轴相垂直的最大前后距离。

测量内膜厚度：界线在内膜与肌层交界处，位置约宫体纵径的前1/3处，距子宫内膜顶端

1 ～ 1.5cm 较厚处测量内膜内侧面,观察子宫内膜回声形态是否均匀,回声强弱,有无异常包块。

测量宫体横径:横切面测量子宫横径,观察子宫底。

观察子宫轮廓线是否光滑清晰,肌层回声是否呈均匀的中等强度,有无肌瘤及子宫腺肌瘤,前后壁子宫肌层厚度是否相差较大,是否怀疑子宫腺肌病。

(3)将探头向子宫左、右两侧旋转并滑动,以髂血管为标志寻找双侧卵巢位置,测量卵巢大小,观察卵巢形态及宫旁情况。卵巢长轴最大切面测量其长径及前后径,卵巢横轴切面测量宽径(横径),计算 AFC 大小及个数,观察卵巢内有无异常包块,包块大小及性质。

3. 阴道超声早期妊娠的检查

(1)可以评价是否宫内、宫外妊娠;评估孕周;诊断多胎妊娠;了解胚胎(胎儿)情况(存活或死亡);临床怀疑葡萄胎;辅助绒毛活检;早孕期出血、下腹痛等查找原因;了解妊娠期子宫和附件的情况,评估母体盆腔包块的性质,判断子宫畸形的类别。

(2)观察、记录子宫形态及肌层回声、子宫与妊娠囊的关系,双侧附件有无包块。

(3)宫内妊娠囊需与宫腔积液鉴别。宫腔积液无明显双环征,无卵黄囊,周边强回声为分离的子宫内膜,有宫腔积液且宫内无妊娠囊时需警惕异位妊娠的发生,应详细检查双侧附件情况。

(4)检查过程中应观察子宫形态、肌层回声、宫腔有无积液;双附件有无包块;如有包块需测量包块的大小并观察包块形态、边界、囊实性、血供,与卵巢、子宫的关系等,并评估包块的性质。

(5)经阴道超声检查显示。

1)胚胎长度≤ 5mm,无心管搏动或妊娠囊平均内径≤ 20mm,无卵黄囊及胚胎,1 ～ 2 周后复查仍无卵黄囊及胚胎可诊断胚胎停育。

2)胚胎长度 > 5mm,无心管搏动或妊娠囊平均内径 > 20mm,无卵黄囊及胚胎可诊断胚胎停育。

(6)评估孕周

孕 7 周前根据孕囊计算孕周:妊娠龄(天)= 妊娠囊平均内径(mm)+30

测量径线:妊娠囊平均内径(cm)=(纵径 + 横径 + 前后径)/3

根据 CRL 预测孕周最准确,可以精确到 3 ～ 5 天。妊娠龄(周)= 头臀长(CRL)(cm)+6.5;妊娠龄(天)= 胚芽长(mm)+42。

当 CRL > 60mm 时,胎儿生物测量值双顶径、头围、腹围、股骨长度可用于评价胎儿大小,核对孕周。

(7)多胎妊娠:观察有无羊膜分隔、羊膜分隔的厚薄、胎盘数目、双胎峰、T 字征等判断绒毛膜性及羊膜性。孕 7 ～ 10 周,主要以妊娠囊、羊膜和卵黄囊数目为基础判断双胎的绒毛膜性质。

1)孕囊数目与绒毛膜性质相关,卵黄囊数与羊膜性质相关,单绒毛膜单羊膜囊的诊断需要明确单一羊膜囊腔。

2)妊娠 11 ～ 14 周,主要通过双胎峰征来判断绒毛膜性质:插入胎盘处两个羊膜间变厚,呈"λ"结构,为双胎峰征,提示双绒毛膜双羊膜囊;如果呈"T"形结构,提示单绒毛膜双羊膜囊,两胎儿间无羊膜分隔;仅有一个胎盘者,提示单绒毛膜单羊膜囊。

注:具体操作流程扫描二维码查看。

经阴道超声引导下卵泡监测

第十四节　男性不育相关疾病的操作常规

(一)男性不育症的诊疗原则

1. 男性不育症是指夫妇有正常规律性生活,未采取任何避孕措施 1 年以上,由于男方因素造成女方不孕者,称为男性不育症。

2. 所有接受不育症检查和治疗的患者均需要检查精液分析和精子形态分析、精液白细胞分析、抗精子抗体检测等指标。有流产史或反复助孕失败的患者可进一步分析精子 DNA 碎片的完整性和精子自发顶体反应等功能学指标。精液分析正常检查一次即可。若精液分析有两次不正常,则需要做进一步的男科检查和治疗。精液分析应遵照相关实验室质控的规定，严格控制检验条件。

3. 收集的精液标本以禁欲 2～7 天为适宜时间，收集一次射出的所有精液，混匀液化后检测。保存条件 25～37℃为宜。环境温度偏低时要注意保存温度和检测温度的恒定，避免影响精子活力。

4. 精液分析除记录精子的活力、浓度等指标外，还需注意精子形态、凝集度等异常变化，以及精液的颜色、透明度、液化状态、酸碱度等指标。

5. 详细询问有关病史，仔细查体，必要时进行生殖内分泌激素、抗精子抗体、精液白细胞、精子 DNA 完整性、精子自发顶体反应、精液微生物学、免疫学等检查。严重的形态异常以及重度少精症和无精症患者必须行遗传学检查，有遗传学异常的患者应评估子代遗传学风险，必要时行 PGT 助孕；有严重遗传学异常不适宜生育后代的患者应告知可选择领养子女或供精助孕。

6. 在不明原因不育、复发性流产、反复体外受精失败、受精障碍等患者的诊治中需注意遗传因素和精子功能学异常的影响，必要时需完善相关检查。

7. 治疗男性不育的同时应兼顾女方的生育条件，选择合适的治疗方式，适时选择辅助生育技术，避免单方面过度医疗。

8. 男性不育的发生与生活、工作、环境、社会、心理等许多因素有关，治疗时应考虑上述因素对生育能力的影响，引导患者改善或避免不利因素对生育能力的干扰。

（二）男性不育症的检查

1. **病史采集**　要全面了解家族史、婚育史、性生活史及其他对生育可能造成的影响因素，以及简要的女方病史。

（1）详细了解婚育史，应包括同居时间、避孕方式、尝试受孕时间、性生活频率、是否阴道内射精、既往其他异性受孕的情况。应注意私密场合的探询，以获得可靠资料。同时应了解女方基本生育情况，包括年龄、排卵情况、子宫内膜、输卵管功能等基本信息以及可能影响生育能力的疾病、工作生活环境等。

（2）既往史重点询问与生育相关的疾病和因素，包括炎症、发热史、高温作业、辐射与射线

接触史，以及不良生活习惯等。

（3）应了解父母及兄弟姐妹的生育情况，有无近亲婚配、有无遗传疾病史等。

2. **体格检查**

（1）全身检查重点是对体型和第二性征的观察，有无男性乳房发育等。

（2）生殖系统检查应注意有无外生殖器畸形、睾丸的大小和质地、附睾输精管有无结节、压痛或缺如等。嘱患者做 Valsalva 动作来判断是否存在精索静脉曲张并予以分度。

（3）直肠指诊可了解前列腺的大小质地、压痛等变化，并注意阴囊区是否有压痛或其他异常发现。

3. **辅助检查**

（1）精液分析：包括精子和精浆的特征性参数，对于异常者复查 1～2 次以获得基线数据。检验应遵照 WHO 第五版的标准化程序进行精液分析和质量控制。无精子症分析至少要进行 3 次以上的严格精液采集和离心沉渣分析以确诊。精液报告提示圆细胞增多、白细胞增多或其他明显异常均需进一步检测。严重少精液或无精液患者需排除射精管道梗阻或逆行射精的可能。

（2）精子功能学检查：包括精子 DNA 的完整性检查、精子自发顶体反应、透明质酸结合试验等，对于复发性流产和反复助孕失败的患者可选择检查评估。

（3）生殖系统超声：体检考虑合并隐睾、精索静脉曲张、肿瘤、睾丸病变、输精管道梗阻、附睾输精管发育不良、输精管缺如、前列腺不均质或钙化、射精管梗阻（不全梗阻）、精囊发育不良或缺如等需完善超声检测。超声检查应包括阴囊超声和经直肠超声两个部分。

（4）遗传学检查：严重的精液异常或有家族史、怀疑有染色体异常的患者需行染色体核型分析。重度少弱精子症和非梗阻性无精子症患者需同时检测 Y 染色体微缺失情况。对于有明确家族遗传病史的患者应行遗传学检查。

（5）生殖内分泌检测：可疑生精功能受损或性腺功能低下、性欲低下、第二性征不足的患者需行生殖激素检查。必要时应同时检查甲状腺、肾上腺的内分泌功能是否正常。

（6）微生物学检查：支原体、衣原体等生殖

道病原体对精液质量的影响较大，对于精液参数异常尤其是合并精液白细胞增高、尿道分泌物增多、明显的附睾、前列腺感染体征的患者应进行相关微生物检测。

（7）诊断性睾丸/附睾取精术：无精子症患者因诊断或治疗需要时可实施睾丸/附睾取精术。可包括针吸、开放、显微等多种手术方式。任何一种手术方法获得的精子均应超低温保存以备 ICSI 使用。

（8）其他特殊检查，如磁共振扫描、血糖血脂检测等依据情况选择使用。

（三）男性不育症的治疗

1. 一般治疗　注重不良生活习惯和生活工作环境以及社会心理活动等对男性生育力的影响，引导患者避免不良生活和心理因素的影响，加强生殖健康教育，特别关注夫妇双方在诊疗中的配合。

2. 预防性治疗　对于可能因放、化疗导致生育能力损坏的患者应提前冻存精子作生育能力的保护；对于一方因感染性疾病接受治疗时应注意预防交叉感染；对于一方有衣原体等生殖道感染的患者应遵循双方共同治疗的原则。

3. 内科治疗

（1）非特异药物治疗：适用于未发现明显病因的轻中度少弱精子症患者（前向运动精子总数在 500 万以上）的治疗，可依据经验或患者要求选择中药、左旋肉碱、抗雌激素药物、抗氧化药物、胰激肽释放酶等药物治疗。对于生殖器官有感染证据的患者可联合使用敏感抗生素。合并精索静脉曲张者可联合使用静脉活性药物。治疗应定期复查，精液质量恢复正常后应及时停药。对疗效不佳患者应积极查找原因，总体药物治疗时间应控制在 4～6 个月，不宜盲目延长治疗时间。高促性腺激素性的重度少弱精子患者可根据精子功能学检查的结果做相应的补充左旋肉碱治疗或抗感染治疗，一般不做促生精治疗，以 ICSI 助孕为主要方式。

（2）特异性药物治疗：对于低促性腺激素性腺功能减退的患者治疗以促性腺激素为主。对于垂体功能正常的患者推荐使用"微量注射泵"以模拟正常人体的 GnRH 生理脉冲，获得最佳治疗效果；对于无条件使用或单纯 FSH 缺乏或 LH 缺乏的患者，可选择肌内注射 HMG 和（或）hCG 的方式，HMG 75IU，每周 3 次，hCG 2000 U 每周 2～3 次。高催乳素血症患者排除垂体微腺瘤后可采用溴隐亭治疗，2.5～7.5mg/d，疗程 3 个月。甲状腺、肾上腺功能异常的患者应同时作相应内分泌治疗。

4. 手术治疗

（1）查体单侧或双侧精索静脉曲张Ⅲ度及以上或Ⅱ度精索静脉曲张合并精液质量下降，经治疗无效或精液质量反复波动较大，或合并流产、受孕困难等病史者建议选择手术治疗。手术方式首选显微镜下精索静脉结扎术。

（2）梗阻性无精子症患者根据不同梗阻部位选择不同手术方式。手术分为取精术和吻合复通术两类。睾丸内梗阻者采用睾丸取精术和睾丸细针精子抽吸术；附睾梗阻者可选择显微镜下附睾-输精管吻合术，无手术条件者可采用显微镜下附睾切开取精术或经皮附睾精子抽吸术行 ICSI；近端输精管梗阻者可行显微镜下输精管吻合术或附睾-输精管吻合术，远端梗阻者可选择显微镜下输精管吻合术，或采用睾丸取精术和睾丸细针精子抽吸术；射精管梗阻或狭窄的患者可采用精囊镜探查术疏通或射精管口切开术。

（3）对于生殖器畸形或发育异常、器质性功能障碍等参考相应手术方案治疗。

5. 辅助生育技术的选择应用　在积极治疗原发疾病和改善精液质量的基础上，综合夫妇双方的检查结果，结合病史、受孕条件、治疗效果及时间经济成本、患者意愿等因素，适时选择辅助生育技术，达到最佳的助孕结局。应避免过度依赖辅助生育技术而忽视原发疾病的治疗方案。

1）轻中度少、弱、畸精子症（前向运动精子总数＞500 万，正常形态精子率＞4%）患者除针对病因或联合促生精治疗外，也可行尝试 IUI 助孕不少于 3 个周期；反复 IUI 失败者可改行 IVF-ET 或早补救 ICSI 助孕。若女方年龄超过 35 岁行 IUI 助孕 2 个周期失败后可改行 IVF-ET 或早补救 ICSI 助孕。反复精液不液化、精液参数无显著异常（前向运动精子总数＞500 万，正常形态精子率＞4%）的患者推荐选择 IUI 助孕。

2）中重度少弱精子症（前向运动精子总数＞500 万但＜1000 万，正常形态精子率＞4%）治疗效果欠佳者，可考虑行 IVF-ET。精子运动参数正常，正常形态精子率＜4%，但无严重头部和颈尾缺陷可考虑使用 half-ICSI 助孕。

3）重度少/弱精子症（前向运动精子总数＜500万）患者首选 ICSI 助孕。无精子症患者从附睾、睾丸中获得的少量精子、射精障碍患者从前列腺液中或直肠电刺激后获得的少量精子、冷冻后活力欠佳的精子的情况，应选择 ICSI 助孕。严重的特殊类型的畸形精子症：如正常形态精子率＜4%，且畸形主要为无顶体（圆头精子症）或小顶体畸形、或尾部发育异常如无尾或断尾畸形，或诊断为先天纤毛不动综合征者，建议完善相关遗传缺陷检查，建议行 ICSI 助孕。

第十五节　男性不育相关手术的操作常规

男性不育相关手术精道复通术如下。

（一）显微镜下输精管吻合术

1. 手术适应证

（1）输精管结扎术后要求复通者。

（2）输精管损伤后要求复通者。

（3）先天性输精管节段性闭塞或缺如、后天性输精管节段性炎性闭塞要求复通者。

2. 麻醉方式　静吸复合麻醉、局麻＋精索神经阻滞麻醉。

（1）确定输精管切开部位，逐层打开阴囊，暴露输精管，用输精管钳固定提出切口，充分游离输精管，分离保护输精管动静脉。

（2）瘢痕结节处切开输精管，向两侧切至正常管腔，挤压近端，收集管腔液检查是否有精子；必要时可收集精子做冷冻保存。套管针冲洗远端管腔检查是否通畅。

（3）6-0 尼龙线分 12、2、4、6、8、10 六点端端缝合输精管黏膜，9-0 尼龙线缝合输精管肌层 8～10 针，最后用 6-0 尼龙线 6～8 针关闭鞘膜层。

（4）关闭阴囊切口。

3. 术后处理

（1）穿紧身内裤 2～4 周。

（2）预防性使用抗生素 1 周。

（3）术后 1 个月复查精液常规，此后每 3 个月检查 1 次，12 个月后无精子症可视为失败，可考虑转行 ICSI 助孕。

4. 术后并发症

（1）出血：一般术后局部加压或冷敷处理即可，血肿明显者可穿刺抽吸，怀疑活动性出血者需及时打开切口彻底止血。

（2）切口及精索感染：给予抗生素治疗，必要时配合理疗。

（3）吻合失败：可考虑再次吻合或选择 ICSI 助孕。

（二）显微镜下附睾-输精管吻合术

1. 手术适应证　梗阻性无精子症患者，梗阻部位在附睾尾与输精管移行处，输精管基本通畅者。

2. 麻醉方式　静吸复合麻醉、局部麻醉＋精索神经阻滞麻醉。

3. 手术步骤

（1）术前常规置尿管，接尿袋；阴囊正中切口，逐层切开至白膜，挤出睾丸，分离附睾及输精管，充分游离输精管，显微镜下保留输精管动静脉。

（2）小儿静脉留置针穿刺在附睾末端穿刺输精管管腔，吸取少量输精管液，涂于消毒玻片上，显微镜下证实有精子后用亚甲蓝液冲洗输精管，尿液变蓝后可于穿刺处切断输精管，5-0 丝线结扎附睾尾端。

（3）选择附睾下段附睾小管饱满的部位，打开附睾包膜，用 12-0 尼龙线并行双针穿过附睾小管，于两针之间切开附睾小管，吸取少量附睾液滴于消毒玻片上，显微镜下证实有精子后拔出缝针，自两端分别穿过输精管管腔黏膜，分别为 2 点和 5 点，8 点和 11 点，将输精管断端倒扣在附睾小管切口上，收紧缝线。

（4）10-0 缝线穿过输精管肌层与附睾包膜加固缝合 8～12 针，再用 6-0 尼龙线加固缝合输精管系膜和附睾包膜。

（5）还纳睾丸，逐层缝合阴囊切口。

4. 术后处理

（1）抬高阴囊，穿紧身内裤至少 2 周。

（2）禁性生活及剧烈运动 1 个月。

（3）术后 1 个月复查精液，此后每 3 个月复查一次，超过 12 个月无精子者考虑吻合失败。

5. 手术并发症

（1）出血：一般术后局部加压或冷敷处理即可，血肿明显者可穿刺抽吸，怀疑活动性出血者需及时打开切口彻底止血。

（2）切口及精索感染：给予抗生素治疗，必要时配合理疗。

（3）吻合失败：可考虑再次吻合或选择 ICSI 助孕。

（4）精子肉芽肿：与吻合口瘘有关，预防关键在于严密缝合。一般无特殊处理，必要时可行理疗等对症处理。

（三）精囊镜下射精管切开术

1. 绝对适应证

（1）射精管梗阻的典型"四低"精液特点，即"精液量少、精子数量少、精液 pH 值低、精浆果糖低"，同时具备典型经直肠超声（TRUS）声像，包括精囊扩张 > 1.5cm；射精管扩张直径 > 2.3mm，精阜内或射精管内钙化结石形成，近精阜中线或偏离中线处有射精管囊肿。

（2）射精和射精后前列腺区有疼痛，或血精，并具备上述 TRUS 征象。

2. 相对适应证

（1）精液量减少、精子浓度减低合并典型 TRUS 征象。

（2）精液量减少、活力下降合并典型 TRUS 征象。

（3）钙化、结石、囊肿等病灶与精阜表面距离 1.0 ～ 1.5cm。

3. 麻醉与体位　硬膜外麻醉或腰麻。

4. 手术过程

（1）取截石位，经尿道置入精囊镜，达精阜。

（2）如中线处有前列腺囊肿，在精阜近侧中线上用电切小钩切开前列腺囊性病变，再用电切环将囊腔顶部切平。

（3）如没有囊肿，则将球囊导管插入射精管开口或稍切开精阜后寻找射精管开口，插入球囊导管。

5. 术后处理

（1）术后留置双腔尿管 24 小时，避免插入切开的囊腔或射精管内。

（2）必要时延长留置尿管时间。

6. 并发症及处理

（1）尿液反流：避免过分扩大或切除囊腔。

（2）附睾炎：避免损害射精管开口。必要时长期小剂量抗生素使用。

（3）逆行射精或膀胱颈痉挛：避免切除或电凝膀胱颈，必要时收集精子行体外受精。

（4）尿失禁和尿道直肠瘘：术中避免损伤远端尿道括约肌或切除过深伤及直肠。

（5）术后出血和勃起障碍：一般对症处理即可。

（四）显微镜下精索静脉结扎术

1. 手术适应证

（1）Ⅲ度及以上的精索静脉曲张。

（2）Ⅱ度以上精索静脉曲张，合并不明原因的复发性流产，或受孕困难，或反复体外受精失败、胚胎质量差者。

（3）Ⅱ度以上精索静脉曲张，检查精液质量差，精子 DNA 碎片率高，治疗无显效者；或为非梗阻性无精子症，检查促性腺激素水平轻度升高，或抑制素 B 水平轻度偏低者。

（4）Ⅱ度以上精索静脉曲张，合并明显的症状体征者。

2. 麻醉方式　局部麻醉＋精索神经阻滞麻醉。

3. 手术步骤

（1）选腹股沟下环或阴囊上切口，逐层打开，暴露精索，提出精索后用橡皮片持续牵引，结扎精索外静脉。必要时外翻睾丸，结扎引带静脉。

（2）在显微镜下剪开提睾肌，打开精索内外筋膜，辨认睾丸动脉，分离后牵开保护，用 5-0 丝线双重结扎并切断所有的精索内静脉，保留淋巴管和输精管动静脉。

（3）缝合提睾肌，逐层关闭切口。

4. 术后处理

（1）卧床，抬高阴囊 2 周。

（2）禁止性生活及剧烈运动 1 个月。

（3）3 天后切口换药，7 天拆线。

（4）一般无须使用抗生素。

（5）阴囊水肿明显者应绝对卧床休息，避免过度活动。

5. 术后并发症

（1）切口及精索感染：给予抗生素治疗，必要时配合理疗。

（2）精索或阴囊内血肿：一般术后局部加压或冷敷处理即可，血肿明显者可穿刺抽吸，怀疑活动性出血者需及时打开切口彻底止血。

（3）睾丸萎缩：术后 24 小时内出现剧烈的睾丸疼痛伴发热等体征，需警惕睾丸萎缩的可能。

术中保护好睾丸动脉和输精管动脉、提睾肌动脉是预防睾丸萎缩的关键。早期可争取吻合动脉，晚期则针对性使用抗生素、肝素等对症处理。

（五）经皮附睾精子抽吸术（percutaneous epididymal sperm aspiration，PESA）

1. 适应证

（1）梗阻性无精症：先天性输精管缺如或者后天性输精管闭锁，输精管结扎后行复通术未成功，后天性附睾管道梗阻。

（2）无精子症（三次精液常规分析时，1500g离心15min后的标本中未见精子）或者死精症。精液量的体积可以区分附睾、输精管阻塞（精液体积接近正常）和射精管阻塞（精液体积减小）。

（3）睾丸大小正常或者接近正常。

（4）内分泌激素（FSH、T、LH和PRL等）检测正常。

（5）不射精症。

2. 禁忌证

（1）急性生殖系统炎症或慢性炎症急性发作，如急性附睾炎、睾丸炎、精索炎、精囊腺炎、前列腺炎或阴囊皮肤感染或湿疹。

（2）体温 > 38℃者。

（3）凝血功能异常。

（4）曾经接受过致畸量的放射线、药物、毒物并仍然处于作用期的。

（5）双侧睾丸体积均 < 12ml。

（6）血清FSH水平 > 40U/L。

（7）泌尿生殖系统有结核病史，附睾头部有硬结，输精管呈串珠样改变。

3. 术前准备

（1）核对术前检查结果（血常规、血凝常规、传染病四项）。

（2）如无禁忌，告知患者可能出现的意外情况并签署患者知情同意书。

（3）测量体温、血压。

（4）检查准备物品是否完备。

4. 操作步骤

（1）患者平卧，备皮，碘伏消毒皮肤（大腿上1/3前部及内侧皮肤；阴囊、会阴部皮肤、阴茎、脐下下腹部皮肤），常规铺巾，仅暴露阴囊。2%利多卡因2ml行精索神经阻滞麻醉或者局部麻醉。

（2）麻醉后，手术者左手用拇指或示指固定睾丸，明确附睾头部位置，将已吸取0.2ml精子保存液的5ml注射器连接静脉输液穿刺针头，经皮穿刺入附睾头部，并持续负压吸引，缓慢退出，直至有乳白色浑浊附睾液抽出。如未见附睾液可改变进针方向。

（3）将抽吸出的少量附睾液立即置显微镜下寻找精子并计数，其余大部分附睾液送IVF实验室待用。

（4）若无精子，同法穿刺对侧附睾。

（5）若附睾穿刺未发现精子，以20ml溶药注射器空针头穿刺右侧睾丸，针筒提供负压，抽取少量睾丸内曲细精管样组织，置于培养液中送胚胎实验室。

（6）再次消毒后穿刺孔纱布加压包扎。

（7）手术结束后嘱患者在观察室观察20min，完成手术记录。

5. 注意事项

（1）术前1周禁止性交。

（2）术前1晚沐浴，注意把外生殖器清洗干净，尤其包皮过长者，务必要清洗包皮垢，并穿一条紧身内裤。

（3）术前1周禁用阿司匹林，以免引起大量出血。

（4）如未获得活动精子，可再行另一侧附睾或睾丸穿刺。

6. 手术并发症及其处理 PESA是一种盲法穿刺，可能引起附睾损伤和瘢痕形成，或引起出血症状。如局部有出血，则局部按压，抗感染治疗。如有血肿形成，酌情处理。根据精子质量与患者需求沟通是否冷冻精子，记录于病历上，如患者要冷冻精子，签署冷冻精子知情同意书；注明建议治疗方案及各种替代方案（药物、手术、冻精、供精）。

（六）经皮睾丸取精子术（testicular sperm aspiration，TESA）

1. 适应证

（1）辅助生育中男方无法常规取精的梗阻性无精症、逆行射精、不射精等。

（2）临床诊断性穿刺以评价睾丸实际功能。

2. 禁忌证

（1）急性生殖系统炎症或慢性炎症急性发作。

（2）体温＞ 38℃者。

（3）曾经接受过致畸量的放射线、药物、毒物并仍然处于作用期的。

（4）凝血功能异常。

3. 操作步骤

（1）患者平卧，碘伏消毒皮肤（大腿上 1/3 前部及内侧、阴囊、会阴部、阴茎、脐下下腹部皮肤），常规铺巾，仅显露阴囊。2% 利多卡因 2ml 行精索神经阻滞麻醉或者局部麻醉。

（2）左手固定患者右侧睾丸，术者取 2ml 注射器抽吸 2% 利多卡因 1ml 在穿刺点部位进行局部麻醉，由浅入深至睾丸白膜。

（3）麻醉后，术者用拇指或示指固定右侧睾丸，将已吸取 1ml 精子制备液的 20ml 注射器连接 16G 溶药针头，沿睾丸长轴穿刺。首先穿入皮肤及皮下组织，穿破睾丸白膜时有明显突破感。在确定已进入睾丸组织后，抽吸注射器保持负压，迅速拔出针头，以蚊式血管钳固定、牵扯睾丸组织，必要时用剪刀剪断睾丸组织，将睾丸组织放于培养皿中，用纱布局部加压止血。此法可重复进行，直至获得足量的睾丸组织，送 IVF 实验室待用。

（4）实验室将培养皿中的睾丸组织挤压撕碎并加入培养液，显微镜下观察，寻找精子。

（5）手术结束后局部消毒，加压止血。

4. 注意事项

（1）如果一次无精子，则变换采取部位，均证实无精子时，同法采取对侧。

（2）双侧均不能采取到精子时，应留取组织标本送病理检查。

5. 手术并发症及其处理

（1）出血：术中注意止血如有必要时放置引流条。

（2）感染：加强抗感染治疗，局部热敷，脓肿形成及时切开引流。

（3）睾丸萎缩：如无其他并发症不予处理。

（4）继发性睾丸鞘膜积液：积液量大时手术治疗。

（七）显微镜下睾丸切开取精术（micro-surgical testicular sperm extraction，micro-TESE）

1. 适应证　非梗阻性无精子症，无法通过常规方法获得精子者；梗阻性无精子症通过 PESA、

MESA、TESA 方式取精失败者。

2. 麻醉　静吸复合麻醉、骶管内麻醉。

3. 手术步骤

（1）阴囊正中线切口，逐层切开至睾丸白膜，挤出睾丸、附睾置于手术视野，沿睾丸赤道电刀打开白膜，暴露睾丸实质。

（2）将睾丸整体分为六个区域，每个区域均在高倍显微镜下寻找较粗大、色泽发白、浑浊的曲细精管，剪取后放入平皿中加入少量精子分离液，用细针头撕开曲细精管，在显微镜下寻找精子。获取失败者可再寻找他处。一侧睾丸未取到则切开另一侧睾丸。

（3）获得足够精子后显微电凝彻底止血，5-0 缝线缝合白膜及皮肤切口。

（4）术后处理：抬高阴囊 2 周，避免局部压迫撞击。

4. 术后并发症

（1）阴囊血肿：可局部加压冷敷，血肿明显者可穿刺抽吸。怀疑活动性出血者应及时打开切口彻底止血。

（2）睾丸萎缩：术中尽量避免切断、电凝血管，避免过度翻找和剪取睾丸组织。

（3）睾丸功能减退：术后长期使用雄激素补充或替代治疗。

第十六节　特殊患者取精的操作常规

（一）逆行射精

1. 一些逆行射精可能是由主动脉旁淋巴结切除并且损伤全身神经系统造成的，可采用 α- 肾上腺素能交感神经兴奋剂进行病因治疗，观察治疗后可否恢复射精。若正常射精，根据精液情况进行处理，参考夫妇双方不孕原因，决定是否助孕治疗。

2. 若未能恢复射精，视性高潮后尿液中精子回收情况，决定助孕方式。

3 如决定 IVF 治疗，则取卵日收集碱化的性高潮后尿液中精子。

具体办法：禁欲 3 ～ 7 天，排空膀胱，当天早上饮用 250ml 内含 3 ～ 5g 碳酸氢钠的水以碱化尿液；或者在回收精子之前 8 ～ 12h 让患者每

隔 2h 喝一杯含有 2 汤匙碳酸氢钠的水。然后让患者手淫，当达到性高潮后把尿液收集到含有缓冲液的瓶子里，留取射精后尿液，胚胎实验室镜检。

4. 根据实验室回收的患者精子质量，与患者沟通，确定 IVF 或者 ICSI 治疗。

5. 若以上方法无效，则选择按摩患者精囊收集患者前列腺液进行 IVF 或 ICSI 治疗。

6. 如果上述方法都失败，则选择睾丸穿刺取精行 ICSI 治疗。

（二）IVF 取精困难的处理

1. 建病历日，男科医师评估有无取精困难，确定取精困难，告知患者以下情况：提前用药辅助取精，存在穿刺取精或冻卵可能，进行 IVF 病程记录并签字。

2. 取卵日于男科就诊，取精前 1 小时口服万艾可（短效药物，服用后 40min 起效，持续 4 ~ 6 小时。有心脏病史者，尤其是服用硝酸酯类药物的，不能使用此类药物）。

3. 患者手淫取精。

4. 若不能够手淫取精，男科医师指导使用自动取精仪辅助取精。

5. 若上述方法仍不能够取精，男科医师行睾丸穿刺取精。

（三）院外取精

1. 原则上不允许院外取精，仅针对院内取精困难，经男科处理无效的患者。

2. 患者取卵日于护士站核对患者夫妇身份，领取标记好的无菌精杯，告知取精注意事项。

3. 男方院外取精后于 1 小时内送达护士站，再次核实身份，患者夫妇留取精斑及血斑并签字确认，保证标本为患者丈夫本人精液。

（四）极重度少、弱、畸精子症

1. 建病历日，签署知情同意书，与患者夫妇沟通：有取卵日无精子、精子不可用或不够用的可能；若精液中无精子、精子不可用或不够用，则需进行睾丸穿刺取精；但手术取精仍会出现无精子、精子不可用或不够用的情况，可能需要冻卵。

2. 取卵日：患者手淫取精，无精子、精子不可用或不够用，再次取精，若多次取精男方精液仍不够或者没有，胚胎实验室人员通知男科医师行睾丸穿刺取精。

3. 睾丸穿刺取精仍无精子、精子不可用或不够用，冻卵治疗。

第三部分　实验室技术篇

第8章　胚胎实验室操作常规

第一节　夫精人工授精实验室操作常规

夫精人工授精精液处理的操作常规：

（一）取精方式

1. 正常射精

（1）男方用手淫法取精液于专用取精杯，交给值班护士，留取精液标本。

（2）护士与实验室技师交接精液杯，置超净工作台，液化。

（3）行精液常规分析，并作记录。

（4）根据精子情况选择处理方法：参数正常精液、少精、弱精、畸精及抗精子抗体阳性的精液可采取改良上游法或梯度离心法；严重少、弱、畸精的精液采取微量梯度离心法处理。

2. 逆行射精

（1）取精前2小时男方排空膀胱，每30min喝碳酸氢钠液（20g/200ml）碱化尿液。

（2）男方手淫，达性高潮后，排尿于无菌瓶中（含标识），立即送实验室。

（3）技师将尿与精液混合物离心（RCF 200g）。

（4）收集所有沉渣，加入 G-IVF PLUS 5ml，混匀，离心（RCF 200g）。

（5）去除上清液，用梯度离心法继续处理。

3. 前列腺按摩

（1）男科医师给男方行前列腺按摩，将混合液立即送实验室。

（2）技师将尿与精液混合物离心（RCF 200g）。

（3）收集所有沉渣，加入 G-IVF PLUS 5ml，混匀，离心（RCF 200g）。

（4）去除上清液，用梯度离心法继续处理。

（二）精液常规分析

1. 概述　正确使用 WHO 推荐的方法，进行精液各项指标的分析，为辅助生殖技术提供准确可靠的数据。

2. 细则

（1）液化：室温下，正常标本在60min内液化；对于不液化者，可吹打液化或加酶促液化。

（2）体积：用一次性无菌塑料刻度吸管测量，据实记录。

（3）黏稠度：用一次性无菌塑料刻度吸管吸取精液，让精液依靠重力滴落并观察拉丝长度，＞2cm 即为黏稠。

（4）精子浓度检测：Makler 计数板直接计数法或血细胞计数板法。

1）初检：微量加样器吸取 10μl 精液，滴在载玻片中心，加盖 22mm×22mm 的盖玻片，室温静置1min。高倍镜视野的精子个数，约相当于 10^6/ml。

2）确定稀释倍数，用改良 Neubauer 血细胞计数板进行准确计数（表3-8-1）：同一份精液制备两份不同标本，分别位于计数池两侧；稀释比例由精子浓度的初步检查确定。

表 3-8-1　改良 Neubauer 血细胞计数板的稀释和转换因数

每400倍视野中的精子数	稀释倍数 精液 + 稀释液	转换因数 计数的中方格数目		
		25	10	5
＜15	1：5（1+4）	20	8	4
15～40	1：10（1+9）	10	4	2
40～200	1：20（1+19）	5	2	1
＞200	1：50（1+49）	2	0、8	0、4

3）稀释的液化精液或精子上游液（10μl）灌板，静置 1 ～ 2min，计数。

4）计数原则：应计数 200 个以上的精子。如一个精子位于相邻两格的分界线上，则执行数左不数右，数上不数下。

（5）活力分析

1）取液化、充分混匀的精液 10μl，滴加至载玻片中心，加盖 22mm×22mm 的盖玻片，室温静置 1min。

2）选择精子浓度均匀的区域，观察 5 个视野（所取视野均应距离盖玻片边缘至少 5mm），至少对 200 个精子进行分级。首先计数前向运动精子，随后在同一视野计数非前向运动精子及不动精子。

3）分级标准：前向运动精子：37℃时速度≥ 20μm/s，相当于 6 个精子头或半个精子尾；非前向运动精子：< 20μm/s；不动精子：不运动。

重复滴加精液计数板，计数每类精子的数目。比较两次计数结果，如不在误差范围内，应重新制备两片新的载玻片，重新计数每类精子的数目。如在误差范围内，取两次结果的平均数计算百分比。

（6）畸形分析

畸形精子：双头、大头、小头，体尾卷曲、双尾、粗尾，胞质小滴大于精子头的 1/2、颈部细等。

取液化、充分混匀的精液 10μl，滴加至载玻片中心，加盖 22mm×22mm 的盖玻片，室温静置 1min；选择精子浓度均匀的区域，系统观察 5 个视野（所取视野均应距离盖玻片边缘至少 5mm），至少对 200 个精子进行分类；重复滴加精液计数板，计数每类精子的数目；取两次结果的平均数计算畸形率。

（7）结果计算

1）比较两次计数结果的总数和差异，如计数差异大于曲线所指示的数值，必须从新鲜稀释的精液中再取两份重新制备并计数。

2）比较两次计数结果的总数和差异，如计数差异小于曲线所指示的数值，则取两次计数结果的均值，除以转化因子即为精子浓度。

（三）AIH 精液处理技术

1. 改良上游法

（1）将液化的精液加入专用离心管，加入 G-IVF PLUS 3ml，200g 离心力离心 15min。

（2）弃上清，精液沉渣加入 G-IVF PLUS 3ml，200g 离心力离心 10min。

（3）弃上清，精液沉渣加入 G-IVF PLUS 0.5ml，置 37℃、6%CO_2 培养箱上游 30 ～ 60min（根据精子质量选择上游时间）。

（4）取上游液 0.4ml 作为授精液。此时应做精子活率、活力分析，并作记录。

2. 密度梯度离心法

（1）离心管内从下到上依次加入 1.5ml 45% 和 1.5ml 90% 的精子梯度离心液，加入精液离心（RCF 300g）15min。

（2）弃上清，沉淀加入 G-IVF PLUS 约 3ml，轻轻混匀，离心（RCF 200g）5min。

（3）弃去 G-IVF PLUS，缓慢加入 G-IVF PLUS 约 0.4ml，置 37℃、6%CO_2 培养箱上游 30 ～ 60min（根据精子质量选择上游时间）。

（4）授精前，分析并记录精子浓度及活力等情况。

3. 微量梯度离心法

（1）离心管内从下到上依次加入 0.5ml 45% 和 0.5ml 90% 的精子梯度离心液，离心（RCF 300g）15min。

（2）弃上清，沉淀加入 G-IVF PLUS 约 3ml，轻轻混匀，离心（RCF 200g）5min。

（3）弃去 G-IVF PLUS，缓慢加入 G-IVF PLUS 约 0.4ml，置 37℃、6%CO_2 培养箱上游 30 ～ 60min（根据精子质量选择上游时间）。

（4）授精前，分析并记录精子浓度及活力等情况。

第二节　供精人工授精实验室操作常规

（一）AID 实验室操作管理常规

1. 在供精人工授精日，实验室人员与精子管理员一起根据手术通知单上标明的精子编号和血型提取精子，并在供精精子出入库登记本上签字。

2. 实验室工作人员按照供精精子的操作使用说明进行精子处理。

3. 在精液处理过程中认真记录供精精子的使用情况，包括使用精子的编号、血型、使用夫妇的姓名、血型、使用管数、冻存时间、冻存前活率、精子处理方法、融解后活率及处理后使用的精子情况等，实验室操作人员及核对人员同时签字。

4. 精液处理质量控制：用于供精人工授精的冷冻精液，复苏后前向运动的精子不低于 40%；精子优化处理后，行宫颈内人工授精，其前向运动精子总数不得低于 20×10^6 条；行宫腔内人工授精，其前向运动精子总数不得低于 10×10^6 条。

5. 实验室工作人员在供精人工授精前再次与护理人员和临床医师仔细核对使用供精精子编号、血型和患者夫妇姓名，各项目核对无误后方可使用。

6. 实验室工作人员在填写供精人工授精的同时，记录供精精子的处理情况，以方便信息反馈。

7. 实验室人员认真书写供精人工授精实验室部分，每项操作均有核对者签字。

8. 精子管理员认真填写各种登记本，均要有双人签字。

9. 实验室工作人员要严格履行供精人工授精的有关制度，尤其保密制度，不得在任何场合随意透露供精人工授精患者的任何个人信息。

（二）AID 精液处理流程

1. 精子复苏　冻精双人核对后，立即放入 37℃ 水浴 10min。

2. 密度梯度离心法

（1）配制双层梯度离心液：离心管内从下到上依次加入 1.5ml 45% 和 1.5ml 90% 的精子梯度离心液，两层溶液的中间形成一个清晰的界面。

（2）小心吸取供精精液覆盖于上层分离液的液面；离心（RCF 300g）15min；移去所有分层溶液，留取底部的沉淀。

（3）加 2ml G-IVF PLUS，将沉淀混匀；离心（RCF 200g）5min；移去上清液，加入 2ml G-IVF PLUS，将沉淀混匀。

（4）离心（RCF 200g）5min；移去上清液，用 0.4ml G-IVF PLUS 重悬沉淀，进行精子质量的评估；置于 37℃，6.0% CO₂ 培养箱内孵育；显微镜下计数精子密度和活力，做好记录；置于 37℃，6.0% CO₂ 培养箱内备用。

（5）AID 手术前，实验室人员与临床医师、

护士交接处理后精液，并在 AID 精液处理实验室记录单上签字。

第三节　配液操作常规

（一）注意事项

1. 接到手术通知单后阅读病历，参考手术通知单的授精方式，根据卵泡数目配液。

2. 配液时间为下午。

3. G-IVF PLUS、G1 PLUS、G2 PLUS 需 6% CO₂ 平衡，放入培养箱前需松口；G-MOPS PLUS 不需 CO₂ 平衡，置专用无 CO₂ 培养箱。

（二）抄写配液表

1. OR　参照取卵手术通知单。

2. D1/G1PLUS　女方姓名 / 男方姓名、获卵数。

3. D3/G2 PLUS　女方姓名 / 男方姓名。

4. FET/G2 PLUS　女方姓名 / 男方姓名、冻存位置、复苏胚胎数量、剩余管数 / 胚胎数。

（三）准备培养液

1. D0　G-MOPS PLUS、G-IVF PLUS、OVOIL。

2. D1　G1 PLUS、OVOIL。

3. D3/FET　G-MOPS PLUS、G2 PLUS、OVOIL（辅助生殖培养用油）。

（四）分类配液（图 3-8-1）

1. D0 取卵用　6ml 试管 + G-MOPS PLUS 5ml；6ml 试管 + G-IVF PLUS 5ml；14ml 试管 + G-MOPS PLUS 10ml；35mm 培养皿；35mm 培养皿 + G-IVF PLUS 3ml；35mm 培养皿 + G-IVF PLUS 微滴（5 滴，20μl/ 滴）；四孔皿 + G-IVF PLUS 0.8ml/ 孔（2 ～ 5 个卵子 / 孔）。

2. D1 胚胎培养用　35mm 培养皿 + G1 微滴（≤ 10 滴，10μl/ 滴）；60mm 培养皿 + G1 drops（> 10，≤ 20 滴，10μl/ 滴）。

3. D3/D5 胚胎移植用　6ml 试管 + G-MOPS PLUS 2ml；6ml 试管 + G2 PLUS 1ml；中心孔培养皿 + G2 PLUS 1ml。

4. ICSI 皿　大圆，PVP 5μl；中圆，G-MOPS PLUS 5μl；小圆，G-MOPS PLUS 2μl，长条，G-MOPS PLUS 5μl。

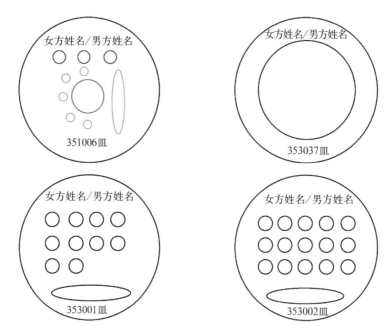

图 3-8-1　备皿示意图

第四节　器皿标识操作常规

（一）精液处理用器皿

1. 取精杯　女方姓名、男方姓名、电子标签。

2. 离心管　女方姓名、男方姓名、电子标签。

（二）配液用器皿（图 3-8-2）

1. 平皿（35mm 培养皿、60mm 培养皿、中心孔培养皿、四孔培养皿）：女方姓名、男方姓名、电子标签。

2. CO_2 培养箱：女方姓名、男方姓名；姓氏和名字相近或相同者，应放置于不同培养箱。

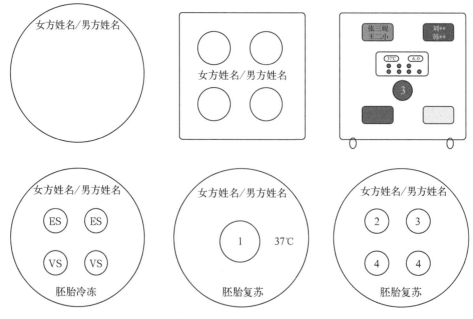

图 3-8-2　器皿标识示意图

（三）冷冻及解冻器皿（图 3-8-3）

1. 平皿 女方姓名、男方姓名、电子标签。

2. 支架 液氮罐号 - 提篮号 - 支架号。

3. 麦管 冷冻编号、每管冻存胚胎数、女方姓名、男方姓名、麦管编号。

4. 精子冷冻 冻存编号、女方姓名、男方姓名。

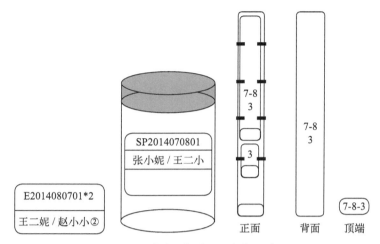

图 3-8-3 冷冻及解冻器皿标识示意图

第五节 核对操作常规

（一）精液处理

1. 交接精液标本 技师与患者，核对标本杯、"精液标本交接单""自愿留取、冻存精液标本知情同意书"的男女双方姓名，三者必须一致，当面留取精斑并签名认可。

2. 精液分析 人机核对、人人核对，确保"精子处理及授精记录"、标本杯的男女双方姓名必须一致，录入电子病历，打印后签名。

3. 精液加样 人机核对、人人核对，确保离心管、标本杯的男女双方姓名，二者必须一致，电子核对正确。

4. 精子上游 人机核对、人人核对，确保 2 个离心管的男女双方姓名，二者必须一致，电子核对正确。

（二）捡卵

1. 患者身份识别 麻醉师、护士、取卵医师、技师核对患者姓名、年龄、男方姓名及核对单上所有内容，多方必须一致，并签名确认。

2. 捡卵 人机核对、人人核对，确保"捡卵记录"、G-MOPS PLUS 皿、G-IVF PLUS 皿的男女双方姓名，三者必须一致，电子核对正确，方可将卵子移入相应平皿，录入电子病历，打印并签名确认。

（三）授精

1. IVF 授精 人机核对、人人核对，确保授精方式及精子管（6ml 试管）、G-IVF PLUS 皿、四孔皿的男女双方姓名，必须一致，电子核对正确，方可进行授精，录入电子病历，打印并签名确认。

2. 第二极体观察 脱颗粒细胞时，人机核对、人人核对，确保授精皿（四孔皿）与 35mm 培养皿的男女双方姓名，二者必须一致，电子核对正确，方可将卵子移入培养皿，进行受精观察与继续培养，录入电子病历，打印并签名确认。

3. ICSI 用酶脱颗粒细胞时，人机核对、人人核对，确保 35mm 培养皿的男女双方姓名；加精子时，人机核对、人人核对，确保 ICSI 皿与精子管的男女双方姓名。必须一致，方可行 ICSI。ICSI 时，人机核对、人人核对，确保行 ICSI 的卵子顺序，签名确认。

（四）受精与胚胎观察

1. 受精观察 人机核对、人人核对，确保培养皿与卵裂培养皿的男女双方姓名，必须一致，电子核对正确，方可将受精卵转入卵裂培养皿。

2. 胚胎观察 D2/D3/D5/D6 胚胎观察时，人机核对、人人核对，确保培养皿与实验室记录的男女双方姓名。

（五）胚胎移植

1. 患者身份识别　人机核对、人人核对，确保女方姓名、男方姓名、移植胚胎数目，并将手术通知单收归实验室。

2. 胚胎装管　人机核对、人人核对，确保移植皿与手术通知单的男女双方姓名、胚胎数目，必须一致，方可装管移植。

3. 移植　技师与患者、术者核对女方姓名男方姓名后方可行胚胎移植。

（六）胚胎冷冻与复苏

1. 标示　人机核对、人人核对，确保麦管标示、支架标示与实验室记录必须一致，包括：第几管有几枚胚胎、支架存放在几号罐第几提篮、男女方姓名、冷冻编号。

2. 操作　人机核对、人人核对，确保胚胎序号、麦管序号、支架编号与实验室记录一致。

第六节　捡卵操作常规

（一）准备

1. 打开超净工作台电源；消毒吸管架及巴斯特管。

2. 取出 100mm 培养皿（用于捡卵）。

3. 中心孔培养皿加入已预温的 3ml G-MOPS PLUS，用于捡卵后暂存卵子。

4. 35mm 培养皿加入已平衡的 3ml G-IVF PLUS，用于捡卵结束后冲洗 OCCC。

5. 35mm 培养皿加入已平衡的 3ml G-IVF PLUS，置 37℃、6%CO$_2$ 培养箱，卵子培养 4～6h。

（二）捡卵

1. 超净工作台内，弱光，37℃恒温。

2. 护士将取出的卵泡液管放在取卵窗台的恒温试管架内。

3. 捡卵者将卵泡液倒入 100mm 培养皿。

4. 解剖镜下将 OCCC 移入中心孔培养皿（尽量少吸取卵泡液），剩余卵泡液倒入无菌盛器（放在恒温平台上），继续捡卵。

5. 捡卵结束后，OCCC 35mm 培养皿（G-IVF PLUS）中冲洗后移入另一 35mm 培养皿（G-IVF PLUS），置 37℃、6% CO$_2$ 培养箱培养 4～6h。

6. 如获卵数与预期卵泡数目差别大，将无菌盛器卵泡液复检并及时与临床医师沟通。

7. 记录取卵数目及取卵用时情况等。

第七节　不同情况下精液处理操作常规

（一）精液常规分析

1. 概述　正确使用 WHO 推荐的方法，进行精液各项指标的分析，为辅助生殖技术提供准确可靠的数据。

2. 细则

（1）液化：室温下，正常标本在 60min 内液化；对于不液化者，可吹打液化或加酶促液化。

（2）体积：用一次性无菌塑料刻度吸管测量，据实记录。

（3）黏稠度：用一次性无菌塑料刻度吸管吸取精液，让精液依靠重力滴落并观察拉丝长度，＞2cm 即为黏稠。

（4）精子浓度检测：Makler 计数板直接计数或血细胞计数板法。

1）初检：微量加样器吸取 10μl 精液，滴在载玻片中心，加盖 22mm×22mm 的盖玻片，室温静置 1min。高倍镜视野的精子个数，约相当于 10^6/ml。

2）确定稀释倍数，用改良 Neubauer 血细胞计数板进行准确计数（图 3-8-1）：同一份精液制备两份不同标本，分别位于计数池的两侧；稀释比例由精子浓度的初步检查确定。

3）稀释的液化精液或精子上游液（10μl）灌板，静置 1～2min，计数。

4）计数原则：应计数 200 个以上的精子。如一个精子位于相邻两格的分界线上，则执行数左不数右，数上不数下。

（5）活力分析

1）取液化、充分混匀的精液 10μl，滴加至载玻片中心，加盖 22mm×22mm 的盖玻片，室温静置 1min。

2）选择精子浓度均匀的区域，观察 5 个视野（所取视野均应距离盖玻片边缘至少 5mm），至少对 200 个精子进行分级。首先计数前向运动精子，随后在同一视野计数非前向运动精子及不动精子。

3）分级标准：前向运动精子：37℃时速度≥20μm/s，相当于 6 个精子头或半个精子尾；非前向运动精子：<20μm/s；不动精子：不运动。

重复滴加精液计数板，计数每类精子的数目。比较两次计数结果，如不在误差范围内，应重新制备两片新的载玻片，重新计数每类精子的数目。如在误差范围内，取两次结果的平均数计算百分比。

（6）畸形分析

畸形精子：双头、大头、小头，体尾卷曲、双尾、粗尾，胞质小滴大于精子头的 1/2、颈部细等。

取液化、充分混匀的精液 10μl，滴加至载玻片中心，加盖 22mm×22mm 的盖玻片，室温静置 1 分钟；选择精子浓度均匀的区域，系统观察 5 个视野（所取视野均应距离盖玻片边缘至少 5mm），至少对 200 个精子进行分类；重复滴加精液计数板，计数每类精子的数目；取两次结果的平均数计算畸形率。

（7）结果计算

1）比较两次计数结果的总数和差异，如计数差异大于曲线所指示的数值，必须从新鲜稀释的精液中再取两份重新制备并计数。

2）比较两次计数结果的总数和差异，如计数差异小于曲线所指示的数值，则取两次计数结果的均值，除以转化因子即为精子浓度。

（二）不同取精方式的处理方法

1. 正常射精

（1）男方手淫法取精液于专用取精杯。

（2）男方与实验室技师交接精液杯，留取精液标本，置超净工作台，液化。

（3）行精液常规分析，并作记录。

（4）根据精子情况选择处理方法：参数正常精液、少精、弱精、畸精及抗精子抗体阳性的精液可采取改良上游法或梯度离心法；严重少精、弱精、畸精的精液采取微量梯度离心法处理。

2. 逆行射精

（1）取精前 2 小时男方排空膀胱，每 30min 喝碳酸氢钠液（20g/200ml）碱化尿液。

（2）男方手淫，达性高潮后，排尿于无菌瓶中（含标识），立即送实验室。

（3）技师将尿与精液混合物离心（RCF200g）。

（4）收集所有沉渣，加入 G-IVF PLUS 5ml，混匀，离心（RCF200g）。

（5）去除上清液，用梯度离心法继续处理。

3. 前列腺按摩

（1）男科医师给男方行前列腺按摩，将混合液立即送实验室。

（2）技师将尿与精液混合物离心（RCF200g）。

（3）收集所有沉渣，加入 G-IVF PLUS 5ml，混匀，离心（RCF200g）。

（4）去除上清液，用梯度离心法继续处理。

4. PESA

（1）男科医师行 PESA，立即将附睾液送实验室。

（2）收集附睾液于离心管，加入 G-IVF PLUS 5ml，混匀，离心（RCF200g）。

（3）去除上清液，用微量梯度离心法继续处理。

5. TESA

（1）男科医师行 TESA，立即将生精小管送实验室。

（2）收集生精小管于 35mm 培养皿，加入 G-MOPS PLUS 0.5ml，用 1ml BD 注射器针头研磨，将混合液离心（RCF200g）。

（3）去除上清液，用微量梯度离心法继续处理。

（三）精液优化技术

1. 改良上游法

（1）将液化的精液加入专用离心管，加入 G-IVF PLUS 3ml，离心（RCF200g）15min。

（2）弃上清，精液沉渣加入 G-IVF PLUS 3ml，离心（RCF200g）10min。

（3）弃上清，精液沉渣加入 G-IVF PLUS 0.5ml，置 37℃、6% CO_2 培养箱上游 30～60min（根据精子质量选择上游时间）。

（4）取上游液 0.5ml 作为授精液。此时应做精子活率、活力分析，并作记录。

2. 密度梯度离心法

（1）离心管内从下到上依次加入 1.5ml 45% 和 1.5ml 90% 的精子梯度离心液，加入精液离心（RCF300g）15min。

（2）弃上清，沉淀加入 G-IVF PLUS 约 3ml，轻轻混匀，离心（RCF200g）5min。

（3）弃去 G-IVF PLUS，缓慢加入 G-IVF PLUS 约 0.4ml，置 37℃、6% CO_2 培养箱上游 30～60min（根据精子质量选择上游时间）。

（4）授精前，分析并记录精子浓度及活力等情况。

3. 微量梯度离心法

（1）离心管内从下到上依次加入 0.5ml 45% 和 0.5ml 90% 的精子梯度离心液，加入精液离心（RCF 300g）15min。

（2）弃上清，沉淀加入 G-IVF PLUS 约 3ml，轻轻混匀，离心（RCF200g）5min。

（3）弃去 G-IVF PLUS，缓慢加入 G-IVF PLUS 约 0.5ml，置 37℃、6% CO_2 培养箱上游 30～60min（根据精子质量选择上游时间）。

（4）授精前，分析并记录精子浓度及活力等情况。

4. IVF 改 ICSI 如精液参数不符合 IVF 指征，应立即行第二次取精。如两次取精可行 IVF，则两次精液混合后处理；如两次取精仍不可行 IVF，则应和临床负责人及时沟通，如必要需患者签署 ICSI 知情同意书改行 ICSI。

第八节 体外受精授精操作常规

（一）授精方法

1. 四孔皿授精法 每孔 2～5 个 OCCC。

2. 微滴授精法 G-IVF PLUS 微滴（25μl）+OVOIL，1～2 个 OCCC/ 滴。

3. 取卵后 2～4h 加入处理后精子，每个 OCCC 约 2.5×10^4 条精子。

（二）受精观察

1. 授精后 3～4h 拆蛋，换液至 G-IVF PLUS 微滴皿。

2. 观察卵子是否出现 2 个极体。

3. 授精后 4～6h，如出现 2 个极体的卵子数达不到获卵数的 30%，则电话联系患者夫妇，商议是否行 R-ICSI。

（三）卵子评分标准

1. 评分细则及示意图（图 3-8-4）

GV：中央或外周区有胚泡，内有核仁，透明带厚，卵黄间隙（PVS）极少或没有，胞质中央区较暗，皮质区清亮，体积较小。

M I（Metaphase I）：无胚泡和第一极体，PVS 小或没有，胞质中央区仍较暗。

M II（Metaphase II）：无胚泡，出现第一极体，

PVS 适中，胞质均一且清亮。

2. 参考指标

（1）胞质内含大空泡（充满液体的囊，可单独或多发），可伴随极低的妊娠率。

（2）胞质内含折射小体（光镜下发亮的胞质内小型包涵物，直径 10μm），可伴随低受精率。

（3）胞质内含靶心细胞器和小泡的中央聚集体（黑色小体，可单独或多发），与低受精率和高非整倍体发生率相伴。

（4）PVS 内含暗色颗粒，与高剂量人绝经期促性腺激素有关，无临床意义。

（5）透明带 15～20μm，外观清亮。

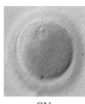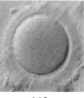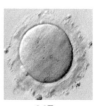

GV　　　　M I　　　　M II

图 3-8-4 不同时期卵子示意图

3. 极体评分标准

（1）概述：本标准为参考标准，Ⅲ级和Ⅳ级第一极体的卵母细胞具有明显低的受精率，第一极体被认为是判断卵母细胞质量的预测方法之一。

（2）评分标准：Ⅰ级，圆或卵圆形，完整且表面光滑；Ⅱ级，圆或卵圆形，完整但表面粗糙；Ⅲ级，碎片化；Ⅳ级，大或小，常伴开阔的卵周间隙（PVS）。

第九节 卵胞质内单精子注射操作常规

（一）准备

1. 准备培养皿：35mm 培养皿，每皿 10 滴，每滴 10μl 已平衡 G-1 PLUS，覆盖 OVOIL，用于 ICSI 后合子培养。

2. 准备冲洗皿：35mm 培养皿，每皿 10 滴，每滴 25μl 已平衡 G-1 PLUS，覆盖 OVOIL，用于 ICSI 后合子冲洗。

3. 将冲洗皿和培养皿放入 37℃、6% CO_2 培养箱，备下午 ICSI 用。

4. 准备 HYASE：从冰箱取出 HYASE（0、1ml），从培养箱取出 G-MOPS PLUS，放于超净工作台；将 0.1ml HYASE 用 2ml G-MOPS PLUS 稀释为 40U/ml，取 0.5 ~ 1ml HYASE 放在恒温试管架保温，备下午 ICSI 用。

5. 关闭超净工作台电源，清洁超净工作台。

（二）制备 ICSI 皿与加精子

1. 启动超净工作台。

2. 酒精灯消毒巴斯特吸管架；酒精灯消毒并拉制巴斯特细管。

3. 取 ICSI 皿；从冰箱取出 PVP，从培养箱取出 G-MOPS PLUS、OVOIL。

4. 打开 ICSI 皿，将盖内面朝上放在超净台上。

5. 制备方法如图 3-8-5 所示，G-MOPS PLUS 小圈 5μl，长条 10μl，中圈 10μl；PVP 大圈 10μl；立即覆盖 OVOIL。

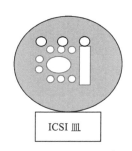

图 3-8-5　ICSI 皿示意图

6. 倒置镜 40×10 倍观察精子活力，并记录。

7. 用微量加样器吸取处理后精子，加入绿条 G-MOPS PLUS 中。

8. 将 ICSI 皿放入 37℃培养箱，备用。

（三）装针

1. 打开倒置镜、恒温台、ICSI 系统电源。

2. 从无菌橱取出固定针和显微穿刺针。

3. 取下左侧持针器，取出固定针，把固定针轻轻穿入持针器，拧紧持针器旋钮，把持针器放入固定支架。

4. 转动倒置镜粗细调，旋转左侧持针器，将固定针头调整至水平清晰。

5. 取下右侧持针器，顺时针方向旋转左侧液压旋钮，用液压把持针器中的气泡压出。

6. 取出穿刺针，把穿刺针轻轻穿入右侧持针器，穿刺针红线与持针器旋钮平行，拧紧持针器旋钮，把持针器放入固定支架。

7. 旋转左侧液压旋钮，将 OVOIL 压至穿刺针红线处，压力平衡 5min。

8. 转动倒置镜粗细调，旋转右侧持针器，将穿刺针头调整至水平清晰。

9. 倍数 40×10，调整固定针和穿刺针位于同一视野呈现水平清晰，行 ICSI 演示。

10. 将固定针和穿刺针同时分离并微升。

（四）拆卵

1. 超净工作台内，弱光，37℃恒温。

2. 准备 HYASE 与 G-MOPS PLUS：取一个四孔皿，用巴斯特管吸取 G-MOPS PLUS，分别加入四孔皿②③④孔，每孔约 1ml；吸取 HYASE 加入四孔皿①孔。

3. 拆卵：从 37℃、6% CO_2 培养箱取出装有 OCCC 的培养皿，放在恒温板上。

（1）用巴斯特管吸取 OCCC 放入①孔，反复吹吸 OCCC，时间控制在 30s 以内。

（2）吸取去颗粒细胞的卵子，快速放入②孔吹吸冲洗 10 次以上，移入③孔。

（3）用拉细巴斯特管进行剩余颗粒细胞的机械挤压剥离，至完全暴露出卵子，移入④孔，吹吸冲洗 10 次以上，移入 ICSI 皿。

（4）将 ICSI 皿转移至倒置镜行 ICSI。

（五）ICSI

1. 超净工作台内，弱光，37℃恒温

（1）调整固定针与显微穿刺针。

（2）抬起倒置镜目镜部分，把 ICSI 皿放至恒温台，ICSI 皿的中间蓝圈对准物镜光源。

（3）放下倒置镜目镜部分后，固定针和穿刺针均处于蓝圈 G-MOPS PLUS 中。

（4）调整倒置镜粗细调，调整双针至同一视野呈现清晰。

（5）顺时针方向旋转右侧气压旋钮，将进入固定针的 OVOIL 压至针头处，按压左侧升钮，微升固定针。

（6）顺时针方向旋转左侧液压旋钮，将进入穿刺针的 OVOIL 及 G-MOPS PLUS 压出针头处，按压右侧升钮，微升穿刺针。

2. 精子制动

（1）移动恒温载物台，将绿条 G-MOPS PLUS 移至穿刺针头处，旋转粗细调至精子清晰。

（2）按右侧降钮，顺时针方向旋转右侧垂钮，调穿刺针头与精子处于同一视野。

（3）逆时针方向旋转左侧液压旋钮，把精子吸入穿刺针，按左侧升钮微升穿刺针。

（4）移动恒温载物台，将红圈 PVP 移至穿刺针头处。

（5）顺时针方向旋转左侧液压旋钮，把精子从穿刺针吹入 PVP。

（6）旋转粗细调至视野中精子清晰。

（7）顺时针方向旋转并左右滑动右侧垂钮，形成一个"具下压力的一字形"运动，使穿刺针尖从精子尾部 1/3 ～ 1/2 处挤压，以制动精子。

（8）逆时针方向旋转左侧液压旋钮，把精子吸入穿刺针。

（9）顺时针方向旋转左侧液压旋钮，把精子从穿刺针吹入 PVP。

（10）逆时针方向旋转左侧液压旋钮，把精子吸入穿刺针（精子尾先进入），以精子全部进入为准，按右侧升钮微升穿刺针。

（11）移动恒温载物台，将绿圈 G-MOPS PLUS 移至穿刺针头处。

3. ICSI（图 3-8-6）

（1）分别按压左右侧升降钮，旋转显微操作系统垂钮，调整固定针及穿刺针至清晰。

（2）转动左右垂钮，用固定针和穿刺针将卵子拨动，调整第一极体至 12 点或 6 点位置。

（3）逆时针方向旋转右侧气压旋钮，将卵子吸住固定。

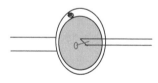

极体在11～12点位置
精子注入胞质的2/3

图 3-8-6　ICSI 方位图

（4）右侧垂钮向内侧（左侧）移动，带动穿刺针于 3 点处进入卵胞质约 2/3 处。

（5）逆时针转动左侧液压旋钮，回吸卵胞质，见卵胞质从穿刺针头吸至卵子进针透明带处，停止转动。

（6）顺时针转动左侧液压旋钮，将制动精子打入卵子。

（7）右侧垂钮向外侧水平移动，退出穿刺针。

（8）顺时针方向旋转右侧气压旋钮，将卵子吹开。

（9）右侧垂钮向上或下方移动，带动穿刺针将卵子拨开。

4. 重复 ICSI

（1）逆时针转动左右垂钮，微升固定针及穿刺针。

（2）移动恒温载物台，顺时针方向旋转右侧垂钮，调穿刺针头与精子处于同一视野。

（3）重复 ICSI 步骤，至 ICSI 所有 MII 期卵子。

5. 转入培养皿

（1）将 ICSI 卵子在篮圈中冲洗后移入冲洗皿再冲洗 5 次，移入培养皿。

（2）置 37℃、6% CO_2 培养箱至 D1。

注：具体操作流程扫描二维码查看。

ICSI 操作流程

第十节　受精观察操作常规

（一）拆蛋

1. 消毒巴斯特吸管架。

2. 用酒精灯火焰烧烤巴斯特管细头外 1/3 处，以烧软可以晃动为准。

3. 离开火焰立即均匀用力拉制，内径约 150μm。

4. 用拉细巴斯特吸管拆蛋，在四孔皿中反复吹吸几次，即可将 OCCC 剥离。

（二）换液

将受精卵在 35mm 培养皿中冲洗 3 ～ 5 次，按每滴 1 个合子放入培养皿的 G-1 PLUS 微滴中。

（三）受精观察

1. 授精后 16 ～ 18h 进行观察，20h 后原核基本消失。

2. 在倒置镜下观察受精情况并记录，对异常受精做出特别标记。

3. 将培养皿放入 37℃、6%CO_2 培养箱，培养至 D3、D5、D6。

（四）受精评价标准

1. 正常受精　2 个原核（PN），2 个极体（PB）。

2. 异常受精

（1）≥ 3 个原核。不能用于移植和冷冻，可单独培养，用于观察培养箱及培养环境，产生的类型与机制如下：

1）2 个精子进入，可能与卵的成熟度和存活力有关。卵必须处于适当的发育状态才能产生正确的皮质反应，来阻止多精受精。

2）第一或第二极体的染色体滞留，可能与卵的遗传缺陷有关。

3）1 个双倍体精子进入。

4）双倍体卵母细胞，与卵的遗传缺陷有关。

（2）1 个原核。Levrom 等研究认为，属于二倍体的概率 IVF 为 25%，比 ICSI 的概率大。原则上不移植也不冷冻。如无正常受精胚胎时 IVF 可考虑移植；ICSI 中出现，不能用于移植、冷冻。

1PN 发生机制：孤雌来源；雌雄原核发育不同步；雌雄原核融合。

（3）没有原核，但有 2 个极体。原则上不移植也不冷冻。但如无正常受精胚胎时，可考虑移植；ICSI 出现，不能用于移植。

（4）未受精卵。没有原核，也无 2 个极体。

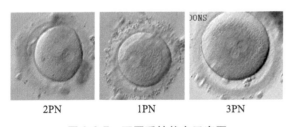

2PN　　　　1PN　　　　3PN

图 3-8-7　不同受精状态示意图

（五）R-ICSI 标准

1. 授精后 4 ～ 6h，可见 2 个极体的卵子数小于成熟卵子数的 25% ～ 30% 时，对未见到 2 个极体的卵子行早期补救 ICSI。

2. 对于上次 IVF 受精正常者，本次 IVF 出现上述情况时，在排除卵子成熟度差或（和）精子活力差的情况下，一般不建议行早期补救 ICSI。

3. 重点关注以下情况：原发不孕患者；男方

精液参数处于少、弱、畸精子症和重度少、弱、畸精子症临界值者。

第十一节　胚胎观察操作常规

（一）胚胎观察

1. 打开超净工作台、录像系统及倒置镜、恒温台等电源。

2. 将含胚胎的培养皿从 37℃、6%CO_2 培养箱取出，放在倒置镜恒温台上快速观察胚胎发育情况，逐个记录和拍照。

3. 将培养皿放回 37℃、6%CO_2 培养箱，继续培养至 D3、D5、D6 或备移植。

4. 胚胎观察时间点设置（表 3-8-2）。

表 3-8-2　胚胎观察时间点设置

观察点	时间点（/ 小时，受精后）	期望值
卵子活化	4±2	第二极体排出
受精	17±1	原核形成
合子	23±1	1. 细胞发生率 50% 2. 细胞发生率 20%
早卵裂	26±1（ICSI），28±1（IVF）	2 细胞
D2 卵裂期评估	44±1	4 ～ 5 细胞
D3 卵裂期评估	68±1	8 ～ 9 细胞
D4 评估	92±2	桑椹胚
D5 评估	116±2	囊胚

（二）卵裂期胚胎评分

1. 概述　本实验室目前采用 CSRM2016 年"人类体外受精 - 胚胎移植实验室操作专家共识"的评估卵裂期胚胎质量指标作为形态学指标，同时参照卵裂速率及其他因素（如有无多核、色泽是否正常等）。

2. 正常受精的胚胎评分标准　四级评分法参考 Istanbul 共识、2022 年山东省 IVF-ICSI 校验质控数据报表。

Ⅰ级：D3 胚胎发育速度 7 ～ 9 细胞，卵裂球大小、数目均等，胞质均匀、无空泡，碎片不超过 5%。

Ⅱ级：D3 胚胎发育速度 7 ～ 9 细胞，卵裂球大小、数目均等或大致均等，胞质均匀、无空泡，碎片：5% ～ 20%。

Ⅲ级：D3 胚胎发育速度 ≤ 6 细胞或 ≥ 10 细胞，且碎片 ≤ 50%；或 D3 胚胎发育速度 7 ～ 9 细胞，碎片：20% ～ 50%。

Ⅳ级：胚胎发育速度异常，卵裂球大小、数目不均等，胞质不均匀、有大量空泡，碎片 > 50%。

3. 异常胚胎评分标准

（1）1PN 的胚胎（IVF），不参与评分，无可利用胚胎时建议囊胚培养后行移植或冷冻，患者妊娠后并做好产前诊断，1PN 的胚胎（ICSI）评分为Ⅳ级，不建议使用。

（2）多 PN 的胚胎为Ⅳ级，不做移植或冷冻。

（3）卵裂速度慢的胚胎降一级评分（通常情况下，D2 为 2 ～ 4 细胞期，D3 为 7 ～ 9 细胞期）。

（4）有空泡的卵裂球数占总卵裂球数 ≤ 1/2 的胚胎，Ⅰ级降为Ⅱ级，Ⅱ级降为Ⅲ级。

（5）色泽黄或发暗的胚胎，Ⅰ级降为Ⅱ级，Ⅱ级降为Ⅲ级。

（6）晚期卵裂（未见到受精而发生卵裂）的胚胎不评分，计入受精和卵裂。

（7）D1 发生卵裂的胚胎不评分，不计入受精和卵裂。

4. 胚胎的利用标准

（1）Ⅰ、Ⅱ级的胚胎为优质胚胎，可移植、冷冻、囊胚培养。

（2）Ⅲ级胚胎可移植、冷冻胚胎，建议囊胚培养。

（3）Ⅳ级建议丢弃。

（4）晚期卵裂的胚胎不建议移植、冷冻，在无可利用胚胎时建议囊胚培养后行移植或冷冻，患者妊娠后做好产前诊断。

5. 图 3-8-8 示第 3 日Ⅰ～Ⅳ级卵裂期胚胎。

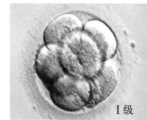
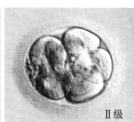
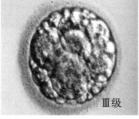
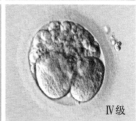

图 3-8-8　第 3 日Ⅰ～Ⅳ级卵裂期胚胎示意图

（三）囊胚评分标准

1. 概述：囊胚评分参考 Garnder 囊胚评分标准，依据囊胚扩张 / 孵出程度、ICM 评分及 TE 评分三方面对发育至 D5 ～ D7 囊胚进行综合评分。

2. 根据囊胚的扩张 / 孵出程度将囊胚分成 1 ～ 6 级，3 ～ 6 级囊胚需对内细胞（inner cell mass, ICM）和滋养外胚层细胞（trophectoderm, TE）进行评分。

1 级：早期囊胚，囊胚腔体积 < 囊胚总体积的 1/2。

2 级：囊胚腔体积 > 囊胚总体积的 1/2。

3 级：完全扩张囊胚，囊胚腔占据整个囊胚。

4 级：扩张后囊胚，囊胚腔体积较扩张囊胚明显扩大，透明带变薄。

5 级：正在孵化的囊胚，囊胚正在从透明带破裂口孵出。

6 级：孵化出的囊胚，囊胚完全从透明带中脱出。

3. 囊胚利用标准

（1）将 D5 评分 ≥ 3AA、3AB、3BA、3BB 或 D6 评分 ≥ 4AA、4AB、4BA、4BB 的囊胚定为优质囊胚。

（2）D5 优质囊胚可以冷冻或移植，D6 优质囊胚可以冷冻。

（3）D5 囊胚评分低 ≤ 2AA，且无优质囊胚时，建议继续培养至 D6。

（4）细化的扩展期囊胚形态学评分标准（表 3-8-3）。

表 3-8-3　细化的扩展期囊胚形态学评分标准

评分	内细胞团	滋养细胞
A	形态规则，直径在 60μm 以上，细胞大小均匀，融合	沿囊胚－赤道面分布的卵裂球数明显超过 10 个，大小均匀，在囊胚底面的细胞全部形态清晰，大多数可见细胞核
B	形态不规则，直径在 60μm 以上，细胞大小不匀，有相当一部分没有融合	沿囊胚－赤道面分布的卵裂球数 10 个左右，大小欠均匀，在囊胚底面的部分细胞形态清晰，部分可见细胞核
C	明显小于正常大小，卵裂球数极少	沿囊胚－赤道面分布的卵裂球数明显少于 10 个，大小明显不均匀，滋养细胞与透明带之间有明显的碎片残留，囊胚底面的细胞难以辨认

第十二节　胚胎移植操作常规

（一）胚胎选择

1. Ⅰ、Ⅱ、Ⅲ D3 胚胎均可移植，优先移植 D3 优质胚胎。

2. 任何情况下每周期移植胚胎总数不得超过 2 枚。

3. 35 岁以下妇女第一次助孕周期移植不得超过 2 枚。

4. 建议 D3 优质胚胎移植 1 枚。

5. 囊胚建议移植 1 枚。

（二）移植实验室操作

1. D3 或 D5 移植，超净工作台，暗光，37℃。

2. 确定移植胚胎数目，选择移植胚胎，移植时双人核对。

3. 移植流程

（1）胚胎转移者

1）酒精灯火焰拉制巴斯特细管，内径约 200μm。

2）取出中心孔皿、胚胎培养皿。

3）将选择好的移植胚胎移入移植皿，双人核对，放入培养箱备用。

（2）核对者

1）备移植管外管、冲洗液，放置在移植窗台。

2）备一次性无菌无粉手套。

3）与移植医师、护士、患者行四方核对，核对患者夫妇姓名及女方身份证号、移植胚胎数。

（3）移植者

1）将 TB 注射器连接移植管。

2）用移植液冲洗移植管。

3）戴一次性无菌无粉手套。

（4）核对者：核对者将含移植胚胎的移植皿放到解剖镜恒温平台。

（5）移植者

1）按下图标示装管，最多吸至 15μl 处（图 3-8-9）。

2）将装有胚胎的移植管送至移植室。

3）核对患者夫妇姓名及女方身份证号、移植胚胎数。

4）B 超下确认移植管到达宫腔内合适位置，缓缓注入胚胎。

5）返回实验室，用移植皿中的培养液检查移植管内管有无胚胎滞留，再检查外管有无滞留。

（6）核对者：核对有无胚胎滞留。

（7）移植者

1）确定无胚胎滞留，将移植管毁形，弃入利器盒；将移植皿、一次性无菌无粉手套弃入黄色垃圾袋。

2）如有胚胎滞留，则冲洗滞留胚胎另换移植管进行二次移植，同前。

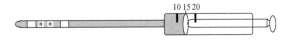

图 3-8-9　胚胎移植装管示意图

第十三节　激光辅助孵化技术操作常规

（一）适应证

1. 胚胎透明带厚度过厚，一般 > 20μm。

2. 胚胎质量差：胚胎发育较慢或碎片多于

25%。

3. 部分质量较差的冷冻胚胎。

4. 反复植入失败：两次以上 IVF-ET 治疗，形态正常的胚胎，排除高龄、内膜等常见原因，反复移植后着床失败。

5. 女方年龄＞ 38 岁。

6. 囊胚冷冻前打孔。

（二）操作标准

1. 透明带削薄，适用于 1 ～ 5 条适应证；LAH 后透明带厚度保留在 3 ～ 5μm，建议激光点直径 15 ～ 20μm，LAH 长度约为透明带周长的 1/4 ～ 1/2（30 ～ 40μm）。

2. 透明带打孔，适用于第 6 条适应证；建议激光点直径按透明带直径设定。

3. 操作位置选在有碎片侧或卵裂球与透明带间隙稍大处。

（三）激光辅助孵化（LAH）流程

1. 开机，打开 RIViewer 软件。

2. 点击图像下右起数第三个图标进入激光准备状态。

3. 在低倍镜下找到胚胎视野，再转到红色激光镜头。

4. 在透明度合适位置单击鼠标左键，拖拉左键调节激光脉冲能量大小或孔径大小，激光射击前确认显微镜使用红色激光镜头，在激光控制栏点击射击实现对点激光打孔。

5. 点击激光控制栏中活检按钮，在透明带适当位置调节要打孔的弧线，鼠标拖拉激光控制栏中脉冲宽度 / 孔尺寸调节能量及尺寸大小，单击射击实现弧形激光打孔。

（四）激光校正

1."对齐激光"校正　激光控制栏→激光设置更改→对齐激光→下一步，调节载物台至无胚胎视野，调节显微镜聚焦至培养皿底部直至出现一红色清晰光点，在光点处点击鼠标左键→红色光点放大→鼠标左键点击放大红色光点的中心→点击下一步→连续 7 次直至完成。

2."设定激光孔径"校正　在激光控制栏→激光设置更改→设定激光孔径→在视野中透明带上设置一孔径射击打孔，观察设置孔径与实际激光打孔的差异，点击设定激光孔径栏中的调剂孔的大小上下调节按钮至设定孔径大小与激光实际打

孔大小一致，单击保存按钮，依次设定连续大小孔径校正保存，使设定激光孔径栏中标线基本呈弧线，对于偏离弧线较大的点鼠标点击呈红色并删除，重新对此点孔径进行校正。

（五）其他功能

1. 测量透明带及卵子尺寸　测量按钮位于开机后图像下右起数第四个图标，测量的时候注意所用镜头的倍数调剂图像下面的倍数比例与其一致。

2. 照相　照片不需要标示时，在照相前点击图像下右起数第三个图标，去除激光准备状态。

（六）操作步骤

1. 打开激光破膜仪的控制软件，解锁激光。

2. 把装有胚胎的培养皿放在倒置显微镜载物台上，将焦距调节清晰。

3. 在 40 倍物镜下，把胚胎的透明带对准预设的激光焦点。

4. 选择卵周隙较大的位置或者碎片较多的一面对透明带进行削薄操作，以免激光的热效应影响透明带下的卵裂球。

5. 发射激光，对胚胎透明带周长的 1/4 ～ 1/2 进行削薄。

6. 对需要进行辅助孵化的所有胚胎完成削薄操作，将胚胎放入胚胎培养箱，在培养箱中至少培养 30min 再行移植。

7. 在实验室记录单上记录辅助孵化操作。

8. 清洁操作区域。

第十四节　胚胎玻璃化冷冻操作常规

1. 选择冷冻胚胎　根据可供冻存的胚胎数目，准备麦管、标签、支架。

2. 冷冻液　采用商品化冷冻液。

3. 耗材　冷冻载体为商品化冷冻麦管。

4. 冷冻流程

（1）根据胚胎冷冻标准选择胚胎冷冻。

（2）根据胚胎评级进行胚胎冷冻分组（分管）。

（3）根据当日患者的数量确定胚胎冷冻编号。

（4）根据液氮罐存储胚胎情况确定冷冻胚胎的存储位置。

（5）将冷冻编号、存储位置、分组及胚胎分别详细录入冻融胚胎登记本和电脑。

（6）准备胚胎冷冻液，100μl/Drops，室温平衡 20min。

（7）将胚胎转入平衡冲洗液 5 ～ 10min，然后移入冷冻液，60 秒内将胚胎移上冷冻载体（液体< 1μl），迅速投入液氮中。

（8）将冻融胚胎存入相应支架和液氮储存罐。

第十五节　胚胎复苏操作常规

1. 复苏液　商品化复苏液。

2. 复苏流程

（1）准备胚胎复苏液，100μl/Drops，Thawing solution 37℃ 平衡 15min，其他复苏液（Diluent solution、Washing solution1、Washing solution2）室温平衡至少 15min。

（2）根据胚胎冷冻储存位置找到待复苏胚胎。

（3）将待复苏胚胎移入盛满液氮的泡沫盒中。

（4）将待复苏管从液氮中取出，含胚胎段迅速移入 Thawing solution 滴中轻轻来回晃动，尽快将胚胎移入液滴中，平衡 1min。

（5）分别将胚胎移入复苏液 Diluent solution、Washing solution1、Washing solution2、分别为 3min、5min、5min，然后将复苏后存活的胚胎移入已备好的培养液中，培养 2h 后移植。

（6）将患者剩余的胚胎管移回液氮罐中原冻存位置。

（7）将胚胎复苏信息详细登记在冻融胚胎登记本上。

第十六节　卵母细胞玻璃化冷冻操作常规

1. 本操作常规采用卵母细胞玻璃化冷冻保存方案，冷冻操作宜在确定冷冻保存，并经患者确定后尽快实施冷冻保存，载杆制作、标记和冷冻、放入液氮罐均要求双人核对，并记录留存信息备查。

2. 玻璃化冷冻保存液室温复温 30min 以上。

3. 准备冷冻保存载体，按冷冻卵母细胞数，确定冷冻管数，如单管冷冻卵母细胞数少于 4 个，应有明确标记和记录。

4. 冷冻过程（液滴连线法，逐步缓慢增加平衡液浓度，图 3-8-10）：

（1）含 HEPES 液滴（20μl）停留 1min。

（2）将 HEPES 液与 ES1（20μl）液滴连线，再计时时间 3min。

（3）将上述液滴与 ES2（20μl）液滴再次连线，再计时时间 3min。

（4）将卵子转移至 ES3（20μl）液滴，并保持 6 ～ 9min。

（5）将卵子依次转入 VS（20μl）液滴中，并装载入载杆，置入液氮中，整个过程不超过 1min。冷冻记录登记在电子病历。

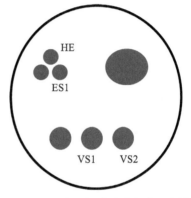

图 3-8-10　卵母细胞冷冻备液示意图

第十七节　卵母细胞解冻操作常规

1. 解冻培养基（商品化解冻试剂：KATAZATO 为例）

A 液：VT102-01 Thawing solution。

B 液：VT102-02 Diluent solution。

C 液：VT102-03 Washing solution1。

D 液：VT102-04 Washing solution2。

2. 解冻方法

（1）解冻试剂室温复温至少 30min。A 液在 37℃ 培养箱中平衡至少 30min。

（2）确认患者身份，根据记录寻找患者卵母细胞的位置。

（3）取平衡好的 A 液 1ml 放置培养皿中，放置在体视显微镜下，卵母细胞取出液氮后在空气中甩去附着液氮，迅速置入 Thawing solution 液中，并尽快将胚胎收集，在 Thawing solution 液中时间控制在 1min。

（4）捡出的卵母细胞放在室温的 Diluent

solution 液中平衡 3min。

（5）捡出的卵母细胞放在室温的 Washing solution1 液中平衡 5min。

（6）捡出的卵母细胞放在室温的 Washing solution2 液中平衡 5min。

（7）将卵母细胞捡出，转入 G-IVF PLUS，并观察复苏情况。

（8）卵母细胞解冻后 2 小时，进一步观察复苏情况，并根据颗粒细胞包裹情况、精子情况及既往妊娠史，选择 ICSI 授精。解冻记录登记在电子病历。

第十八节　精子的冷冻与复苏操作常规

1. 适用对象　接受辅助生殖助孕技术时，取精困难的患者和诊断时获取的 PESA、TESA 精子，签署相关知情同意书后予以冷冻保存。

2. 禁忌证　如有下列情况，不应进行自存精液的冷冻保存：

（1）有遗传病家族史或患遗传性疾病。

（2）精神病患者。

（3）性传播疾病及其他传染病患者。

（4）性传播疾病病源携带者。

（5）长期放射线和（或）有毒物质者。

3. 精子冷冻

（1）符合适应证且无禁忌证者，签署知情同意书。

（2）指导患者在指定的取精室内取精。

（3）精液充分液化，按 WHO 精液常规标准程序分析，填写精子冷冻 - 复苏记录单。

（4）1ml/ 管分装。

（5）缓慢滴加等量的精子冷冻液（缓慢滴加有利于保护精子线粒体），混匀，放入 4℃冰箱 30min，放入 - 20℃冰箱 10min，液氮面上方悬吊 10min，液氮中冷冻保存。

（6）精子冷冻也可用程序降温仪随胚胎一起冷冻，冷冻程序见胚胎冷冻操作规程。

（7）冷冻详情登记在精子冷冻 - 复苏登记本上。

4. 精子复苏　融解时，放入 37℃水浴 10min，即可。

5. 其他　精子冷冻保护液部分组分与作用：

甘油 7%～7.5%，高于 10% 可造成精子制动、活力减低，低于 5% 保护作用下降；卵黄（20%～30%）与甘油配伍发挥膜内外协同保护作用，提高复苏后精子存活率；果糖可渗透到细胞膜内，与甘油配伍可调整细胞膜内外渗透压；枸橼酸钠缓冲盐与调整渗透压和 pH 有关；广谱抗生素用以保持无菌。

第十九节　胚胎实验室质控操作常规

（一）质控内容

IVF 实验室的质量控制可分为两大部分：一是对培养环境、培养体系的质控，主要是对实验室的环境、接触配子、胚胎的耗材、培养基等进行检测性试验，以确定其达到质量标准；二是对技术操作及管理的质控。

（二）常规质控

（1）随时：试剂、耗材入库时检查外包装有无破损和冷藏情况等，使用时核对有效期。

（2）每日：检测培养箱的温度和 CO_2 浓度、冰箱温度、环境温度和湿度；查看二氧化碳气瓶的压力。

（3）每周：培养箱内水盘换水；检查试剂和耗材的有效期。

（4）每月：空气微生物培养监测（培养室放 6 个皿，每个超净台放 2 个皿）；仪器设备消毒；数据统计及自查分析。

（5）每季度：培养箱大消毒；清洗层流初效滤器；数据统计及自查分析。

（6）每半年：清洗中效滤器；数据统计及自查分析。

（7）每年：仪器设备校验；更换层流高效滤器；数据统计分析，自查总结。

（三）应急质控

（1）月报表中受精率、卵裂率、优胚率、临床妊娠率等任何一个数据出现明显下降或低于参考范围时，应进行应急质控，查找原因。查看临床资料，分析是否为患者年龄、病因、精子等情况引起的数据下降。

检查实验室温湿度是否在规定范围；检查培养箱温度及气体浓度是否合格，测定平衡后培养液的 pH 是否为 7.20 ～ 7.40；检查试剂、耗材、气体的更换与否；检查技术人员的更换与否。

（2）染菌为实验室来源时：马上消毒超净工作台；相关责任人停岗，参加无菌操作培训。

（四）胚胎实验室常用实验

1. 精子存活实验

（1）概述：人类精子存活实验可检测培养液、一次性耗材、气体等的细胞毒性，用于人类辅助生殖技术的质量控制技术。

（2）操作规程

1）材料准备

①已检测合格的人血白蛋白。

②已检测合格的耗材。

③已检测合格的培养液（标准培养液）与待测培养液（均含 5% 人血白蛋白），平衡过夜。

④精液为男科实验室常规检查正常的多份精液混合标本。

2）精子准备

①收集试验当天的参数正常的多份精液，混匀后用梯度离心法洗涤处理。

②精子沉渣用培养液调整精子浓度 20×10^6/ml，移入 6ml 试管，备用。

③精子总量取决于被测项目，每项需调整后精液量为 0.1ml。

3）实验步骤

①待测培养液 1.0ml 加入精子（20×10^6/ml）0.1ml，作为测试管（R）。

②标准培养液 1.0ml 加入精子（20×10^6/ml）0.1ml，作为标准管（U）。

③将 R、U 放入 CO_2 培养箱培养 3 天。

④分别于 24h、48h 计数精子存活率：混匀标本，吸取约 10μl 精子悬液，滴于载玻片，加盖玻片后镜检。

⑤至少计数 200 条精子，记录精子活率。

4）结果解释

① 24h 精子活率减少 20% 以上，提示有毒性

物存在。

②存活指数＜ 85%，提示测试品可能含有细胞毒素。

2. 鼠胚培养实验

（1）准备实验用促排卵药物：HMG（75U/ 支），hCG（1000U/ 支）。

（2）昼夜区分采用电子开关自动控制。

（3）提前购买 4 ～ 6 周龄小白鼠（25 ～ 30g）♂ 5 只♀ 5 只，以让小白鼠适应新环境。准备好鼠笼、粮食、水瓶等。

（4）第 1 天，12：00，每只雌鼠注射 PSMG 10U/ 只。

（5）第 3 天，12：00，每只雌鼠注射 hCG 10U/ 只，雌雄鼠按 1：1 合笼。

（6）第 4 天，8：00，阴道栓检查，准备培养液。

（7）第 5 天，10：00

1）取胚胎：对小白鼠行脱臼致死法，75% 乙醇小白鼠腹部消毒。于小白鼠下腹部剪开毛皮，剪开腹膜。换剪子和镊子后分别剪出小白鼠的输卵管及 1/3 子宫，放入含 G-MOPS PLUS 的培养皿中冲洗血迹，送入实验室。

2）胚胎处理：将小白鼠的子宫和输卵管转入含 G-MOPS PLUS 的培养皿，将子宫内的胚胎冲出（如无胚胎，则将子宫和输卵管用 5.5 号针头剥开，用于取出胚胎），转入培养皿用 G-MOPS PLUS 冲洗 3 次，转入含 G-IVF PLUS 的培养皿备用。

3）胚胎培养：选取评分良好的 2 细胞胚胎，用于检测试验。

（8）连续 5 天观察鼠胚生长发育情况。

（9）以 4 ～ 5 天鼠胚发育成囊胚的数目为分子，所获早期鼠胚数为分母，计算囊胚形成率。

（10）最低标准

1）65% 的一细胞期鼠胚必须发育至囊胚期并孵化。

2）75% 的二细胞期鼠胚必须发育至囊胚期并孵化。

（11）鼠胚培养实验记录（表3-8-4）

表 3-8-4 鼠胚培养实验记录表

1. 实验用促排卵药物：HMG（75U/支，批号_____），hCG（1000U/支，批号_____）；

2. 小白鼠（25～30g，4～6周龄）？____只？____只？

3._____年____月____日12：00，雌鼠注射 PSMG，____ml（____U）；

4._____年____月____日12：00，雌鼠注射 hCG，____ml（____U），雌雄鼠按____：1合笼；

5._____年____月____日8：00，阴道栓检，见到____只，没见到____只；

6._____年____月____日10：00，取胚胎，胚胎处理，胚胎培养和观察、记录。

DATA	
1.5dpc	14：00
2.5dpc	11：00
3.5dpc	11：00
4.5dpc	11：00
5.5dpc	11：00

囊胚形成率：_____%

（12）精子存活实验记录（表3-8-5）

表 3-8-5 精子存活实验记录表

精子活力（a+b）%

存放位置	Day0	Day1		Day2		Day3		R/U
	%	R%	U%	R%	U%	R%	U%	%
1# 培养箱								
2# 培养箱								
室温								
操作者/日期								

待测样本_____ 批号_____

待测样本_____ 批号_____

实验结果：□ 合格

□ 不合格 质控员_____

6. 精液分析的质量控制

（1）系统误差的控制（表3-8-6）

表 3-8-6 QC 图的基本控制原则

控制原则	误差敏感
一个结果超出处置限	随机误差
三点中两点超出处置控制限	系统误差

续表

控制原则	误差敏感
五点中四点超出警戒控制限	系统误差
连续两个结果都超出警戒上限或都低于警戒下限	系统误差
连续两个结果，一个高于警戒上限，一个低于警戒下限	随机误差
连续八个结果全部高于或全低于均值	系统误差

1) 确定 $X_{t_{xar}}$ 图的控制限：表 3-8-7 显示了 4 个技术员每人对前 10 个 QC 样本的精子浓度测量值，以及每个样本均值和标准差的计算值。

2) 精子浓度（10^6/ml）：前 10 个 QC 样本均值的平均值 $X_{t_{xar}}$ 为：

(38.0+37.5+…+39.0) /10=39.7

其平均标准差（$S_{t_{xar}}$）为：

(3.27+3.70+…+3.74) /10=3.40

从表 3-8-8 中可以得出：样本量 n=4 时系数 $A_{2.n}$ 和 $A_{3.n}$ 分别取值为 1.085 和 1.628，所以，内控制限（即警戒限，距离均值 2 个标准误）为：

$X_{t_{xar}} \pm A_{2.n} \times S_{t_{xar}}$=39.7±1.085×3.40，也就是 36.0 和 43.3×10^6/ml。

同样可以得出外控制限（即处置限）为：

$X_{t_{xar}} \pm A_{3.n} \times S_{t_{xar}}$=39.7±1.628×3.40，即 34.1 和 45.2 百万 /ml。

将这些控制限加到 $X_{t_{xar}}$ 图中（表 3-8-8）就可以对将来的 QC 样本进行监控。

技术员间标准差的估算值可以通过 $S_{t_{xar}}$ 乘以因子 C_n（样本量 n=4 时为 1.085）得到，此处为 3.69，或是直接计算集合标准差，即 $S=\sqrt{([S_1^2+S_2^2+\cdots S_{10}^2]/10)}$，其中 S_i 为上表里第 i 个 QC 样本的标准差，i=1，2…10，所得结果为 3.84。两种方法所得结果相近。通过该结果可直接以平均值两侧 2 和 3 个标准误（$S/\sqrt{n}$）；来设定警戒限和处置限。在本例中，警戒限为 35.8 和 43.5×10^5/ml。处置限为 33.9 和 45.4×10^5/ml，两者都分别接近于通过 $S_{t_{xar}}$ 和系数 $A_{2.n}$ 和 $A_{3.n}$ 所得的结果。

表 3-8-7　$X_{t_{xar}}$ 图的控制限

样本	1	2	3	4	5	6	7	8	9	10
技术员 A	38	35	40	34	38	36	44	43	39	43
技术员 B	42	36	42	40	40	40	43	43	46	40
技术员 C	38	43	40	51	38	33	39	45	35	39
技术员 D	34	36	36	37	36	39	42	43	46	34
均值	38.0	37.5	39.5	40.5	38.0	37.0	42.0	43.5	41.5	39.0
SD	3.27	3.70	2.52	7.42	1.63	3.16	2.16	1.00	5.45	3.74

表 3-8-8　以平均标准差（$S_{t_{xar}}$）为基准的 $X_{t_{xar}}$ 图和 S 图控制范围的决定因素

技术员数量 (n)	SD 测定值 (C_n)	$X_{t_{xar}}$ 图控制范围		S 图控制范围			
		警戒限	处置限	处置底限 ($S_{0.999}$)	警戒低限 ($S_{0.975}$)	警戒高限 ($S_{0.025}$)	处置高限 ($S_{0.001}$)
2	1.253	1.772	2.659	0.002	0.039	2.809	4.124
3	1.128	1.303	1.954	0.036	0.180	2.167	2.966
4	1.085	1.085	1.628	0.098	0.291	1.916	2.527
5	1.064	0.952	1.427	0.016	0.370	1.776	2.286
6	1.051	0.858	1.287	0.215	0.428	1.684	2.129
7	1.042	0.788	1.182	0.263	0.473	1.618	2.017
8	1.036	0.733	1.099	0.303	0.509	1.567	1.932
9	1.032	0.688	1.032	0.338	0.539	1.527	1.864
10	1.028	0.650	0.975	0.368	0.563	1.495	1.809

（2）随机误差的控制

1）浓度：上下板各计数 1 ～ 25 个中方格，分别至少计数 100 条精子（可以使 CV% < 10%）。

根据上下板计数总和查误差曲线（图 3-8-11），如小于允许误差，则取平均数计算密度；如大于允许误差，则重新灌板计数。

2）活力：分别计数上下板 1 ～ 25 个中方格，分别至少计数 100 条精子（可以使 CV% < 10%）。

根据上下板计数各级精子百分比的平均误差查曲线（图 3-8-12），如上下板百分比的差小于允许误差，则取平均数；如上下板百分比的差大于允许误差，则重新灌板计数。

要把精子分成两个或两个以上类别时（如"正常"或"不正常"形态，"前向性"或"非前向性"运动等），每个类别里估测百分比（p）的标准误取决于真正的，但未知的百分率以及所计数的精子数（N）。其估测标准误为 $\sqrt{(p(100-p)/N}$。因此，如果计数了 100 个精子且正常形态的实际百分率为 20%，那么正常精子估测百分率的标准误就是 4.0%，相应的 95% 可信区间是 12.2% ～ 27.8%。如果计数了 200 个精子，其标准误变成 2.8%，95% 可信区间是 14.5% ～ 25.5%。如果计数了 400 个精子，其标准误进一步降低到 2.0%，95% 可信区间为 16.1% ～ 23.9%。

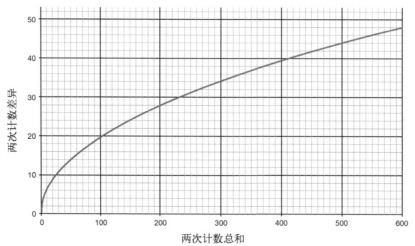

图 3-8-11　对于给定总数的 2 份重复样本的可接受差异

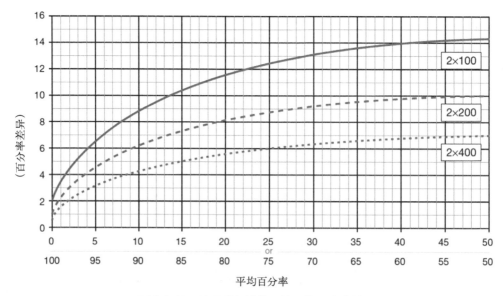

图 3-8-12　精子重复计数可接受的百分率差异

第二十节　胚胎活检操作常规

一、实验仪器设备（表 3-8-9）

表 3-8-9　实验室常用仪器设备

仪器名称	型号	厂家
体式显微镜	SMZ1000	NIKON
倒置显微镜	ECLIPSE TI	NIKON
显微操作系统	TtansferMan®NK2	EPPENDORF
CO₂ 培养箱	Mini-COOK	COOK
IVF 工作台站	L126MP	K-sys
激光破膜仪	Research Instruments	PILaser
电动移液枪	Easypet	EPPENDORF
气动移液枪	BR26100	BRAD
胚胎储存罐	XC47	MVE
移液器	Eppendorf ResearchPLUS	EPPENDORF
试剂存储冰箱	BCD-258W	美菱

二、试剂及耗材（表 3-8-10）

表 3-8-10　实验室常用试剂及耗材

名称	型号	厂家
胚胎固定针	SHP-120-35	Sunlight
胚胎活检针	SBB-30Z-35	Sunlight
60mm 培养皿	353653	Falcon
35mm 培养皿	353001	Falcon
胚胎活检液	G-PGD™10074	COOK
卵裂期培养液	G-1 PLUS	COOK
囊胚培养液	G-2 PLUS	COOK
Oil	组织增养油	Vitrolife
SSS	99193	Irvine
PBS	9235	Irvine
巴士德管	9235	Irvine

三、卵裂期胚胎的活检（图 3-8-13）

（一）取卵后第 3 天准备

1. 配制囊胚培养液（G-2 PLUS）和培养皿，放于 6% CO_2 培养箱中过夜平衡。

2. 活检皿的制备：上下两排各做 2 个 20 ～ 25μl G-MOPS PLUS 液小微滴，标上编号；中间用精子制动液制作一个小微滴，盖上矿物油。根据可供活检的胚胎数做相应的活检皿，每块活检皿最多可活检两个胚胎，将制作好的活检皿放入 37℃不通气的培养箱中过夜平衡。

3. 卵裂球皿的制备：用 G-MOPS PLUS 液制成 4 个小微滴，标上编号，盖上矿物油，每个活检卵裂球放于 1 个微滴中，根据可供活检的胚胎数做相应的卵裂球皿，每个皿和微滴均应有编号，将制作好的卵裂球皿放入 37℃不通气的培养箱中过夜平衡。

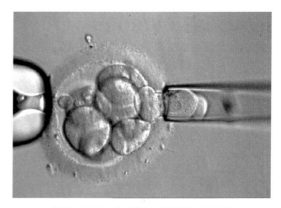

图 3-8-13　卵裂期胚胎活检示意图

（二）取卵后第 3 天操作

1. 观察评估胚胎，将需活检的胚胎置于活检液活检培养皿中平衡 5min 左右。

2. 卵裂期胚胎的活检针准备：显微操作系统左臂安装 Holding 针，右臂安装 biopsy 针并调试到工作状态。

3. 活检

（1）所有操作均在 20 倍物镜下进行。

（2）将针放入顶部微滴，清洗并调整吸力。

（3）将针移入取细胞微滴，轻轻吸住胚胎。

（4）旋转胚胎使得目标卵裂球置于 3 点方向。

（5）用激光打孔仪切开透明带，开口孔径为 20 ～ 30μm。

（6）活检针轻轻由开孔口进入，轻轻吸住卵裂球，当卵裂球 1/3 进入针管后，稳住压力，缓慢拉出卵裂球，上下移动 Holding 针和 biopsy 针。

（7）释放 Holding 针并将其移出微滴，活检针放低碰到培养皿底部释放目标卵裂球。

（8）在清洗微滴里，清洗 Holding 针和 biopsy 针，准备进行下一个胚胎活检。

（9）将活检后的胚胎移入培养皿对应培养微滴，继续培养。

（10）活检卵裂球移入对应卵裂球皿微滴中等待转移。

（11）重复以上操作直至活检结束，然后在《胚胎活检记录表》上登记并签名。

4. 注意事项

（1）第 3 天胚胎发育到 6～8 个细胞及以上时开始活检。

（2）保持抽吸动作始终在视野内。

（3）在取出目标卵裂球时始终保持轻柔缓慢，以防止卵裂球破裂。

（4）保证取出的卵裂球必须有清晰的核区。

（5）每次活检不超过 2 个胚胎。

（6）D3 胚胎发育差，无优质胚胎可活检，与临床医师沟通，放弃本周期活检。

四、囊胚期胚胎的活检

（一）取卵后第 4 天准备

1. 配制囊胚培养液和培养皿，放于 6% CO_2 培养箱中过夜平衡。

2. 活检皿的制备：同卵裂期胚胎活检。

（二）取卵后第 5 天操作

1. 活检针准备：同卵裂期胚胎活检。

2. 第 5 天上班开始，选译评级 ≥ 4BB 囊胚用激光打孔仪在远离内细胞团的透明带上灼烧直径为 15～20μm 的小孔。

3. 观察囊胚的扩张部分细胞（10～15 个细胞）从小孔中孵出，则对该囊胚进行活检。

4. 活检

（1）打孔后 3～5 小时行囊胚活检，所有操作均在 40 倍物镜（安装激光的物镜）下进行。

（2）将针放入顶部微滴，清洗并调整吸力。

（3）将 Holding 针移入取细胞微滴，轻轻吸住胚胎。

（4）旋转胚胎使得孵出的滋养层细胞置于 3 点钟方向，Holding 针在 9 点钟方向吸住胚胎。

（5）用活检针缓缓吸入孵出的 5～8 枚滋养层细胞，反复拉扯，同时用激光打孔仪切割细胞

连接处，使目标滋养层细胞与囊胚分离，随后上、下移动 Holding 针和 biopsy 针，使胚胎和活检出的细胞远离。

（6）释放 Holding 针并将其移出微滴，活检针放低碰到培养皿底部释放目标滋养层细胞。

（7）在清洗微滴里，清洗 Holding 针和 biopsy 针，准备进行下一个囊胚活检。

（8）将活检后的囊胚移入培养皿对应微滴，等待冷冻。

（9）将含有活检后的滋养层细胞立即转移至 eppendorf 管中，冷冻保存待检。

（10）重复以上过程，直至所有囊胚活检完成，然后在胚胎活检记录表登记并签名。

5. 注意事项

（1）第 5 天囊胚发育到部分滋养层细胞孵出后开始活检，若第 5 天无扩张囊胚，可根据情况继续培养至第 6 天，如有扩张囊胚则进行活检。

（2）保持抽吸动作始终在视野内。

（3）在取出滋养层细胞时始终保持轻柔缓慢，防止损伤囊胚。

（4）取样时保证 Holding 针稳稳固定胚胎，保持切割位置垂直于水平方向。

（5）每次活检不超过 2 个囊胚。

五、细胞移入 PCR 管

1. 所有的操作均在 IVF 工作站中进行，戴上手套、口罩和帽子，穿无菌衣，避免 DNA 污染，在开始之前清洁超净台。

2. 准备清洗细胞的培养皿，标记胚胎和细胞号，在培养皿中准备 6 个清洗微滴（PBS），每个培养皿对应一个细胞或细胞团。

3. 用无菌的镊子取出 PCR 管位于管架上，小心立刻盖上盖子，不要碰到管壁内壁。

4. 每个细胞或细胞团对应一支 PCR 管，做好标记。同时每个患者准备另一支 PCR 管，装少量清洗液用作阴性对照，在管盖和管壁上做好标记。

5. 依次在清洗培养皿 6 个微滴中清洗细胞或细胞团。

6. 用无菌的镊子打开 PCR 管，将清洗后的细胞或细胞团移入 PCR 管中，垂直加入避免碰触管壁，并且排出的液体尽可能少。

7. 移出吸管，盖上 PCR 管，放置预冷的 PCR

管架上。

8. 用相同吸管在 PBS 液滴中吸取少量的洗液入 PCR 管中，用作空白对照。

9. 将 PCR 管放入 − 20℃冰箱保存。

六、注意事项

1. PCR 管可能被外源性 DNA 污染，要求操作者穿长袖手术服和无菌衣，所有操作必须遵守无菌操作规范。

2. 一个培养皿、一根巴士德管对应清洗一个细胞或细胞团。

3. 只能使用灭菌过滤 0.2ml PCR 管和巴士德管，避免 DNA 污染。

4. 活检细胞可能在操作过程中裂解，细胞核丢失，就需要第二次活检。

5. PCR 管没有信号的原因可能是装载过程中目标细胞被损坏或丢失。

七、PCR 管的运输

1. 在运送之前至少将 PCR 管在 − 20℃冰箱中放置 30min。

2. 密封运送盒，保证 PCR 管不会掉出。

3. 用冰袋填充运送盒。

4. 将运送盒与交接单移送产 PGT 实验室检测。

注：胚胎活检术的具体操作流程扫描二维码查看。

胚胎活检技术

第四部分　护理技术篇

第9章　门诊护理管理制度

1. 护士应热情接待患者，态度和蔼，耐心解答患者问题，必要时导诊护士应引导患者到诊室或相关检查科室。

2. 门诊应保持清洁，通风良好，大厅诊室应放置速干手消毒剂。

3. 各诊室按就诊号依次就诊，维持就诊秩序。诊室做到一医一患，以保护患者隐私，提高诊疗质量和速度。

4. 应有一定经验的护士加强检诊、做好分诊工作。遇有传染病疑似患者，立即按照相关规定，送往隔离诊室就诊，按照不同传染病类型对环境及时进行消毒，疑似呼吸道传染者应给予患者戴外科口罩。

5. 分诊护士应加强对候诊患者的巡视观察，发现意外情况，及时报告医师并予处置。

6. 门诊公共场所有按钮、扶手等手接触频繁的地方每日需湿巾擦拭2次，候诊区的座椅应保持清洁，每日擦拭1次。

7. 改善候诊环境，加强候诊教育，宣教卫生防病等相关知识。

第10章 生殖医学中心护理技能

1. 操作技能 护理人员除熟练掌握常规的护理操作技能,如静脉穿刺、各种注射法等。还应掌握本专科操作技能,如协助经阴道B超引导下取卵术、人工授精术、减胎术、经阴道卵巢囊肿(大卵泡)穿刺、附睾(睾丸)穿刺取精术、胚胎移植术、宫腔镜手术等术前准备。

2. 沟通技能 沟通是护理技能中必不可少的,可由语言性及非语言性方式进行,护理人员与患者沟通必须表现出关注、关心及同情的态度,以恢复患者的信心,让患者感到自己被接受、尊重,坦诚、诚挚地与护理人员沟通和配合。

3. 咨询技能

(1) 向患者说明解决问题的办法及步骤。

(2) 向患者提供更多的讯息。

(3) 协助患者寻求新的可行性办法、解决问题。

(4) 鼓励患者达到自己的目标。

(5) 通过咨询回复患者,学习运用有效的解决问题的方法,如患者的问题超出护理人员的专业范围,应转至其他医疗人员处理。

4. 教学技能 护理人员应运用通俗易懂的语言向患者解释需接受的检查、诊断、治疗,必要时还应教会患者自我注射。

5. 管理技能

(1) 安排患者预约及进行各种辅助生育技术术前检查、准备。

(2) 根据不同的治疗方案计算每周期的日期、时间。

(3) 及时给患者提供所需的信息。

(4) 做好随访,获知妊娠及分娩。

(5) 准确记录各类资料,并及时输入电脑。

(6) 对各类输入计算机的资料进行统计分析,及时存档。

1. 门诊患者护理常规

（1）目的：帮助患者更好地适应医院环境，进入患者角色。

（2）护理要点

1）热情接待患者，为患者分诊，指导患者于候诊厅候诊。

2）关心患者，及时评估病情及患者心理状况，做好解释工作。

3）耐心回答患者提的问题，做好咨询工作。

4）为其介绍本中心医师以及出诊时间，并发放宣教小册子。

5）检查、用药及护理时介绍目的、方法、可能出现的副作用及不良反应，注意事项。

6）对于需行助孕手术的患者，指导其做好术前检查、准备证件等，以口头方式、书面等方式向患者解释手术流程，指导其签署知情同意书。

7）对于当日需于本中心行手术患者，指导其签字后，告知其需等待时间，做好解释工作，为手术室护士做好术前准备工作。

8）发生突发事件时（如火灾等），正确引导患者疏散，做好相应防范工作。

2. 健康宣教护理常规

（1）目的：帮助患者了解助孕过程中的步骤以及相关的注意事项，配合治疗。从而增强助孕的信心。

（2）宣教要点

1）介绍病区环境、安全管理及配合事项、介绍医师、主管护士，介绍无烟医院、防火通道、患者的权利及义务、宣传小册子的阅读及摆放。

2）讲解不孕不育的病因、临床表现、治疗、护理、转归、注意事项，配合事项、新业务、新技术介绍等。

3）对于行助孕手术的患者，需以口头传授、书面方式向患者解释术前准备事宜、手术流程、注意事项等。

4）检查、给予药物宣教、介绍目的、方法、可能出现的副作用及不良反应、注意事项等。

5）知情告知：体外受精 - 胚胎移植知情同意书、特殊的以及价格昂贵的治疗与检查需知情告知，必要时需签署知情同意书。

3. 夫精人工授精术护理常规

（1）术前准备

1）查验夫妇双方的身份证、结婚证原件。各种证件及化验单须与身份证上的姓名、号码一致，院方保留复印件。

2）完善并收齐各项辅助检查：血内分泌、孕佳、抗精子抗体、抗子宫内膜抗体、血尿常规、肝功能、肾功能、输血前三抗、乙肝五项、胸部X线片、心电图、白带常规、精液常规、染色体、既往手术记录等。

3）建病历

①合并患者化验单，核对夫妇双方化验、检查是否齐全。

②核对双方身份证、结婚证原件并留取复印件，签字，盖审核章。

③建电子病历基本信息，准备病历，通知医师建病历或预约建病历，交代相关注意事项。

4）处理手术医嘱

①编病历号：编号本、电子病历。

②填写手术通知单、交代患者术前注意事项。

③ 完善术前病历并装订，通知临床医师完善病历。

5）心理护理：患者由于长期不孕，思想包袱较重，情绪不稳定，易引起内分泌改变，影响卵泡的发育和排卵。由于患者对该项助孕技术缺乏必要的了解和认识，疑虑较多，故应有针对性地给予心理护理，耐心向患者介绍该技术的适应证和治疗的基本过程、成功率以及可能出现的并发症等，使患者有一定的思想准备，消除恐惧心理，以取得合作。

（2）人工授精术的护理

1）准备病历，根据病历的交班查阅病历完善情况，准备消毒包，收取手术费。

2）查验男方身份证、双方结婚证原件。

3）签署《留取精液标本知情同意书》，在标本留存卡上签字，按右手示指指纹。

4）发放取精杯，取精室钥匙号牌，发放臀垫，告知注意事项，监督男方进入取精区。

5）取精完毕告知患者等待 1 小时左右后进行手术。

6）实验室通知护士精液洗涤完毕，可手术。

7）护士通知医师后准备手术，查验女方身份证原件后换鞋进入人工授精室。

8）由患者与护士共同确认精子管姓名为其本人及丈夫姓名，请患者读出双方名字并签字确认，护士与医师共同确认患者姓名与精子管名相符，以确保标本与患者相符。

9）确认标本正确后协助医师将处理后的精液吸入连接 1ml 注射器的人工授精管内。

10）配合医师实施人工授精术。

（3）术后护理

1）手术完毕后，患者放松休息 30min 无不适即可离院。注意观察患者有无出现阴道出血、腹痛等现象。

2）遵医嘱给予口服或肌内注射黄体支持类药物，详细告知药物名称、用药时间、用法、剂量及用药注意事项。

3）如患者为排卵前手术则叮嘱夫妇双方次日再次复诊，女方行 B 超检查，根据排卵情况决定是否需要行第二次人工授精。

4）告知人工授精可能发生的并发症如卵巢过度刺激综合征、出血、异位妊娠、流产、盆腔感染等，嘱患者一旦出现尿量减少、腹胀、腹痛、发热等症状，则立即来院复诊。

5）术后 14 ~ 16 天检测 hCG，阳性者术后 4 ~ 5 周行 B 超检查确认孕囊数目及胚胎发育情况。多胎妊娠者及时行减胎术。阴性者会自然月经来潮，可继续准备第二周期人工授精。

6）健康教育

①嘱患者离院后保持良好心境，放松心情，正常起居饮食，活动、工作如常。

②注意保持良好的个人卫生习惯，保证充足睡眠。

③避免剧烈运动，促排卵患者卵巢增大，剧烈活动易出现卵巢扭转。

（4）随访

1）手术后 14 天，通过检查血、尿人绒毛膜促性腺激素确定是否妊娠。

2）如未妊娠，停用黄体支持类药物，护士应给予同情和理解，帮助夫妻双方接受现实，顺利度过悲伤期，等待月经来潮后再次复诊，决定下一次治疗方案。

3）妊娠者遵医嘱继续给予黄体支持等保胎治疗；术后 4 ~ 5 周来院行 B 超检查，确定孕囊位置及个数，及早发现异位妊娠、宫内外同时妊娠和多胎妊娠等情况；妊娠期间出现腹痛、阴道出血者应及时来院复诊。

4）妊娠 11 ~ 13 周，建议进行早期畸形筛查，并嘱患者就诊产科建立围生手册，开始定期产检。对子代发生遗传病高危倾向孕妇，应进行产前遗传病筛查。及时追踪妊娠结局，包括分娩方式，新生儿性别、体重、健康情况等，并将随访结果记录于病案中。

4. 体外受精 - 胚胎移植护理常规

（1）取卵术前——夜针日护理常规

1）夜针注射宣教：核对医嘱与药物是否一致，将夜针药物做好标识，告知患者药物保存方式、注射时间及地点。强调按时注射的重要性，嘱患者夫妇注射夜针后隔日上午按时回院，并于注射夜针 36 ~ 38 小时后安排患者行取卵术。

2）夜针注射日开始行阴道擦洗，遵医嘱每日两次，取卵日晨一次。

3）询问患者男方有无取精困难情况，若是取精困难者，及时与男科医师联系，并告知其注意事项。

4）遵医嘱交代患者使用术前口服药物，如抗生素、溴隐亭、布洛芬等。

5）登记患者取卵术镇痛方式并做好宣教，选择口服镇痛药者可适当吃早餐，避免牛奶、豆浆等容易引起胀气的食物即可；选择静脉麻醉下取卵者须提前往麻醉科进行评估并签署手术麻醉知情同意书，夜针日将同意书交给护士。告知患者禁食禁饮至少 8 小时，即取卵术前一天晚上 10 时后开始至取卵当日上午禁食禁饮。

6）告知患者禁房事以及剧烈运动。

7）按要求录入预约信息，并在交班群发送患者姓名，档案号。染色体病患者需确认是否需要取卵日留血样，如需留样需在取卵一览表备注。

（2）取卵日手术护理常规

1）病历准备：检查男女科病历诊断与促排卵监测单及手术一览表（由建档岗医师统一打印是否一致，不一致者及时与主诊医师及患者沟通。检查建档病历各需签名项目是否完整，有缺漏及时与手术预约岗位沟通。根据助孕方案、麻醉方式，检查手术同意书是否完整，有漏缺者用小标签做好提醒并将缺项的同意书交手术接诊岗于手术日补签署。检查《体外受精 - 胚胎移植知情同意书》及《生殖中心植入前胚胎遗传学诊断 / 筛查知情同意书》。检查全麻患者签署《手术麻醉知情同意书》情况。检查是否有多学科会诊单，染色体病染色体异常一方父母是否有染色体报告，单基因疾病需要预实验报告等是否齐全。

2）整理手术病历，详见手术病历排序。

3）准备血标本脱氧核糖核酸采集卡片、标签纸及术后注意事项单。

4）接诊岗资料准备：夜针日根据手术预约一览表准备手精液标本采集卡。男方通过手术取精者，找男科医师签署相关知情同意书，开具麻醉药物及相关费用。

5）手术接诊台接诊取卵患者

身份核对：根据手术一览表名单并结合用药方案有序核对患者信息，指引患者出示身份证及结婚证。核对身份信息，确认患者身份（详见患者身份识别流程）。指引患者夫妇核对 DNA 卡、姓名和专科病案号，并签名。核对女方患者门诊病历，确认是否移植鲜胚，并核对用药处方是否有黄体支持药物。为女方患者测量体温，若患者发热与主诊医师沟通。询问患者是否有咳嗽、咳痰等不适，如有不适及时与手术室沟通。指引女方患者更衣，可以穿打底衣服，能穿内衣不能穿内裤。男方患者取精。

6）术中配合：术前巡回护士身份核对，核

对患者的姓名、年龄、男方姓名与腕带及病历是否相符；检查患者的指纹及照片是否与本人一致。手术物品准备：取卵包 1 个（包含消毒钳弯、直各 1 个、B 超穿刺架 1 个、宫颈钳 1 个、弯盘 2 个），按照无菌要求开包，取卵针 1 个、阴道窥器 2 个、无菌纱布 5 块、无菌棉球 1 包、无菌 B 超套 1 个、无菌耦合剂 1 袋、冲水管 1 根、45×30 手术巾 1 个、无菌手套 4 副、连接管 1 根、60×80 医用中单 1 个、40×40 医用中单 1 个、恒温架 1 台（37℃）。手术台物品摆放要求：

①负压吸引器的车子放在手术台后方，提前连接好负压吸引器并打开恒温试管架让其预热。

②一个弯盘内放置干纱布并倒入少量的生理盐水；另一个弯盘内放置棉球并倒入碘伏。

③ B 超穿刺架套好后，放在取卵包布巾上方。

当天第一台手术开始前检查恒温架上的温度是否为（37℃）；吸引器正常功能及负压是否标准，吸引器压力保持 120 ～ 130mmHg；检查 B 超机、手术床、心电监护仪性能。

7）手术铺巾：放置手术无菌车。

铺巾要求：严格遵守无菌操作原则。发现有污染、破损随时更换相关物品。操作前告诉患者铺巾的意义及患者双手保持在无菌巾的下面。

铺巾步骤：臀巾—洞巾，试管放到恒温试管架上，一端连接负压吸引器，一端连接取卵针。

套 B 超套：铺巾者先挤出无菌耦合剂到 B 超套内，然后手持探头套套入 B 超探头，最后把 B 超套套入探头，注意无菌操作，避免双手手套污染。套好的 B 超探头放在取卵包布巾上方。

8）麻醉用药配合：全麻患者行静脉穿刺。

9）手术开始（四方核对身份及 B 超机准备）：

四方核对身份步骤：手术护士取患者的专科病历和手术医师、实验室人员、麻醉师，共同询问患者的夫妻双方姓名，核对身份是否与手术患者相符。根据《取卵手术患者安全核查表》共同核对夫妻双方的姓名、身份证号、有无过敏史等，查看实验室给的患者姓名的贴纸是否一致。并在核查表相应位置签名。卵泡洗涤液的准备：上一台手术结束后，恒温架上无任何试管，可进行术前核对，完毕后，实验室提供卵泡洗涤液，卵泡洗涤液需封口完整。B 超机的准备：解锁 B 超机，确认是否有穿刺线。

10）更换卵泡液：戴无菌手套；核对患者信息；手术开始前询问患者名字，与医师共同核对纱布数量，并与实验室人员核对开始时间；站在卵泡液收集管一侧，一手拿备换试管，另一手拿卵泡收集管，手术过程中边观察卵泡收集管边观察手术B超显示屏；收集管液面到达3/4时更换试管，装有卵泡液的收集管放到手术窗口试管架上，并告知实验室人员××第一管，并确定有人回应；更换后面的试管程序同上，但不必告知实验室人员；手术结束时，医师指示取卵泡洗涤液，换管者左手拿装有卵泡洗涤液试管边打开盖子边递给医师抽吸，右手拿好装有卵泡液的试管；抽吸完毕后把最后一管试管放到试管架上，并告知实验室人员××最后一管，确定有人回应，并确定手术结束时间；再次核对取卵名字是否一致，并在麻醉护理记录单签名。

术中观察：观察生命体征，测量术后血压并告知手术医师作记录；使用全麻患者协助麻醉医师观察生命体征，发现异常情况及时报告医师；术中如患者卵巢位置显示不清者，根据B超显示情况按压患者腹部，以便于医师操作；手术结束后等待实验室报获卵数，登记在手术记录上，根据获卵数及用药方案等实际情况在手术记录上记录取卵术后注意事项，注明术后复诊时间及要求；医师确认患者穿刺点无出血后，撤手术单，固定好患者双腿；手术医师与手术护士清点纱块是否与基数是否一致；无塞纱布者等待患者清醒后转运至术后休息室；手术护士清点收集器械后由护工送供应室清洗消毒。

（3）取卵术后护理

1）取卵术后。密切监测患者的血压、脉搏、呼吸，同时观察有无腹痛、阴道出血情况。嘱患者卧床休息1～2小时，卧床期间患者可根据自己的舒适度随意选择卧姿，如出现剧烈腹痛、头晕、小便异常、阴道出血等情况应及时通知护士。

2）术后出血患者处理：观察出血量及颜色。向患者解释术后轻度出血，像月经后期的出血量，并逐渐减少是正常现象，可以使用护垫，勿过于紧张。继续观察，如果出血量逐渐变多，并像月经来潮量，及时告知医护人员；如发现患者面色苍白、头晕、心悸等症状，应及时评估患者是否有阴道大量出血，出血多时，及时测量血压及

脉搏，告知手术医师，立即送患者回手术室，用阴道窥器暴露出血点，采用纱布按压止血，必要时采用宫颈钳钳夹止血。待出血停止后方可离室，并做好健康宣教。

3）术后低血糖反应：患者进入休息室后，及时评估患者情况，了解麻醉清醒状况，清醒者尽早进食温热半流饮食，及时补充热量，缓解各种不适。对于已发生低血糖昏迷的患者，呼叫患者姓名，按压人中穴。患者意识恢复后，立即给予葡萄糖水口服。待症状缓解后进食温热半流饮食。因患者大量出汗，注意保暖。

4）盆腹腔内慢性出血：患者出现急腹症症状，如腹肌紧张，下腹部压痛反跳痛，出血量大时可引起休克危及生命。因此护士应及时作出判断，迅速反应，立即通知医师及其他护士协助，建立静脉通路，遵医嘱使用止血药物，静脉补充血容量，密切监测生命体征。由医师启动门诊急危重症患者抢救绿色通道，转运患者进入急诊手术接诊台或急诊手术室。少量出血者予止血药物、卧床休息等处理后，一般很快止血。大量出血无法控制者需立即行剖腹探查术。

5）若术后观察无特殊情况，静脉麻醉患者需观察2小时，如无特殊不适可由家人陪同离开。告知患者取卵后几天有轻微腹痛、少量阴道出血属正常现象；但若回家后出现腹痛明显、阴道流血多、恶心呕吐、小便减少等不适请及时回院复诊。

6）避免剧烈运动，可少量活动，避免着凉感冒。

7）两周禁止性生活、游泳以及盆浴。

8）正常饮食，多喝水，禁大补活血药材，如人参、当归、鹿茸、益母草等。

9）告知患者下次复诊时间。

（4）特殊情况处理

1）无身份证时：由2名护士共同验证指纹，核对结婚证及其他有效证件中名字和外貌是否一致，询问病史，身份证号码，结婚日期等是否与病案资料一致。术前医师与护士再次核对相关信息，无误后方可手术，并在手术记录备注。

2）建档时因患者手指脱皮，系统内未登记指纹：查看系统患者基本信息处是否有注明未登记指纹及原因，如有备注，由两名护士共同核对患者相关资料，并询问病史、身份证号码、结婚日

期等是否与病案资料一致。

3）若患者手指近期出现脱皮，验证指纹比对失败，无法识别：由两名护士共同验证指纹，核对结婚证及其他有效证件中名字和外貌是否一致，询问病史，身份证号码，结婚日期等是否与病案资料一致。术前医师与护士再次核对相关信息，无误后方可手术，并在手术记录备注。

4）建档时成功录入指纹，手术日发现系统内指纹信息丢失，无法验证，指引患者携带身份证，结婚证前往建档室补录指纹，补录成功并验证指纹后安排手术。

（5）胚胎移植术护理常规

1）移植术前护理

①指导患者挂号后到护士站报到，冻融胚胎移植术的患者夫妻双方移植当天携带双方身份证、结婚证、交费单先到一楼抽血→二楼做理疗→复印证件→三楼在胚胎签署胚胎解冻、移植等相关知情同意书→憋尿等待移植。新鲜移植术的患者先把医嘱送三楼护士台→一楼抽血→二楼做理疗→三楼在胚胎签署移植等相关知情同意书→憋尿等待移植。

②特殊情况的患者需与主治医师沟通后决定是否移植。如患者取消移植先把医嘱送护士台→交与实验室→签署胚胎冷冻、囊胚培养知情同意书。医师签署同意取消移植谈话记录后，有冷冻胚胎者，应告知患者胚胎冷冻的相关事项。

③术前向患者夫妇说明胚胎移植过程，避免紧张情绪。患者的膀胱需要适度充盈，可正常进食。

④指导移植的患者换衣戴帽换鞋，在手术室门口等候。

2）移植术中护理

①移植用物准备：治疗包1个，移植管1根，无菌棉球1包，无菌纱布2块，长棉棒1包，无菌手套1副，阴道窥器1个，0.9%氯化钠注射液500ml 1瓶，60×80医用中单1个。检查移植包、移植管和生理盐水的有效期，有无破损潮湿等。

②患者入室后手术室护士、医师及实验室人员再次核对身份姓名及指纹。

③移植过程中须协助医师行腹部B超。移植胚胎前再次告知医师待移植患者的姓名并请医师确认患者姓名档案号一致。

④待医师插管成功后，实验室同事报患者姓名，手术护士、医师核对无误后移植胚胎。

⑤胚胎移植后待实验室同事确认好后，手术护士通知其他人员手术完成。医师取下阴道窥器后，清点器械，撤手术巾。

⑥移植完毕，指导患者至理疗室理疗休息。

⑦器械护士收拾手术台面，将移植包送至洗涤间，并做好相应登记工作。

3）移植术后护理

①嘱患者术后如无特殊不适可自行离开，如出现剧烈腹痛、头晕、小便异常、阴道出血等情况应及时通知护士。

②继续按医嘱用黄体支持药物，并嘱咐患者用药注意事项。

③告知患者若术后出现腹胀、腹痛、尿少等不适症状，及时回院复诊。

④向夫妇双方解释胚胎冷冻事宜，如冷冻费用、保存时间、冷冻对胚胎可能产生的影响等。

⑤饮食护理：高蛋白饮食，多喝水，禁活血大补药材。移植术后应减少活动、避免过劳。避免感冒、腹泻、性生活及剧烈运动。

⑥告知患者胚胎移植术后14天左右须抽血查血，判断是否妊娠，如妊娠需在胚胎移植术后30天左右行B超检查，如三胎以上需早期行减胎术。

⑦心理护理：告知患者术后可正常生活和工作，尽量放松心情，无须全休卧床。放松情绪，根据自己的舒适度随意选择卧姿。

（6）附睾/睾丸取精术术前护理

1）心理护理：了解不孕夫妇的年龄、不孕年限、不孕原因、心理状态，向患者解释手术过程，取得夫妇双方的合作与理解。

2）夜针日根据手术预约一览表（由手术预约岗位统一打印）。

3）核对指纹及身份信息，确认患者身份，指引患者核对专科档案资料无误并签名，量体温，凭身份证挂号就诊男科医师签署手术同意、协助其换衣戴帽换鞋，指引患者更衣入手术室。

4）男方入手术室后，手术护士再次行身份核对：在术前核对患者的姓名、身份证号、年龄、女方姓名、检查腕带的档案号及姓名是否一致。

5）手术登记：《手术登记本》上登记，完善手术记录，安全核查表医护各自签名及填写相关信息。

（7）附睾/睾丸取精术术中护理

1）附睾穿刺

①准备用物：注射器5ml 1个、1ml 1个、无菌手套1副、睾丸穿刺包、纱块、无菌棉球1包、培养液、5%利多卡因1支、碘伏消毒液、写有女方姓名及档案号的标签纸。

②跟医师核对信息。

③穿戴好无菌手套，消毒铺巾，局部麻醉后，用1ml注射器吸取少量的培养液润滑管壁，然后推出。

④待医师将注射器针头穿入附睾，抽吸时，用力抽吸注射器形成负压状态直至医师将针头从附睾取出。

⑤术中密切观察患者的生命体征，术前及术后测血压，发现异常及时告知医师。配合医师做好手术操作。

⑥将注射器内抽吸液注入至实验室准备好的无菌培养皿中。

⑦手术结束后，将患者送出休息。

⑧护士收拾手术台面，将取精包送至洗涤间，并做好相应登记工作。

2）睾丸穿刺

①准备用物：注射器20ml 1个、5ml 1个、无菌手套1副、睾丸穿刺包、纱块、无菌棉球1包、培养液、5%利多卡因1支、碘伏消毒液、写有女方姓名及档案号的标签纸。

②当医师需要麻醉时，跟医师核对局麻药物后，打开瓶安瓿以便医师吸取。

③术中密切观察患者的生命体征，术前及术后测血压，术后血压记录在手术记录单，发现异常及时告知医师，配合医师做好手术操作。

④当医师从睾丸钳取适量曲细精管组织，将用镊子夹取的输精管放置实验室准备好的培养皿中。

⑤术毕，将患者送出手术室，休息无不适方离开。

⑥护士收拾手术台面，将取精包送至洗涤间，并做好相应登记工作。

（8）附睾/睾丸取精术术后护理

1）术后注意观察手术部位有无出血，阴囊肿胀，不适随诊。

2）嘱咐患者24小时内勿剧烈活动、禁止盆浴。

5. 显微镜下睾丸取精术护理

（1）术前评估：同一般护理常规术前评估。

（2）术前护理

1）按一般护理常规术前护理。

2）做好术前精液标本采集的宣教

①精液标本采集前对禁欲时间的要求：禁欲时间的长短会影响精液分析的参数。因此，应向受检者充分告知，精液标本采集前应禁欲至少48小时，但不超过7天。

②精液标准采集方法：手淫法为推荐的取精方法。

③嘱咐患者准备好夫妻双方的身份证和结婚证的原件和复印件。

④大多数不育患者伴有自卑的心理，在面对手术时会出现紧张、焦虑的情绪，十分不利于治疗，运用优质护理模式做好患者的心理护理，融洽的沟通不仅减少患者的疑虑，而且增进医患之间的关系。

⑤术前晨备皮，以肥皂水彻底清洗会阴部。

（3）术中、术后护理

1）按全麻术后常规护理，去枕平卧，头偏向一侧，以防呕吐物误吸引起窒息。6h后患者清醒可适当抬高床头取半卧位。

2）密切观察病情变化：监测心率、血压、呼吸直至平稳，严密观察患者的意识、面色情况。

3）观察睾丸位置：术后患者会感觉睾丸位置较术前上移或略有不同，这是正常的现象，随着康复后活动的增加，阴囊内睾丸的位置会自行调整。

4）观察阴囊水肿程度：1～2周，部分患者有接受手术侧的阴囊轻度水肿的可能，指导每日睡觉采用仰卧位并抬高阴囊，2～3周后水肿自行消失。

5）疼痛：术后可能会出现伤口周围区域和（或）患侧阴囊轻微疼痛不适，一般3～5天后逐渐缓解，可以适当抬高阴囊；若疼痛加剧怀疑感染则应通知医师给予处理。

6）预防感染：观察生命体征，体温升高＞38.5℃时，应及时通知医师给予物理降温和化学降温，检测血常规；伤口保持干燥、清洁，有渗出及时换药；使用百多邦涂抹伤口防止感染。

7）术后饮食遵从医嘱，一般术后4～6小时可饮水，以少量多次为原则，饮水后 24 小时无恶心腹胀等情况，可以正常饮食，术后 24 ～ 48 小时忌油腻饮食和奶制品。

（4）健康教育

1）伤口愈合后会有轻微的瘙痒感，这也是正常的，可以选择休息 1 ～ 2 天，也可以正常从事轻体力的工作，尽量避免久坐和剧烈活动。

2）伤口应用进口可吸收线皮内缝合，部分人群吸收进口缝线时间较长，需 2 ～ 3 个月的时间，有些缝线在洗浴，平时摩擦中自行脱落；伤口敷料脱落，伤口持续有鲜血渗出，局部或阴囊疼痛难忍，或与您手术相关的任何异常情况，请您及时到医院就诊。

3）手术后应勤换内裤，保持内裤干燥，通气性良好。饮食方面尽量吃清淡食物，少吃辛辣，刺激性强的食物。术后洗澡建议选择擦浴，或伤口用防水贴膜保护下淋浴。

4）高温环境作业者、有电磁辐射与放射线接触史者、长途驾驶员等对生育有一定影响。

5）伤口应用进口可吸收线皮内缝合，部分人群吸收进口缝线时间较长，需 2 ～ 3 个月的时间，在此期间，伤口看上去略有隆起，待痊愈后伤口会展平。

6）术后根据主诊医师的建议，或者第 6 周，10 周，14 周时，请来院进行术后随访，观察精液质量变化曲线，评价手术效果，调整治疗方案。随访内容包括病史询问、体格检查、阴囊内容物 B 超、精液分析、疼痛评分等。

7）对于采集到精子需辅助生殖的患者做好相关知识的宣教。对于 NOA 患者，通过睾丸取精取到精子，并低温冷冻保存精子进行 ICSI 是唯一的选择。

第12章　辅助生殖技术并发症护理常规

1. 出血、感染、损伤的护理常规

(1) 目的：阴道 B 超引导下取卵手术或囊肿穿刺术比较安全，但仍然可能发生出血、感染、邻近脏器的损伤、术后疼痛等并发症，及早发现并预防术后并发症发生，及时处理术后并发症，使患者如期恢复。

(2) 观察要点

1) 阴道出血情况。

2) 观察腹部体征的变化：腹痛的部位、性质、程度，有无压痛、反跳痛、腹肌紧张等。

3) 监测患者生命体征，观察有无发热、寒战等感染征象。

4) 评估患者全身情况及心理状况。

(3) 护理要点

1) 出血护理常规

①监测患者的生命体征。

②观察阴道出血情况，若为少量血性分泌物，嘱患者卧床休息，继续观察；有活动出血者，嘱患者制动，观察患者面色变化以及测量血压脉搏并及时报告医师；B 超下监视出血情况，若出血停止，患者生命体征平稳方可离院；若继续出血不止，止血药物应用无效，生命体征异常者，立即转妇科入院紧急手术。

③观察腹部体征的变化：腹痛的部位、性质、程度，有无压痛、反跳痛、腹肌紧张等。

④心理护理：告知患者出血可能的原因，并嘱其尽量放松，过于激动容易引起出血增多。

2) 感染护理常规

①监测患者生命体征，若有发热者，及时报告医师，并指导患者多喝水、正确使用冰敷，同时注意保暖。

②观察有无腹痛的发生，记录腹痛的部位及其性质。

③遵医嘱给予消炎药，并指导患者正确使用药物。

④保持外阴清洁，勤清洗。

⑤指导患者清淡饮食，并加强心理护理。

3) 脏器损伤护理常规

①取卵等穿刺手术常见的脏器损伤包括邻近的膀胱、直肠、血管甚至输尿管的损伤，应及时发现并及时处理，必要时住院治疗。

②若损伤了膀胱，嘱患者多喝水，勤排小便，并观察小便颜色、量以及有无血块。

③遵医嘱正确使用药物，如止血药、消炎药等。

④密切观察患者生命体征、神态以及面色变化情况。

⑤观察有无阴道出血、腹痛等症状，并嘱患者及时告知医护人员。

⑥术后交代患者观察 2h 无不适才可离院。

2. 卵巢过度刺激综合征护理常规

(1) 定义：见第 7 章第八节相关内容。

(2) 临床表现

1) OHSS 的临床分级：见第 7 章第八节相关内容。

2) 预见性护理及轻度 OHSS 护理

①心理护理：加强与患者的沟通与交流，主动讲解，提供正确全面的信息，使患者对疾病建立正确的认识。

②饮食指导：清淡易消化饮食，避免生冷、辛辣等饮食，防止腹胀、腹泻。

③休息指导：注意休息，避免剧烈运动或重体力劳动，防止发生卵巢扭转或破裂。

④ OHSS 是一种自限性疾病，如没有妊娠，病程约持续 2 周。妊娠的患者，病程延长，病情加重，如发展至中、重度 OHSS，须入院治疗。

3）中、重度 OHSS 护理

①心理护理：同上。

②密切观察病情变化，及时准确采集信息为临床治疗提供依据。正确测量体重、腹围；每日定时测量体重、腹围并做好记录；准确记录 24h 出入量。

③纠正血容量和电解质的失调。遵医嘱执行白蛋白治疗；遵医嘱给予利尿剂；遵医嘱补充水、电解质，维持液体平衡。

④血栓预防和护理：鼓励患者保持轻微活动，减少持续卧床时间，血液持续浓缩的患者要注意观察有无头晕、头痛、头颈部肿胀；足背动脉搏动、皮温改变；下肢肿胀、疼痛、沉重感，站立时加重等急性血栓形成的征象和症状，以利于及早发现和治疗；疑似下肢血栓形成者抬高患肢，促进静脉回流，减轻疼痛和肿胀，不得按摩和剧烈活动，以免造成栓子脱落；遵医嘱行扩容、抗凝治疗，如使用白蛋白、阿司匹林、低分子肝素钠等。

⑤ B 超引导下经阴道穿刺腹水引流术的护理。

术前准备：评估患者、物品准备、患者准备；术中配合医师手术；术后护理：观察患者生命体征；遵医嘱静脉静滴注入人血白蛋白；健康宣教；根据病情留院观察。

⑥体位护理：OHSS 导致体内液体重新分布，形成胸腔积液、腹水，体重、腹围增加。患者腹胀明显时，不能平卧，伴有刺激性咳嗽。采用半坐卧位，使膈肌下降，有利于呼吸肌的活动，增加肺活量，改善呼吸困难。患者常伴有双侧卵巢增大，加上腹水，应避免突然改变体位而致的卵巢扭转。

⑦饮食护理：由于 OHSS 是体液重新分布到第三腔隙，患者食欲较差，腹胀明显。给予高蛋白、高热量、高维生素、易消化饮食，如牛奶、蛋类、蔬菜（冬瓜等）及西瓜等水果，少量多餐，适量控制盐的摄入（1 ～ 3g/d）。

⑧皮肤护理：注意观察皮肤颜色、湿度、弹性及有无破损、出血点等情况。

（3）健康教育：出院后继续加强营养，保证休息，定期复查，了解妊娠和卵巢功能恢复情况。

3. 异位妊娠护理

（1）定义：见第 7 章第八节相关内容。

（2）临床表现

1）不规则阴道出血。

2）腹痛

①在输卵管妊娠发生流产或破裂之前，常为一侧下腹部隐痛或酸胀感。

②发生输卵管妊娠流产或破裂时，突感一侧下腹部撕裂样疼痛，常伴恶心呕吐，若血液积聚在直肠子宫凹陷处时，可有肛门坠胀感；若血液由下腹流向全腹，可引起肩胛部放射性疼痛及胸部疼痛（体征：下腹有明显的压痛及反跳痛，尤以患侧为著，但腹肌紧张轻微，出血较多时叩诊时有移动性浊音；阴道后穹窿饱满，有触痛；宫颈举痛或摇摆痛）。

3）晕厥与休克（体征：面色苍白、脉快而细弱、血压下降）。

4）腹部包块。

4. 多胎减胎术的护理常规

（1）定义：见第 7 章第八节相关内容。

减胎的手术方法主要有经阴道减胎术和经腹部减胎术。本中心目前只开展妊娠早期（7 ～ 10 周）经阴道减胎术。

（2）适应证

1）两个以上绒毛膜的多胎妊娠，为改善母儿围生期预后者。

2）多胎妊娠其中一个胚胎异常需要减灭者。

3）经阴早孕多胎妊娠减灭术：适用于 7 ～ 10 周的妊娠。

（3）禁忌证

1）存在各器官系统特别是泌尿生殖系统的急性感染。

2）先兆流产者应慎行减胎术。

3）除非必要时，否则慎行单绒毛膜双胎妊娠其中一个胚胎的减灭。

（4）术前护理

1）做好心理护理：不孕症患者通过治疗获得妊娠十分宝贵，但维持多胎妊娠危害很大。因此医务人员必须向孕妇及家属说明多胎可能发生的各种并发症，胎儿数越多，合并症的种类与程度均增加，同时讲明减胎术有可能导致流产，使其自愿接受减胎术。

2）做好物品的准备工作。

（5）手术配合

1）嘱患者排空膀胱，取截石位。

2）以碘伏消毒外阴和阴道，以生理盐水把消毒液擦洗干净。

3）协助医师用无菌探头套套好阴道探头，安置穿刺架。

4）记录各胚体大小、胚囊大小和位置关系。

5）连接穿刺针。

6）当穿刺针在 B 超指引下经阴道壁、子宫壁刺入胚体，并遵医嘱适时负压抽吸，直至胚胎心搏消失。

7）术中密切观察生命体征，并询问患者有无不适，给予安慰和鼓励。

8）术后擦拭阴道检查穿刺点有无渗血。

9）术后观察患者有无腹痛和阴道出血。

（6）术后护理

1）术后适当卧床休息，观察有无腹痛及阴道分泌物情况，保持外阴清洁。

2）鼓励孕妇多食富含蛋白质、纤维素的易消化饮食，保持大便通畅。

3）预防性应用抗生素 1 次，如术后阴道少量出血或血性分泌物，则适当延长抗生素用药时间。

4）黄体酮保胎治疗。

（7）健康指导

1）根据孕妇不同心理状态做好心理护理指导，耐心解答孕妇提出的问题，以消除顾虑。

2）嘱孕妇定期复查 B 超，观察保留胎儿的生长发育情况。

3）保持外阴清洁，每日用温开水清洗外阴，禁止性生活，以免引起流产。

4）加强多胎妊娠的围生期保健，为预防晚期流产及早产，嘱咐患者孕 16 周复查 B 超，观察子宫颈发育情况及有无松弛，行相应处理，确保母婴健康。